职业技能等级认定培训教材——合编版

社群健康助理员

（四级 三级 二级）

主 编 景汇泉 郭 清

副主编 马吉祥 李力卓 陈宗涛

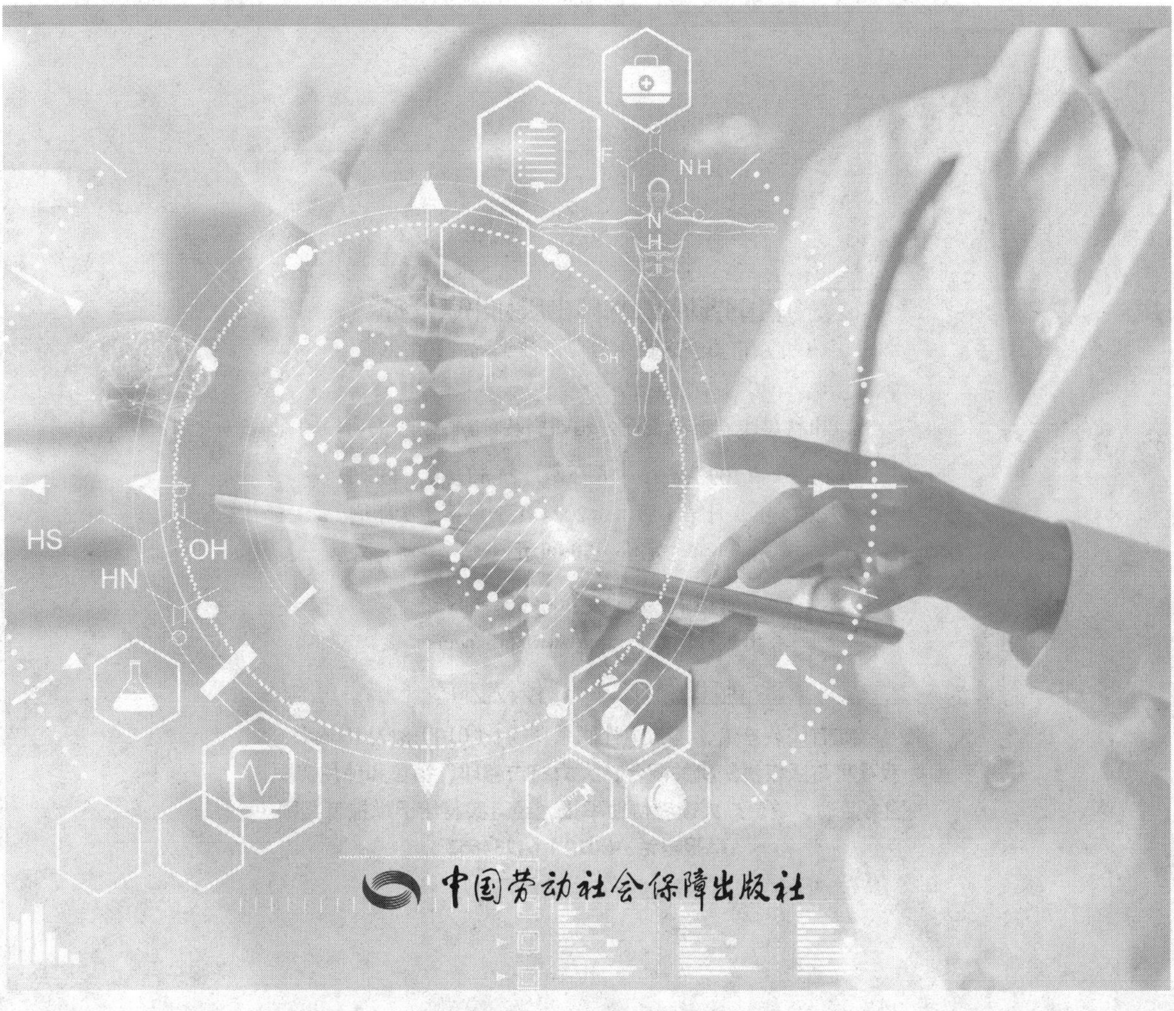

中国劳动社会保障出版社

图书在版编目（CIP）数据

社群健康助理员：四级、三级、二级 / 景汇泉，郭清主编；马吉祥，李力卓，陈宗涛副主编. -- 北京：中国劳动社会保障出版社，2024

职业技能等级认定培训教材：合编版

ISBN 978-7-5167-6339-1

Ⅰ.①社… Ⅱ.①景…②郭…③马…④李…⑤陈… Ⅲ.①社区－医疗保健－职业技能－鉴定－教材 Ⅳ.①R1

中国国家版本馆 CIP 数据核字（2024）第 087147 号

中国劳动社会保障出版社出版发行

（北京市惠新东街 1 号 邮政编码：100029）

*

北京市科星印刷有限责任公司印刷装订 新华书店经销

787 毫米 ×1092 毫米 16 开本 24.5 印张 435 千字

2024 年 9 月第 1 版 2024 年 9 月第 1 次印刷

定价：70.00 元

营销中心电话：400-606-6496

出版社网址：http://www.class.com.cn

社群健康助理员（四级 三级 二级）

编审人员

顾　问　任发政（中国工程院院士，中国农业大学教授）

黄正明（联合国国际生态生命安全科学院院士，中国医药教育协会会长）

刘中民（俄罗斯工程院外籍院士，中华医学会灾难医学分会主任委员）

吴英萍（中国民族卫生协会会长）

李宗浩（中国医学救援协会会长，《中国急救复苏与灾害医学杂志》总编辑）

魏万林（北京转化医学学会会长，《中国循证心血管医学杂志》主编）

曾　光（中国疾病预防控制中心流行病学前首席科学家）

王立祥（中华医学会科学普及分会第十届主任委员）

王振宁（教育部长江学者，中国医科大学校长）

黄　春（北京预防医学会第八届理事会会长，北京市疾病预防控制中心党委书记）

王贵强（中华医学会感染病学分会第十一届主任委员，北京大学第一医院感染疾病科主任）

李　萍（中国保健协会副理事长，高级工程师）

主　编　景汇泉　郭　清

副主编　马吉祥　李力卓　陈宗涛

编　者（按姓氏笔画排序）：

丁晓文　万国峰　王文绢　王　婧　王　崴
王婷婷　王　瑞　邓红艳　石　昕　叶　丹
毕春红　朱晓卓　庄　艳　刘爱香　闫小红
江　波　江　南　孙利文　孙敬涛　杜世昌
李　丹　李　珏　李　钧　李　洁　吴明霞
何小鹤　何松柏　汪　胜　宋维芳　张晓菲
陈永兵　陈良侠　陈柯羽　武天民　罗　意
孟　艳　孟　毅　赵芳红　荣　利　祖　伟
姚红玉　聂　玲　顾润国　徐瑞燚　彭　燕
谢　晨　潘力军

审　稿（按姓氏笔画排序）：

马　健　史晓红　刘玉萍　吴春维　孟凡莉
金　辉　赵　耀　曾　红

编　务（按姓氏笔画排序）：

王艳琪　王梦军　吕天娇　刘立明　刘　影
李子扬　李方园　陶海岭　彭书逸　鲁昱纬

序

随着经济社会发展，党中央带领全国人民打赢了脱贫攻坚战，我国正以昂扬的步伐走进社会主义新时代，迈向实现“两个百年”的伟大奋斗征程。为了实现最广大人民对美好生活的向往，增进人民福祉，我国开始全面实施健康中国战略。随着人民生活水平的提高，我国医疗模式也发生了深刻改变，尤其是人口老龄化趋势加剧，人民群众更加重视全生命周期的健康管理，健康需求由以“治病为中心”向以“健康为中心”转变，向以预防为主转变。因此，应倡导“全民、全身、全程、全息、全能”的整体整合健康学理念，发展健康医学事业，提升全民健康素养，以进一步提高全民健康水平，服务和守护公众健康。

社群健康助理员作为医疗卫生服务与健康产业中的新兴职业，通过运用专业的卫生健康和互联网技能，为村镇、社区、楼宇、单位等社会群体提供全面的健康档案管理、健康科普教育、健康咨询、诊疗协助、健康促进协助及公共卫生事务协助等服务。这些服务不仅有助于提高医疗健康服务效率，提高大众对医疗健康服务的满意度，而且将增强社区健康服务能力，满足老年人、特殊群体及其他人群的健康需求。社群健康助理员的出现，将极大促进提升全民健康素养，对构建全生命周期的健康管理和实现健康中国战略目标具有重要意义。

景汇泉和郭清两位教授以此为契机，联合来自北京大学、首都医科大学、北京中医药大学、浙江中医药大学、中国疾病预防控制中心、北京市疾病预防控制中心、山东省疾病预防控制中心、北京市职业病防治研究院、北京协和医院、北京医院、首都医科大学宣武医院、首都医科大学附属北京天坛医院、陆军军医大学西南医院、四川大学华西医院等高校、科研院所和三甲医院的医疗健康领域众多专家，参考整合医学、健康医学等相关理论，共同编写了《社群健康助理员（基础知识）》和《社群健康助理员（四级 三级 二级）》。

相信通过这套教材，能让更多的人了解并认识到社群健康助理员这一职业的重要性。他们不仅是医疗卫生服务与健康产业中的重要一环，更是推动全民健康、构建全生命周期、全人群和全方位健康管理的坚实力量。期待通过对这套教材，为社会培养出更多优秀的社群健康助理员，使他们成为守护公众健康的坚实后盾。

是为序。

中国工程院院士

美国医学科学院外籍院士

法国医学科学院外籍院士

世界整合医学会终身荣誉会长

樊代明

2024 年 6 月 21 日

前　言

为贯彻落实中共中央、国务院《关于分类推进人才评价机制改革的指导意见》精神，推动社群健康助理员职业培训和职业技能等级认定工作的开展，在社群健康助理员从业人员中推行职业技能等级制度，我们组织编写了职业技能等级认定培训教材——合编版。

本套教材依据《社群健康助理员国家职业技能标准（2021年版）》（以下简称《标准》）、结合岗位工作实际编写，内容上体现“以职业活动为导向、以职业能力为核心”的指导思想，突出职业等级认定培训特色；结构上针对社群健康助理员职业活动领域，分级别按照职业功能编写。针对《标准》中的“基本要求”，还专门编写了《社群健康助理员（基础知识）》，是各个级别从业人员的必备知识。

本书是职业技能等级认定培训教材——合编版中的一种，适用于四级、三级、二级社群健康助理员的培训，是职业技能等级认定培训推荐用书。

本书由景汇泉、郭清任主编，马吉祥、李力卓、陈宗涛任副主编。本书在编写过程中得到中国保健协会健康服务与研究专业委员会、新乡医学院三全学院、贵阳康养职业大学、北京全心全益健康科技有限公司、北京首康未来供应链管理有限公司、青岛中康国际医疗健康产业股份有限公司、北京康合寿健康科技有限公司、浙江诺特健康科技股份有限公司、北京星辰闪耀文化传媒有限公司、广州思德医疗科技有限公司（胶囊式手机胃镜）、赫力昂（苏州）制药有限公司、美好乐活集团北京博众中天科技有限责任公司、安侨健康集团、北京益尔卓医疗科技服务有限公司、问依（北京）健康科技有限公司、北京人之康科技有限公司、北京市西城区金童职业技能培训学校、哈尔滨启慧职业技能培训学校和北京宏圣职业技能培训学校的大力支持，在此表示衷心感谢。由于时间仓促，不足之处在所难免，欢迎提出宝贵意见和建议。

编　者

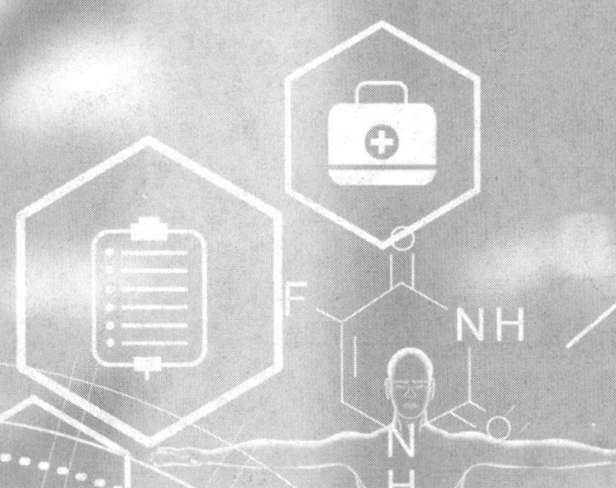

目　录

第一部分　社群健康助理员（四级）

第二部分　社群健康助理员（三级）

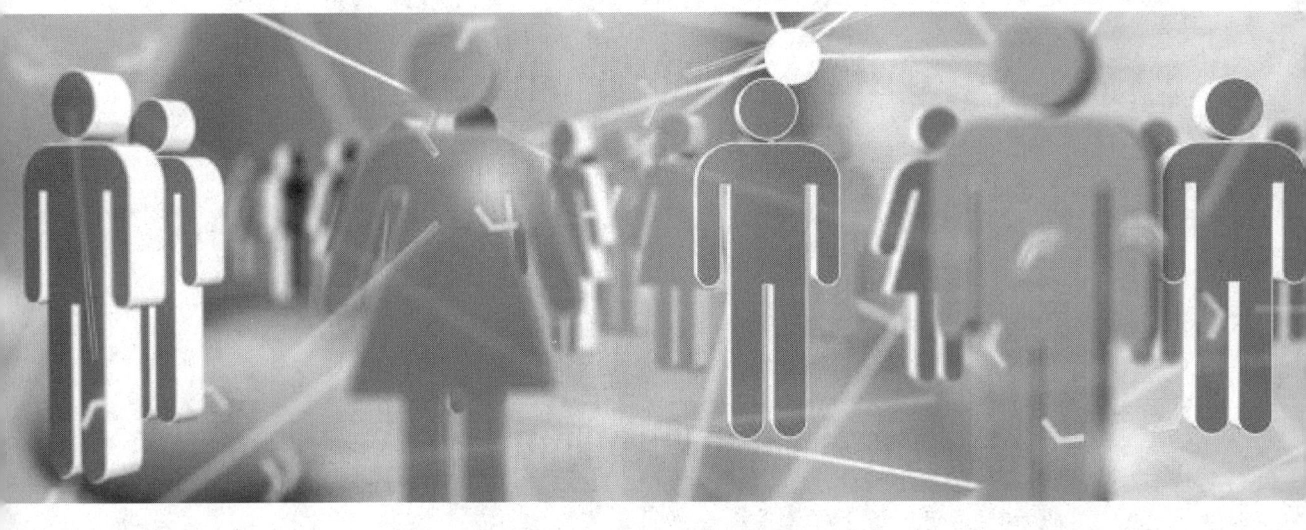

第一部分

社群健康助理员（四级）

第一章

健康档案管理

第一节 健康档案建立

一、健康档案的概念和基本要求

1. 健康档案的概念

健康档案是记录社群成员从出生到死亡的所有生命体征的变化，以及自身所从事过的与健康相关的一切行为与事件的档案，具体内容主要包括每个人的生活习惯、既往史、诊治情况、家族史、现病史、体检结果及疾病的发生、发展、治疗和转归的过程等。

2. 健康档案的基本要求

（1）真实性

健康档案应能真实地反映人的健康状况，如实地记载身体情况、病情变化、治疗经过、康复情况等。

（2）科学性

健康档案应按照医学与其他学科通用规范进行记录，做到准确无误，符合标准。

（3）完整性

健康档案在记录方式上虽然比较简洁，但记录的内容必须完整。

（4）可用性

健康档案信息应方便被授权实体访问，保存简便，容易使用。

二、健康档案管理服务的内容

1. 健康档案的建立

社群健康助理员所在机构通过专项调查、疾病筛查、健康体检等多种方式为社群成员提供健康管理服务，社群健康助理员根据其主要健康问题和服务接受情况填写相应记录，为社群成员建立健康档案。

2. 健康档案的使用

已建档的社群成员在接受其所属社群提供的服务时，社群健康助理员调取其健康档案，并根据社群成员接受服务情况，及时更新、补充相应记录内容。所有的服务记录由社群健康助理员统一汇总、及时归档。

3. 健康档案的终止和保存

健康档案的终止主要是基于死亡、迁出、失访等原因，均需记录日期。健康档案的保存，需参照社群健康助理员所在机构的相关规定执行。

三、健康信息采集

1. 健康信息采集的基本原则

健康信息采集的基本原则是保证采集的内容能够客观反映社群成员的实际情况，因此要按照调查表的项目如实收集相关信息。

2. 健康信息采集的工作步骤

（1）采集健康信息前的准备

选用合适的健康调查表，熟悉所要使用的健康信息记录表。

（2）签署知情同意书

知情同意书要由社群成员自主、自愿签署。

（3）开始调查

通常以面对面直接询问的方式进行调查，按问卷各项目的顺序逐一询问和记录。

（4）记录表的核查

完成询问后初步核对所调查的结果，看是否有漏问、漏填的项目，以及填写位置是否正确等，并及时改正。

（5）结束访谈、致谢

社群健康助理员签名，填写调查日期和联系电话等，并向社群成员表示感谢。

（6）资料保存

当日收集的调查表做好当日记录后，按照相关规定进行保存。

3. 几种常见的健康调查表

（1）个人基本信息表（表 1-1-1）

使用个人基本信息表收集信息，应参照下面的“填表说明”来填写。

表 1-1-1　个人基本信息表

姓名:　　　　　　　　　　　　　　　编号□□□□□□

<table>
<tr><td colspan="2">性别</td><td colspan="3">①男　②女</td><td>出生日期</td><td>年　月</td></tr>
<tr><td colspan="2">身份证号码</td><td colspan="2"></td><td>所在社群机构名称</td><td colspan="2"></td></tr>
<tr><td colspan="2">本人电话</td><td></td><td>紧急联系人姓名</td><td></td><td>联系人电话</td><td></td></tr>
<tr><td colspan="2">民族</td><td colspan="5">□①汉族；②少数民族，请注明:__________</td></tr>
<tr><td colspan="2">血型</td><td colspan="5">□①A 型；②B 型；③O 型；④AB 型；⑤不详
□ RH 阴性：①否；②是；③不详</td></tr>
<tr><td colspan="2">文化程度</td><td colspan="5">□①文盲及半文盲；②小学；③初中；④高中 / 技校 / 中专；⑤大学专科及以上</td></tr>
<tr><td colspan="2">职业</td><td colspan="5">□①国家机关、党群组织、企业事业单位负责人；②专业技术人员；③办事人员和有关人员；④商业、服务业人员；⑤农、林、牧、渔、水利业生产人员；⑥生产、运输设备操作人员及有关人员；⑦军人；⑧不便分类的其他从业人员</td></tr>
<tr><td colspan="2">婚姻状况</td><td colspan="5">□①未婚；②已婚；③丧偶；④离婚；⑤未说明的婚姻状况</td></tr>
<tr><td colspan="2">医疗费用支付方式</td><td colspan="5">□①城镇职工基本医疗保险；②城镇居民基本医疗保险；③新型农村合作医疗；④贫困救助；⑤商业医疗保险；⑥全公费；⑦全自费；⑧其他，请注明:______</td></tr>
<tr><td colspan="2">药物过敏史</td><td colspan="5">□ / □ / □ / □ / □①无；②青霉素过敏；③磺胺过敏；④链霉素过敏；⑤其他，请注明:__________</td></tr>
<tr><td rowspan="3">既往史</td><td>疾病</td><td colspan="5">□①无；②高血压；③糖尿病；④冠心病；⑤慢性阻塞性肺疾病；⑥恶性肿瘤；⑦脑卒中；⑧重度精神疾病；⑨结核病；⑩其他，请注明:__________
□确诊时间:______年____月　□确诊时间:______年____月
□确诊时间:______年____月　□确诊时间:______年____月</td></tr>
<tr><td>手术</td><td colspan="5">□①无；②有:
名称 1__________，时间:______年____月
名称 2__________，时间:______年____月</td></tr>
<tr><td>外伤</td><td colspan="5">□①无；②有:
名称 1________，时间:______年____月
名称 2________，时间:______年____月</td></tr>
</table>

续表

<table>
<tr><td>既往史</td><td>输血</td><td colspan="4">□①无；②有：
名称1________，时间：______年____月
名称2________，时间：______年____月</td></tr>
<tr><td rowspan="3">家族史</td><td colspan="2">父亲</td><td>□/□/□/□/□</td><td>母亲</td><td>□/□/□/□/□</td></tr>
<tr><td colspan="2">兄弟姐妹</td><td>□/□/□/□/□</td><td>子女</td><td>□/□/□/□/□</td></tr>
<tr><td colspan="5">①无；②高血压；③糖尿病；④冠心病；⑤慢性阻塞性肺疾病；⑥恶性肿瘤；⑦脑卒中；⑧结核病；⑨先天畸形；⑩其他</td></tr>
<tr><td>遗传病史</td><td colspan="5">□①无；②有，疾病名称：________</td></tr>
<tr><td>残疾情况</td><td colspan="5">□①无残疾；②视力残疾；③听力残疾；④言语残疾；⑤肢体残疾；⑥智力残疾；⑦精神残疾；⑧其他残疾，请注明：________</td></tr>
</table>

填表说明：

1）所在社群机构名称：应填写目前所在社群的全称。

2）联系人姓名：填写与社群成员关系紧密的亲友姓名。

3）民族：少数民族应填写全称，如彝族、回族等。

4）血型：在前一个“□”内填写与ABO血型对应编号的数字；在后一个“□”内填写是否为“RH阴性”对应编号的数字。

5）文化程度：指截至本次健康记录时间，本人接受国内外教育所取得的最高学历或与现有水平所相当的学历。

6）药物过敏史：表中只列出青霉素、磺胺或者链霉素过敏，如有其他药物过敏，请在“其他”栏中写明名称；可以多选。

7）既往史：包括疾病史。填写现在和过去曾经患过的某种疾病，包括本次健康记录时还未治愈的慢性病或某些反复发作的疾病，并写明确诊时间。凡是经医疗单位明确诊断的疾病，都应以一级及以上医院的正式诊断为依据，有病史卡的以卡上的疾病名称为准，没有病史卡的应有证据证明是经过医院明确诊断的；可以多选。

8）家族史：是指社群成员直系亲属（父亲、母亲、兄弟姐妹、子女）中是否患过所列出的具有遗传性或遗传倾向的疾病或症状。若有，则选择具体疾病名称对应编号的数字；可以多选。

（2）个人生活习惯表（表1–1–2）

使用个人生活习惯表收集信息，应参照下面的“项目说明”来填写。

项目说明：

1）问题栏的序号可根据所设计表格的序号重新安排；问题栏的每个问题可直接读给社群成员听。

表 1-1-2 个人生活习惯表

姓名：　　　　　　　　　　　　　　　　编号□□□□□□

记录日期	______年____月____日		社群健康助理员	
生活行为习惯				
吸烟史	是否吸烟	①从不吸烟；②过去吸，已戒烟；③吸烟		
	开始吸烟时间	____岁	戒烟时间	____岁
	吸烟量	平均每日吸烟____支	以往平均每日吸烟____支	
饮酒史	是否饮酒	①从不；②偶尔；③经常；④每天		
	常饮酒类别	①白酒；②啤酒；③黄酒；④红酒		
	饮酒量	每次____两		
	是否戒酒	①未戒酒；②已戒酒，戒酒时____岁		
	以往饮酒量	每月____次，每次____两		
	以往饮酒类别	①白酒；②啤酒；③黄酒；④红酒		
饮食习惯	①荤素均衡；②荤食为主；③素食为主；④嗜盐；⑤嗜油；⑥嗜糖			
口腔卫生	每日刷牙频率	①不刷牙；②1 次；③2 次；④2 次以上		
体育锻炼	锻炼频率	①偶尔；②不锻炼；③每周少于 3 次；④每周 3 次以上		
	锻炼方式	①快步走；②登山；③跑步；④其他，请注明：________		
	每次锻炼时间	①少于 20 分钟；②40 分钟；③1 小时以上		
主要负性生活事件	①丧偶（两年之内）；②目前独居；③一年之内住院治病；④子女分家生活；⑤失去亲人；⑥其他，请注明：________			

2）回答栏列出了可能出现的各种回答的选项，供社群健康助理员在调查时画圈或填写。跳转说明在回答选项的右边，调查时应认真遵循。

（3）健康体检信息记录表

对接受健康体检的社群成员，社群健康助理员可直接采用健康体检机构提供的记录表，注意核对社群成员的姓名、编号、健康体检日期、体检项目结果等信息是否完整、准确。

四、电子健康档案的建立

电子健康档案（electronic health records，EHR）即电子化的健康档案，是将健康档案信息导（录）入计算机形成的健康档案。一般有两种建立方法：一是将社群成员的纸质健康信息通过扫描仪扫描的方式导入计算机系统；二是将社群成员的健康信息人工录入计算机系统。

五、个人隐私保护与信息安全原则

在健康档案管理服务中，应遵循个人隐私保护与信息安全的原则。

1. 个人隐私保护原则

（1）直接

社群健康助理员应该直接向社群成员本人收集。

（2）目的明确

社群健康助理员向社群成员收集及处理和利用信息的目的应该是用于本社群组织开展的健康管理服务。

（3）公开

社群健康助理员对个人信息的收集、处理与利用一般应公开进行，社群成员本人有权知悉个人信息的收集与利用情况。公开并非指个人信息内容公开，而是指个人信息收集、储存、利用及提供等方式公开。

（4）完整正确

社群健康助理员对于社群成员信息在特定目的范围内保持完整、正确，并及时更新。

（5）安全保护

社群成员信息应该处于安全保护之中，避免个人信息的泄露、意外丢失和不当使用。

2. 信息安全原则

（1）权责一致

社群健康助理员在对社群成员信息进行处理时，如对社群成员合法权益造成损害应承担责任。

（2）目的明确

即健康档案仅用于社群健康助理员开展健康管理服务活动。

（3）选择同意

社群健康助理员需向社群成员明示其信息处理的目的、方式、范围、规则等，征求其授权同意。

（4）确保安全

社群健康助理员应具备采取足够的管理措施和技术手段来保护社群成员个人信息的保密性、完整性、可用性的能力。

第二节　健康档案使用

一、健康档案调取与归还

1. 健康档案调取

（1）原则

1）按需调取。在规定允许调取的情况下，调取社群成员健康档案。如为社群成员提供就诊服务时，需要通过调取健康档案了解社群成员的健康状况。

2）注意安全。确保健康档案在调取期间不丢失、不泄密。

3）及时归还。在健康档案使用完毕后，及时将健康档案归还，并做好归还交接。

（2）注意事项

1）调取健康档案时，需在健康档案调取登记簿上写明调取原因、调取时间等。

2）调取健康档案时，不得随意更改健康档案内容。

3）调取健康档案后，不得外借，不准将社群成员健康档案信息泄露给他人，以免造成纠纷。

2. 健康档案归还

健康档案具有保密性，未经允许不得随意查阅和外借。确需调取、借阅健康档案的，应及时归还。归还健康档案的流程较为简单，主要包括以下三个步骤：

（1）查验

即检查核验所要归还的健康档案资料是否完整。

（2）确认

1）如发现损坏、遗失等情况，应首先进行确认，积极追查补救，并及时向社群成员报告有关情况。

2）若档案资料完整，则尽快归还，并在健康档案调取登记簿上签字确认归还时间。

（3）补救或归还确认

在确认健康档案是否完整后，根据确认结果补救或归还并签字。

二、信息分类与汇总

1. 信息分类、汇总的概念

信息分类是指在一定范围内，为了某种目的，以一定的分类原则和方法为指导，按照信息的内容、性质及管理者的使用要求等，将信息按一定的结构体系分门别类地组织起来。

信息汇总是指按照研究目的和要求，对分类后的资料进行汇总和编辑，使之成为能反映研究对象客观情况的系统、完整、集中、简明的材料。

2. 信息分类与汇总常用的几种方法

（1）利用 Excel 分类汇总功能。

（2）使用数据透视表。

（3）使用条件汇总函数 sum if。

（4）利用 Access 作为中转工具。

作为社群健康助理员，应掌握利用 Excel 分类汇总功能。

3. 信息分类与汇总的工作步骤

（1）根据信息资料的性质、内容或特征进行分类。将相同或相近的资料合为一类，将相异的资料区别开来。

（2）进行资料汇编，即按照研究目的和要求，对分类后的资料进行汇总和编辑，使之成为能反映研究对象客观情况的系统、完整、集中、简明的材料。

（3）运用科学的分析方法对资料进行分析。

三、与社群成员联系和沟通

社群健康助理员在为社群成员建立健康档案，填写并发放健康档案信息卡后，就与社群成员建立了初步的联系。为了进一步与社群成员保持良好的联系和沟通，需要采取合适的方式和技巧。

1. 与社群成员保持联系的方法

（1）通过社交媒体保持联系

1）在微信、微博上与社群成员成为好友。

2）建立微信群，积极进行健康教育。

3）建立公众号、抖音等新媒体平台，让社群成员积极关注并参与讨论，及时更新。

（2）通过书面材料传递信息

1）定期向社群成员发送一些与健康相关的信息。当社群健康助理员在阅读文献、报纸、杂志或者网页时，发现某些信息对社群成员有用，可以将链接发送给社群成员，并且附上简短的说明，这会让社群成员感到很贴心。

2）通过电子邮箱。与社群成员建立联系时，留存其电子邮箱信息，定期向社群成员的电子邮箱里发送健康相关的材料，包括新的政策、科普作品、服务等。

3）通过一些特殊的事件。在社群成员的生日等重要日子，向社群成员发送祝福卡片，这会让社群成员感受到社群健康助理员的关爱。

（3）面对面交流

1）邀请社群成员参与各类活动。例如，社群或社区举办一些能引起社群成员兴趣的重要活动，邀请社群成员参加，寄送请柬，并附上活动说明。

2）在活动中沟通。例如，在举办健康活动时，健康助理员可以积极主动地与群成员围绕健康、家庭等方面的话题沟通。

（4）积极帮助社群成员

告诉社群成员，如果他们有任何困难需要帮助时都可以随时联系自己。要让他们感觉社群健康助理员的帮助是无私的。

（5）向社群成员寻求帮助

要记住社群成员擅长的领域，当社群健康助理员在该领域遇到困难时，也可以适度地寻求他们的帮助。这也是一种有效的保持联系的方式。

（6）在社群里保持活跃

尽量多参与社群或社区的活动，增加与社群成员面对面交流的机会。

（7）赠送纪念品

赠送给社群成员的纪念品，最好应选择能摆放在办公室或经常用到的物品，最好印上健康助理员的联系方式，以方便社群成员能够经常看到。

2. 与社群成员联系和沟通的技巧

（1）尊重

1）尊重的基本要求。尊重是沟通的前提。

①尊重社群成员的意见，在交流中要少用感情色彩强烈的词语。

②尊重社群成员的付出。时刻保持平等的姿态与社群成员沟通，肯定其付出是有价值的，不要否定或者猜疑社群成员的付出。

③尊重社群成员的隐私，保护社群成员的秘密。

2）尊重的表现。

①在与社群成员沟通交流时，要使用“您”“劳驾”“多谢”等文明用语。

②开玩笑要注意对象和场合，不能与长者、前辈和不熟悉的同事开玩笑。

③话语中避免涉及社群成员的隐私（如收入、家庭状况等）、短处，不挖苦、不讽刺嘲笑社群成员。

④交流时应自然随和，不能心不在焉、爱答不理，也不要扭捏作态或哗众取宠。如果出现矛盾和分歧，不必太当真，不要因此伤了和气。闲谈时要把握分寸，适可而止。

（2）倾听

倾听是有效沟通的必要部分，倾听要虚心、耐心、诚心。在与社群成员沟通交流时，要认真地倾听，最好不要做其他的事情，与对方进行目光的接触，不时以表情、手势等表示认同。倾听的要点包括以下方面：

1）克服以自我为中心，不要总是谈论自己。

2）克服自以为是，不要总想占据谈话的主导地位。

3）尊重对方，不要打断对方讲话，要让对方把话说完。

4）不要激动或者匆忙下结论；不要急于评价对方的观点而急切地表达自己的建议；不要因为与对方的见解不同而产生争执。要仔细地听清楚对方说什么，不要把精力放在思考怎样反驳对方某一个具体的观点上。

5）尽量不要边听边琢磨对方下面将会说什么。

6）注重细节，不要试图去了解自己不应该知道的事情，不要做小动作或者走神，不必介意别人讲话的特点。

7）注意信息反馈，及时查证自己是否了解对方。

8）注意分析对方谈话的内容哪些是主要的、哪些是次要的，抓住事物背后的主要意思，避免造成误解。

（3）坦诚

只有坦诚待人，才能拓展良好的人际交往局面。社群健康助理员在与社群成员沟通交流时，首先要时刻保持坦诚待人的心态，其次要让社群成员感觉到自己的坦诚，这样双方的关系才能融洽，才会得到社群成员信任。

（4）虚心

社群成员有很多宝贵的经验值得学习，社群健康助理员应该以谦虚的态度学习社群成员的成功经验和失败教训。

（5）耐心

与人沟通实际上也是一个考验耐心的过程，在和对方的沟通过程中一定要有耐心。即使对方看上去对自己说的话极为不满，也不要表现出反感的表情。对方的情绪或是反应，很可能是由于畏惧或是受到挫败而造成的。拥有耐心的社群健康助理员，常常是具有毅力的，他们在工作中往往表现出不达目的绝不罢休的特质。

第三节　健康档案维护

一、健康档案的组成

虽然不同社群对于健康档案整理要求可能有所不同，但均应包括以下基本组成部分：

1. 健康档案封面。
2. 目录。
3. 个人基本信息表。
4. 健康体检表。
5. 就诊协助服务记录表。
6. 健康档案信息卡。
7. 填表基本要求。

二、健康档案的补充与更新

1. 健康档案补充与更新的内容

（1）结合定期健康随访服务，对随访发现的健康问题，及时补充或更新记录在社群成员健康档案中，以进行有针对性的以健康教育为重点的健康干预。

（2）对参加健康体检的社群成员，将健康体检结果及时补充或更新到社群成员健康档案中。

（3）社群成员健康档案中的长期性健康问题和暂时性健康问题，也应及时补充或更新。

2. 健康档案补充与更新的方法

（1）通过社群成员主动接受健康管理服务来更新健康档案信息。

（2）通过对社群成员的随访，对其健康档案信息进行更新。

（3）通过其他方式了解并更新健康档案信息，如健康体检或义诊服务等。

第二章

健康科普教育

第一节　健康知识宣教

一、健康知识宣教的基本概念

1. 健康科普

健康科普主要是指健康传播工作者通过有组织、有计划、系统的工作，采用公众易于理解、接受和参与的方式，将健康相关信息、知识、方法、技能向有需求人群进行传播，帮助个人和群体掌握卫生保健知识，树立健康观念，自愿采纳有利于健康的生活行为方式，以降低发病率、伤残率和死亡率，提高生活质量、生命质量的教育活动与过程。

健康科普是健康教育工作的重要手段，而健康教育则是含有多方面要素的系统活动。通过健康教育，面向城乡居民大力科普健康知识和技能，引导人民群众树立科学的健康观，提升人民群众的健康知识水平和自我保健技能，提高人民群众应对健康问题的能力，力争使人民群众不得病、少得病、晚得病，最终的目标是提升全民健康水平。

2. 健康教育

（1）健康教育的概念

健康教育是指在需求评估的基础上，通过信息传播、教育和行为干预等方法，帮助个体和群体树立科学的健康观念、掌握健康知识和技能、自觉采纳有利于健康的行为和生活方式的一系列活动及过程。

健康教育的首要任务是致力于疾病的预防控制，帮助患者更好地治疗和康复，同时也帮助普通人群积极增进健康水平。行为与生活方式是人类健康和疾病的主要决定因素之一，因此在疾病预防控制工作中，健康教育和计划免疫一起并列为最重要的主动健康保护措施。

（2）健康教育的内容

健康教育的内容覆盖整个生命周期。从新生命的孕育、成长直至生命的终结，一个完整的生命周期包括受孕、胎儿、新生儿、婴幼儿、儿童、少年、青年、中年、老年乃至死亡等不同生命阶段。在生命周期的每一个阶段，都有需要关注的重点人群和重点健康问题，都需要有针对性地开展健康教育。通过健康教育，让人们了解不同生命阶段所面临的主要健康问题，掌握应对这些健康问题的方法和技能；让更多的人有能力面对和处理不同生命阶段的健康问题，顺利度过不同生命阶段，享受健康、美好的人生。

（3）健康教育的特点

1）健康教育是一门独立的学科。健康教育有自己的理论体系、技术和方法，有特定的研究领域和要解决的健康问题。健康教育最终要解决的是行为问题，以改变目标人群不健康的行为和塑造有利于健康的新行为为目的。

2）健康教育具有多学科性。健康教育理论、技术、方法吸收了教育学、传播学、流行病学、社会学、行为学、心理学、人口学等多门学科的知识发展而来。它不仅具有自然科学特征，更具有社会科学特征。因此，健康教育工作者仅掌握医学和公共卫生学知识还远远不够。

3）健康教育工作过程具有复杂性。要想改变目标人群不健康的行为与生活方式，不仅需要面向目标人群开展大量的宣传和教育工作，还需要环境和政策的支持，因此，健康教育是一项社会性工作，具有复杂性。健康教育需要多学科的专业技能，包括社区诊断、需求评估、信息传播、行为干预、效果评价等。健康教育的干预策略也涉及多个方面，包括教育策略、社会策略和环境策略。

4）健康教育效果具有长期性。目标人群获得健康知识较为容易，但由知识转化为行为却比较难，常常是一个反复的、循序渐进的过程。由行为改变引起的健康状况的改善需要更长时间才能观察到。健康教育的近期效应常常需要 3 ~ 6 个月，远期效果则可能需要几年，甚至几十年才能显现。

5）健康教育评价具有连续性。健康教育评价方法、评价指标具有多样性，包括形成评价、过程评价、效果评价和总体评价，分别针对健康教育计划、组织实施、实施效果以及项目整体执行情况进行评价，是一整套系统的、连续性的评价。评价方法包括定性访谈、问卷调查、量表测评、实验室检测等。评价指标也富于变化，在健康教育的不同阶段，评价指标都会有不同的侧重，即使对同一个健康问题的评估，在健康干预的不同阶段，评价指标也会有较大变化。健康教育的效果评价不只是知、信、行的改变，还包括政策、环境、健康状况、生活质量等的改变。因此，健康教育效果不能仅仅采用自然科学的评价方法，还需要更多地采用社会学评价方法，定性研究往往比定量研究更重要。

6）健康教育理论、方法具有通用性。健康教育的理论、策略、技术、方法等可广泛应用到预防、临床、康复、保健等多个医疗卫生领域，具有通用性，如职业健康教育、心理健康教育、营养健康教育、环境卫生健康教育、妇幼健康教育、慢性病防治健康教育、传染病防治健康教育等。

3. 健康促进

世界卫生组织（World Health Organization，WHO）对健康促进的定义是：健康促进是促使人们维护和提高他们自身健康的过程，是协调人类与环境的战略，它规定个人与社会对健康各自所负的责任。按照这一定义，健康促进无疑对人类健康和医学卫生工作具有战略意义。1995 年 WHO 西太区办事处发表了《健康新视野》，提出：健康促进是指个人与其家庭、社区和国家一起采取措施，鼓励健康的行为，增强人们改进和处理自身健康问题的能力。在这个定义中，健康促进是旨在改进健康相关行为的活动。由此可见，对健康促进存在着广义和狭义的理解。将健康促进视为当前防治疾病、增进健康的总体战略，这是广义的理解；将健康促进视为一种具体的工作策略或领域，这是狭义的理解。在实践中，广义和狭义的理解都是有意义的。

健康促进的五个优先活动领域是：制定促进健康的公共政策、创造健康支持环境、增强社区应对健康问题的能力、发展个人技能、调整卫生服务方向。

在我国，20 世纪 50 年代在全民范围开展的以“爱国卫生运动”为代表的健康干预活动，是一次基于当时我国实际情况的成功的健康促进实践，使新中国人民的健康水平和期望寿命得到了迅速的、大幅度提高。

4. 健康素养

健康素养（health literacy）是指个人获取和理解基本健康信息和服务，并运用这些信息和服务做出正确决策，以维护和促进自身健康的能力。通俗地讲，健康素养是个体运用所掌握的健康知识和技能，解决自身健康问题、维护和促进自身健康的能力。

目前，我国考查一个人是否具备健康素养主要从三个方面来看：是否具有基本的健康知识和理念，是否具有健康的生活方式与行为，是否具有维护和促进健康的基本技能。

健康是一个人成长和发展的基础与核心。健康受多种因素的影响，包括遗传、环境、个人生活方式和卫生保健服务，在这些诸多影响因素中，生活方式对健康的影响所占的比例越来越大。改善生活方式、提升健康素养是获得健康的重要手段和途径，并已经上升到国家策略，被纳入《健康中国 2030 规划纲要》，成为实现健康中国和健康城市建设的一级指标。与此同时，帮助公众提升健康素养也成为各级政府和相关机构的重要任务。

为提高公众健康素养，2015 年 12 月 30 日，国家卫生计生委发布了《中国公民健康素养——基本知识与技能》（2015 版），即健康素养 66 条，是健康教育科普工作者向公众普及健康素养的重要手段和工具，分为基本知识和理念、健康生活方式与行为、基本技能三部分内容。

5. 卫生宣教

卫生宣教是卫生健康知识的宣传及教育的简称，是指在群众中进行有关卫生工作、环境保护和改造、健康促进等方面的信息传播活动，传播内容也包括卫生政策、法规和卫生（医学）科技信息。卫生宣教以大众传播为主要方式，以卫生知识为主要内容。卫生宣教是健康教育的基础，没有特定的工作目标，是服务卫生工作某一时期中心任务的辅助方法，是简短、单一方向的信息传播。

6. 健康教育与卫生宣教的区别

（1）相对于卫生宣教，健康教育明确了自己特定的工作目标，即促使人们改善健康相关行为，从而预防疾病、增进健康，而不是仅仅作为一种辅助方法为卫生工作某一时期的中心任务服务。

（2）健康教育不是简单的、单一方向的信息传播，而是既有调查研究又有干预的，有计划、有组织、有评价的，涉及多层次多方面对象和内容的系统活动。

（3）健康教育在融合医学科学和行为科学（社会科学、心理学、文化人类学等）、传播学、管理科学等学科知识的基础上，已经积累了相当丰富的知识，逐步形成了自己的理论和方法体系。

7. 卫生宣教、健康教育和健康促进的区别

（1）内容方面

卫生宣教是信息的宣传；健康教育是知识信念和行为改变的教育；健康促进是健康教育以及环境的支持。

（2）方法方面

卫生宣教以大众传播为主；健康教育以教育为主；健康促进则是健康教育结合社会动员及环境营造。

（3）特点方面

卫生宣教是信息单向传播；健康教育以行为改变为核心；健康促进是由政府主责，社会参与，多部门合作，对影响健康的因素实施综合干预。

二、健康知识宣教的重要技能——多媒体资料使用

多媒体教育是指利用现代化的声、光、电设备进行卫生传播的一种方式，包括幻灯、广播、电影、电视、互联网、短视频、直播、微博、微信公众号、微信朋友圈等。

多媒体教育中较常用的是健康教育音像资料，即利用视频技术，通过讲解、示范、展示、演示、动画等表现形式将健康知识和技能可视化而形成的一类传播资料。音像资料的载体包括录像带、光盘、磁盘、移动存储器（U 盘、移动硬盘）、网络等，常见的内容表现形式有专题讲座、专家访谈、情景剧、纪录片和动画片。音像资料的优点是直观、生动、形象、传播效果好，对目标人群的文化水平要求较低。

音像资料包括音频资料和视频资料。音频资料是指广播类资料，视频资料是指可在电视、网络、多媒体播放器等平台上播出的与健康有关的影像资料。本节以视频资料为例，详细介绍如何选择使用音像资料。一个好的视频资料应具备主题明确、信息准确、画面简洁、图像清晰、音质干净、音效和谐等特点。

1. 视频资料的主题要求

视频资料的主题要有针对性，即必须针对社群成员的主要健康问题和健康需求，包括社群常见病和多发病、健康主题日宣传、健康理念和生活方式倡导、突发事件应对及伤害的预防与处置、国家卫生政策宣传等。

2. 视频资料的内容要求

（1）具有一个明确的主题。

（2）围绕主题，有 3 ~ 5 个板块内容，板块之间具有逻辑性。

（3）每个板块包含 3 ~ 5 条明确信息（知识点）。

（4）信息准确，简单通俗，易于理解和接受。

（5）有明确、具体、可行的行为建议或行为指导。

（6）禁止歧视、恐吓、暴力、色情的语言及画面。

3. 视频资料的视听效果要求

视频资料的特点就是用声音和图像传递信息，因此，视听效果至关重要。视听效果主要包括声音、图像和音效。需要目标人群掌握的重点内容可以通过画面、文字、色彩、光线、音效等进行强化或突出，以引起重视。

（1）声音

一份好的视频资料对声音质量有较高要求。要求用普通话解说，吐字、发音要清晰，语速适中。少数民族地区可以开发本民族语言的音像资料，或将其他语言的音像资料用本民族语言配音。具体要求有：

1）语调：以中音为标准，以客观陈述语气为主。

2）语速：语速适中，以 250 字 / 分左右为宜。

3）音质：声音干净清晰，无杂音或噪声。

（2）图像

一份好的视频资料要做到图像清晰、画面稳定，色彩清新自然，无杂乱信号（如闪烁、花屏、波纹、偏色、与声音不同步等）。具体要求有：

1）图像清晰，画面稳定。

2）构图合理，色彩自然。

3）画面简洁，能够准确表达主题。

（3）音效

背景音乐要与主题相适应，以优美、轻松的乐调为主。音量要适中，与解说音量保持合适的对比度，不能影响收听。具体要求有：

1）背景音乐与主题和谐。

2）音量适中，不影响观众收听解说。

第二节　健康教育信息收集处理

一、健康教育资料档案规范化管理

1. 健康教育资料收集整理要求

（1）如有评估标准或细则，一定要按照标准或细则框架进行分类整理。

（2）按照档案要求规范整理，要有目录或清单。不仅要有总目录，在每个类别、每个级别里还要有分目录。

（3）一般情况下，可先按年份归类，然后在每个年份类别里，按照组织管理、政策文件、需求评估（基线调查）、健康教育干预活动、效果评估等内容进行分类整理。

2. 健康教育资料档案的内容

（1）档案封面。

（2）档案目录

1）年度健康教育工作计划。

2）专（兼）职健康教育人员信息

①人员名单及基本信息。

②参加健康教育专业知识和技能培训记录。

3）健康教育印刷资料

①印刷资料一览表。

②印刷资料小样（按一览表顺序存放）。

4）健康教育音像资料

①音像资料播放计划。

②音像资料播放记录。

5）健康教育宣传栏

①健康教育宣传栏更换情况一览表（按照更换时间排序）。

②健康教育宣传栏小样（按照一览表顺序）。

6）健康教育咨询活动

①健康咨询活动一览表。

②按一览表顺序存放每次活动资料，包括通知、签到表、现场活动照片资料、现场咨询活动记录表、评估资料等。

7）健康教育讲座

①健康知识讲座计划。

②按顺序存放每期健康知识讲座档案资料，包括通知、教师讲义、现场活动照片、现场讲座活动记录表、评估资料等。

8）年度健康教育工作总结。

【健康教育档案目录示例】

________社区健康教育工作档案目录

序号	文件题名	落款日期	备注
1	年度健康教育工作计划		
2	年度报表		
2.1	第 1 季度报表		
2.2	第 2 季度报表		
2.3	第 3 季度报表		
2.4	第 4 季度报表		
3	年度健康教育考核工作		
3.1	考核通知		
3.2	考核标准		
3.3	考核记录表		
3.4	考核结果		
3.5	考核总结		
4	健康教育人力资源管理		
4.1	健康教育人力资源表		
4.2	机构外人员培训资料		
4.2.1	×××× 培训		
4.2.1.1	培训通知		
4.2.1.2	培训日程		
4.2.1.3	培训笔记 / 课件		
…			
4.3	机构内人员培训资料（参考 4.2 机构外人员培训资料）		
…			
5	年度健康教育工作总结		
6	发放健康教育印刷资料		
6.1	健康教育印刷资料一览表 （后附各印刷资料小样。在小样右上角标注编号，编号与“健康教育印刷资料一览表”保持一致）		

续表

序号	文件题名	落款日期	备注
7	播放健康教育音像资料		
7.1	电视终端设置情况表		
7.2	音像资料播放记录表		
7.3	健康教育音像资料一览表 （后附各音像资料小样。在小样外包装右上角标注编号，编号与“健康教育音像资料一览表”保持一致）		
8	健康教育宣传栏		
8.1	设置情况		
8.2	更换情况一览表		
8.3	更换记录表		
8.3.1	第 1 期宣传栏更换记录表		
8.3.2	第 2 期宣传栏更换记录表		
…			
9	公众健康咨询活动		
9.1	公众健康咨询活动一览表		
9.2	公众健康咨询活动资料		
9.2.1	第 1 场 ×××××× 咨询活动 （每场活动依次收入活动记录表、活动通知、签到表、咨询信息登记表、发放材料小样等资料）		
…			
10	健康知识讲座		
10.1	年度计划		
10.2	讲师团队情况一览表		
10.3	健康知识讲座一览表		
10.4	讲座档案资料		
10.4.1	第 1 场 ×××××× 讲座 （资料参照咨询活动）		
…			
11	个体化健康教育		

续表

序号	文件题名	落款日期	备注
11.1	第 1 季度个体化健康教育抽查资料		
11.2	第 2 季度个体化健康教育抽查资料		
11.3	第 3 季度个体化健康教育抽查资料		
11.4	第 4 季度个体化健康教育抽查资料		

档案整理人：　　　　　　　　　　　　　　　　档案整理时间：

提示：档案目录中 1 ～ 4 归为组织管理部分，与其余部分可分别成档，在目录标题处分别标注即可，如组织管理档案目录。

二、社群健康教育资料的数字化处理

数字化是将许多复杂多变的信息转变为可以度量的数字、数据，再以这些数字、数据建立起适当的数字模型，把它们转变为二进制代码，引入计算机内部进行统一处理，这就是数字化的基本过程。凡是将信息、数据采集输入计算机的工具，都可以称之为数字化工具，常见的有声卡、扫描仪、数码相机、条形码、录音笔等。

目前日常工作中，运用最多的是 Microsoft Office 系统，每一代 Microsoft Office 都有一个以上的版本，每个版本都根据使用者的实际需要，选择了不同的组件。最常用的组件有 Excel、Word 和 PowerPoint。

1. Excel

Excel 是微软公司推出的办公软件 office 中的一个重要组成部分，也是目前应用广泛的关于电子表格处理的软件之一，具有强大的计算、分析和图表等功能。

在 Word 中也有表格，Excel 表格与 Word 表格最大的不同在于 Excel 表格具有数字运算和数字分析能力。Excel 中内置的公式和函数，可以进行复杂的计算。同时 Excel 还包括了制作电子表格、制作图表及打印设置等功能。

Excel 的工作界面包括："文件" 菜单、快速访问工具栏、标题栏、功能区、编辑栏、行号、列标、工作表格区、工作表标签、水平滚动条、垂直滚动条、状态栏、显示模式、显示比例等。

2. Word

Word 是文字处理软件，可以进行文字、图形、图像和数据处理等。Word 的基本操作包括创建、保存、查看、管理和打印文档等，具体的应用包括制作文本、段落格式、字符格式、文档格式、表格制作、图形对象、编辑长文档、批量文档等。

Word 的工作界面包括快速访问工具栏、标题栏、功能区、标尺、工作区、滚动条、状态栏等。

3. PowerPoint

PowerPoint 是演示文稿软件。用户不仅可以在投影仪或者计算机上进行演示，也可以将演示文稿打印出来、制作成胶片，以便应用到更广泛的领域中。利用 PowerPoint 不仅可以创建演示文稿，还可以在互联网上召开面对面会议、远程会议或给观众展示演示文稿。

第三节 健康科普活动的实施

一、健康科普活动中常用软件的应用

1. PPT

PPT 是 PowerPoint 的简称，在演讲或演示中使用 PPT 已经是常规，并且成为演讲者得力的辅助工具。在演讲中使用 PPT 有助于演讲者更形象、生动地表达演讲的主题，增强演讲的效果。另外，还能给观众以足够的时间去思考，接受新的信息。这些形象化材料是讲演内容的补充与扩展，增加了信息量，不仅能强化主题，加深记忆，还能创造出生动的演讲气氛。

（1）借助 PPT 演讲的特点

1）优点

①信息形式多媒体化，表现力强。利用 PPT 可以很方便地呈现多媒体信息，将语言和文字、图片、表格、动画、音乐和影视等多种形式组合呈现，使演讲信息形式丰富多彩，有利于受众的理解和提高受众的兴趣。

②信息呈现快捷方便，轻点鼠标就可以快捷方便地呈现演讲内容。

③信息可以保存，能够重复利用。

④信息容易复制，便于传播。PPT 文件以电子形式存在，复制非常容易，而且传播方便，通过网络可以快速传递信息。

⑤信息便于加工。PPT 文件的制作很方便，文件的修改和加工更简便。

⑥对演讲者的思路和表达内容起到提纲挈领的作用，避免讲解内容分散，有利于演讲者把握时间。

⑦对于受众而言，多种形式的信息有利于理解、记忆，增加了信息量。

2）缺点

①对信息设备有很高要求。使用 PPT 必须要有电源、计算机、投影仪等软硬件设备的支持。

②对演讲者的计算机应用能力有一定要求。要求演讲者掌握计算机基本操作，会 PPT 的制作和使用。如果不会制作 PPT，在不熟悉演讲内容的情况下建议不要使用 PPT，否则会影响水平的发挥，达不到预期的效果。

③如果长期使用 PPT 作为演讲的辅助工具会形成依赖性，不利于记忆力的提升和演讲水平的提高。

（2）制作 PPT 的论据

一般包括关键数据、关键事件、关键人物、关键历程等，以下以 PPT 在“吸烟危害健康”中的应用为例进行介绍。

1）关键数据：在“吸烟危害健康”主题演讲中应提到的论据有：吸烟导致的疾病种类、数量，因此导致死亡的人数，由此带来的经济损失等。

2）关键事件：在吸烟历史上发生过哪些重要的事件，有哪些事件是支持吸烟的，有哪些事件是反对吸烟的。

3）关键人物：对烟草的争论，支持吸烟的人有谁，反对吸烟的有谁，各自的理由是什么，深层的因素是什么。

4）关键历程：对吸烟认识的发展历程。

（3）PPT 的制作要求

1）版式设计要求。选择现成的模板或自行设计模板。模板要简洁大方，不要设计太多花样，以免分散听众的注意力。尽可能使用浅色、透明度高的背景，以给人清新明快的感觉。

2）内容设计要求。PPT 的内容要紧紧围绕一个主题设计。内容不宜过多，要重点突出。一般情况下，一个主题包括 3 ~ 4 个内容板块，板块之间有较强的逻辑性。重点讲解社群成员应知、应会内容，避免面面俱到。多使用图片、动画、模型、教具等，使抽象问题可视化，帮助听众理解、记忆。

3）版面布局要求

①首页。首页是指 PPT 的第一张幻灯片，主要介绍主题和主讲人信息，内容应该包括：讲座题目、授课老师信息（姓名、单位、职务 / 职称）、讲座时间。

②目录页。第二张幻灯片又称目录页，介绍讲座的主要内容，让听众对讲座内容有一个快速和全面的了解。

③内容页。从第三张幻灯片开始进入讲座的正文。根据预先确定的内容，按照一定的逻辑顺序进行演示文稿的排列。

每一张幻灯片的文字不宜过多，一般是关键词 / 词组、短语或短句，起强调、提示的作用，重点靠授课教师的讲解以及听众的积极思考，完成对讲座内容的认识加工过程。切忌大段的文字陈列，使听众产生阅读和记忆疲劳，反而什么都记不住，影响讲座效果。

④结尾页。结尾处对讲座的重点内容进行回顾、总结、强化，也可以采用问答的形式检验听众的听课效果，从而达到突出重点和加深记忆的目的。

⑤结束页。最后一张幻灯片主要用于致谢，感谢听众的参与和认真聆听。同时可注明授课教师或主办单位的联系电话、电子信箱等，便于听众在讲座后进一步联系和咨询。

4）字体、字号要求。字体、字号的使用原则是保证投影清晰，并做到字号大小按照大标题 > 副标题 > 小标题 > 正文的顺序使用。同一级标题的字体、字号和色彩应该保持统一。

①标题。首页的标题字号最大，一般在 36 ~ 48 磅。正文中，一级标题字号要适当缩小，一般在 32 ~ 36 磅。标题不要占满幻灯片的整个宽度，左右要适当留有边距。如果标题太长，可分作两行。

②正文。建议正文使用黑体加粗或宋体加粗，字号以 24 ~ 32 磅为宜。有时为了起到强调效果，可通过改变字体、颜色、字号来突出关键内容。切忌因内容少而过度增大字号或由于内容多而过度压缩字号。

③行距。推荐使用 1.25 ~ 1.5 倍行距，避免内容过度拥挤或分散。既方便阅读，又具有较好的美观度。

5）色彩搭配要求。尽可能用简单的配色方案，使页面色彩整体看起来舒适、协调。文字的颜色应与背景有较好的对比度，切忌使用深色背景搭配黑色文字或使用浅色背景搭配白色文字。避免背景颜色和文字颜色相近，如在蓝色背景上写绿色的字；不要大面积使用刺激性强的颜色，如红色会让听众感到紧张、焦躁和不安。

6）辅助元素的使用。为了增强传播效果，在 PPT 制作中经常加入表格、图片、视频、音频等辅助元素。如为了形象、直观、动态地说明一些复杂问题或原理，加入插图、动画、仿实物模型等；为了增强说服力，加入数据视图、数据表格等。

用于PPT中的表格、图片或音频、视频等应品质清晰，能够起到传播知识或辅助教学的作用。在同一个页面上的排列应遵循一定的逻辑顺序，要疏密得当，视觉效果美观。如果是数据图，根据数据的特点可以选择使用饼形图、柱形图、条形图、曲线图等。

7）动画效果及放映切换。适当加入一些动画可以起到活跃气氛和增强视觉效果的作用，但以传播知识为主的PPT运用简单动画即可，以免分散听众的注意力。

幻灯片的切换是为了使每张幻灯片顺利和自然地过渡，也应体现知识体系的逻辑性。切换的使用要与表达的重点相匹配，过多的切换不仅容易出错，也容易使听众产生疲劳。

PPT制作完成后，用移动存储设备（如U盘、硬盘）储存，同时建议在自己的邮箱里备份，当讲座前打不开移动存储设备时，可通过邮箱获得。

8）录制视频课件。打开一个已经制作好的PPT，点击“文件”“导出”，再点击“创建视频”，选择视频格式。点击“开始录制”，如果电脑有外接话筒，即可开始一边讲解一边录制。取个名字，保存即可。

2. 计算机修图软件

常见的计算机修图软件有Photoshop、Lightroom、GIMP等。下面以Adobe Photoshop为例，介绍计算机修图软件的基本操作。Adobe Photoshop 2021（简称PS2021）具有抠图、图形处理、蒙版合成、图层混合与图层样式、矢量绘图、文字艺术、滤镜特效和创建3D立体效果等功能。

（1）打开图片

1）使用菜单里面的“打开”命令。

2）使用快捷键【Ctrl+O】。

3）双击界面中心，拖动想要处理的图片到Photoshop中打开。

4）点击右键，选择要处理的图片，选择“使用photoshop打开”命令。

（2）保存图片

一般按下键盘上的快捷键【Ctrl+S】，或使用菜单保存命令。如果要另存，使用“另存为”选项。保存的图片可以选择任意格式，.psd格式是保存当前处理的所有步骤的结果，下次打开还可以继续编辑；JPEG、png、gif格式是处理好的图片格式。

（3）历史记录面板

图片要反复修改才能获得最佳的效果，使用历史记录工具可以很方便地返回之前操作状态。

（4）工具箱调板

用鼠标单击相应的工具进行图片处理操作，右击鼠标可以选择某一工具（使用熟练后，也可以按下相应的快捷键进行选择），如图 1–2–1 所示。

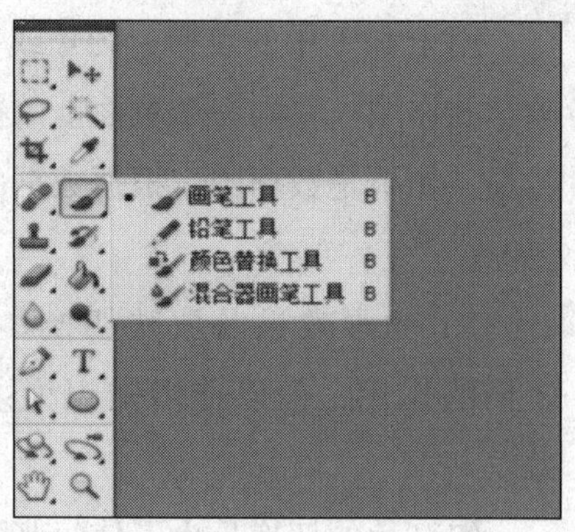

图 1–2–1　工具箱调板

（5）窗口调板

点击菜单中的窗口菜单，在下拉列表中选择需要的窗口调板，如图 1–2–2 所示。

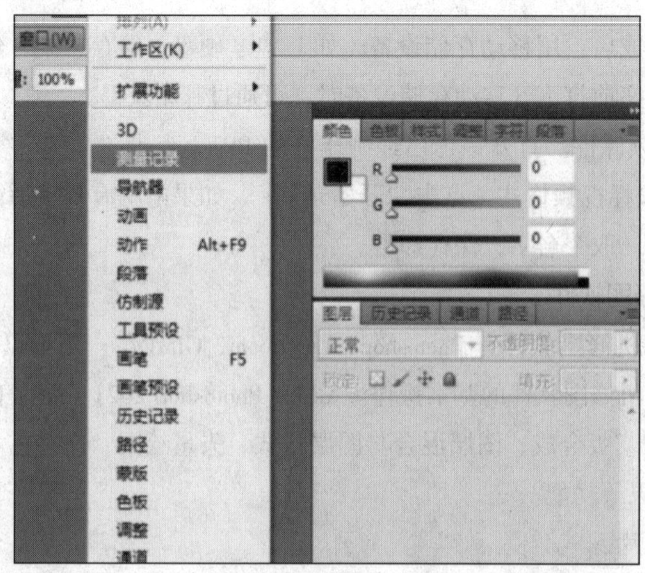

图 1–2–2　窗口调板

3. 手机修图软件

常见的手机修图软件有美图秀秀、醒图等。下面以美图秀秀为例进行介绍。

（1）美图配方功能中有一键出图功能，可以直接进行美图。

（2）使用人像精修功能，能在图片中通过影像美容打造精致上镜脸，也可以对脸部、眉毛、眼睛等单独修图。

（3）使用画中画、编辑、滤镜、边框、调色、文字、贴纸等编辑视频。

（4）使用创意素材功能，可以根据自身需要选择各种图片风格及场景。

二、利用新媒体传播健康知识

1. 新媒体的定义

新媒体是相对于报刊、户外媒体、广播、电视等传统媒体而言的，是新的技术支撑体系下出现的媒体形态，是以数字技术为基础，以网络为载体进行信息传播的媒介。

2. 新媒体的范畴

手机网络、数字广播、手机短信、移动电视、触摸媒体、自媒体平台等都属于新媒体的范畴。

3. 新媒体的特点

新媒体具有交互性与即时性、海量性与共享性、多媒体与超文本、个性化与社群化的特点。

4. 新媒体应用

（1）微信

1）利用微信群开展健康教育

①明确微信群的目标和用途。

②制定群规则。

③指定群主或管理员。

④制订微信群宣传计划。

2）利用微信公众号开展健康教育

①申请微信公众号。

②确定公众号定位。

③制作优质的内容。

④扩大关注人数。

⑤拓展公众号的功能。

3）利用微信视频号开展健康教育，方法同微信公众号。

（2）微博

1）信息发布与更新。

2）视频直播，挖掘流量入口。

3）避免“孤军奋战”，凸显矩阵效应。

（3）抖音、快手、西瓜视频、小红书等

1）制作健康科普短视频。

2）健康科普直播。

三、健康科普素材的收集

国家卫生健康委员会、中国疾病预防控制中心、中国健康教育中心等政府及专业机构的官网，各级疾病预防控制中心的网站、行业公认的卫生专业微信公众号、App、卫生专业的教科书等都是健康科普素材的来源。下面是其中一些优秀资源代表。

1. 网站

（1）国家卫生健康委员会网站（www.nhc.gov.cn）

主要内容涉及国民健康政策，医药卫生体制改革，国家基本药物制度，公共卫生、医疗服务、卫生应急、医养结合政策措施等工作。

（2）中国疾病预防控制中心网站（www.chinacdc.cn）

主要内容涉及疾病预防控制、突发公共卫生事件应急、环境与职业健康、营养健康、老龄健康、妇幼健康、放射卫生和学校卫生、国家公共卫生技术方案和指南、公共卫生相关卫生标准等。

（3）中国健康教育网站（www.nihe.org.cn）

中国健康教育中心是国家卫生健康委员会直属事业单位，负责全国健康教育与卫生健康新闻宣传工作的技术指导。该网站内容主要涉及全国健康教育与卫生健康新闻宣传、大型活动的组织实施及信息管理、媒体联系、业务培训等有关技术和服务性工作。

（4）综合科普服务网站

1）北京市疾病预防控制中心网站（www.bjcdc.org），主要内容涉及北京市疾病预防控制中心的工作职责、健康教育知识与各类法律法规和政策等。

2）上海市疾病预防控制中心网站（www.scdc.sh.cn），主要内容涉及上海市疾病预防控制中心的各项工作职责及各项疾病健康教育知识。

3）深圳市卫生健康委员会网站（wjw.sz.gov.cn），主要内容涉及政务公开、健康深圳、公众参与、便民服务等。

4）北京协和医院官网（www.pumch.cn），有患者版、学术版、院庆版、员工版、英文版。患者版有“健康科普”板块，里面包含了各类健康科普文章。

5）北京大学人民医院官网（www.pkuph.cn），包含医院概况、新闻中心、医护团队、患者服务、管理服务、健康知识等板块。其中健康知识板块中有健康视频、健康传播、讲座预告三个专栏。

6）四川大学华西医院官网（www.wchscu.cn），有公众版、员工/学生版、英文版。公众版包括医院/科室概况、患者服务、医学教育、科学研究等板块，其中“患者服务”板块中设有“健康科普”专栏，在“健康科普”专栏中分为华西辟谣小分队、华西科普活动、华西科普小视频三个专栏，为公众提供健康科普服务。

2. 微信公众号

（1）健康中国行动微信公众号（微信号：gh_9b5368736219）

由国家卫生健康委人口文化发展中心管理并发布健康知识、政策解读、行业标准等内容。

（2）世界卫生组织微信公众号（微信号：worldhealthorg）

由世界卫生组织驻华代表处主办，其目标是致力于与中国政府紧密合作，共同改善中国人民的健康生活。

（3）北京健康教育（微信号：bjjkjy）

由北京健康教育协会主办，发布与健康教育、健康传播相关的科普知识与技能。

（4）科普中国（微信号：Science_China）

由中国科学技术协会主办，是进行公众科普、科学传播的平台。

（5）北京医院（微信号：beijingyiyuan2014）

由北京医院主办，是医患沟通、提升医院服务水平、健康科普宣传的平台。

（6）北京朝阳医院（微信号：chaoyangyiyuan）

由首都医科大学附属北京朝阳医院主办，是普及科普知识，服务广大用户的平台。

（7）中国中医科学院广安门医院（微信号：guanganmenyiyuan）

由中国中医科学院广安门医院主办，是发送医院资讯，传播健康知识，弘扬中医药文化的平台。

3. App

（1）健康中国

这是国家卫生健康委员会官方客户端，提供权威的健康科普、疾病知识、健康资讯与健康服务，致力于普及健康知识，提升健康素养，促进全民健康。目前有要闻、行动、视频、科普、政策法规等多个板块。

（2）分动

有计步、睡眠统计、心率报告、血压报告、血氧报告等功能。

（3）健身食谱

有食谱分类、运动课程等功能，可以根据个人健康需求，采取不同的饮食和运动方式。

（4）Keep

可以根据个人的运动目标、运动偏好，提供相应的锻炼课程。

四、线下健康科普活动的开展

1. 准备工作

（1）选择场地

根据以下因素，选择活动场地。

1）容纳人数。根据参加人数选择合适场地，既不能过于拥挤，也不宜太空旷。人数多时，要有应急疏散措施和常见突发事件应对措施。

对于农村、偏远地区等组织目标人群有困难的地区，可灵活设计活动的方式和方法，通过多次活动确保一定数量的覆盖人群。

2）交通便利程度。选择交通便利、大家熟知的场地能提高目标人群的参与积极性，乡镇卫生院（社区卫生服务中心）的健康教育室、街道办事处或村（居）委会的活动礼堂都是很好的选择。

3）设备条件。活动中如需要特殊设备，如音像播放设备，则要考虑所选场地是否有相应的设备及设施。

（2）健康教育资料和实物

根据实际需要，准备背景板、海报、条幅、宣传单、展板、宣传册、签到表、效果评价问卷等，用于现场布置和向目标人群发放。有条件的情况下，可准备一些健康教育传播实物，如限盐勺、控油壶等。

（3）其他设备用品

根据实际需要，准备话筒、音响、笔记本电脑、投影仪、幕布、音像播放设备、电源插座、写字板、签字笔等。

2. 发布通知

（1）及时发布通知

确定健康教育活动的时间、地点、内容后，应及时将此次活动的信息发布给目标人群；至少在活动前 1 周将通知发布出去，使目标人群有充足的时间调整工作和安排生活；最好在活动前 1 ~ 2 天进行提示。

（2）采取多种途径发布

利用街乡镇、村居委会工作网络和告示宣传栏发布活动通知。取得街道办事处、村委会、业主委员会、物业公司等多方力量的支持，采取多种途径发布通知。例如，利用社区内的公告栏张贴活动海报，通过电话、广播、短信等形式发布活动信息，利用业主论坛在网络发布活动信息等。

（3）通知内容

通知内容包括活动时间、地点、主题、主要内容、主讲人、主要目标人群。如果准备了健康教育资料（如知识手册）或实物（如限盐勺），也应在通知中写明。

3. 活动实施

（1）活动前工作

1）提前做好场地布置，摆放背景板、桌椅、健康教育资料等物品，准备黑板、投影仪、幕布、音响等设备。

2）安排听众签到、领取资料、入座等。

（2）活动现场的控制

为了使活动更具吸引力，易于目标人群接受，应注意以下几点：

1）应掌握一定的演讲技巧，语言生动，能通过比喻、举例等多种方式讲解健康知识。

2）充分利用教具、实物、模型等手段辅助教学，涉及技能培训时要安排目标人群进行实操练习。

3）充分利用多媒体手段，恰当运用图片、漫画、视频、动画等元素。

4）尽可能采用参与教学方式，安排提问和互动环节，充分调动听众的积极性。

5）结合活动主题，发放健康教育资料（如知识手册）或实物（如限盐勺）。

6）控制活动时间，一般以 60 ～ 90 min 为宜。若时间较长，中间应安排 10 ～ 15 min 的休息时间。

4. 效果评价

（1）问卷调查。

（2）个人访谈和小组讨论。

（3）每年至少开展 1 次针对健康知识讲座的效果评价。

5. 填写活动记录

（1）填写活动记录表。

（2）做好活动资料的收集、整理与归档。

五、线上健康科普活动的开展

1. 通过腾讯会议

腾讯会议（Tencent meeting）是基于微信功能的一款音视频会议软件，具有 300 人在线会议、全平台一键接入、音视频智能降噪、美颜、背景虚化、锁定会议、屏幕水印等功能，可以实时共享屏幕，支持在线文档协作等。

（1）下载方式

可以下载手机端和电脑端 App。

（2）登录方式

打开腾讯会议 App，直接使用微信登录，通过手机微信扫描腾讯会议二维码即可，如图 1-2-3 所示。

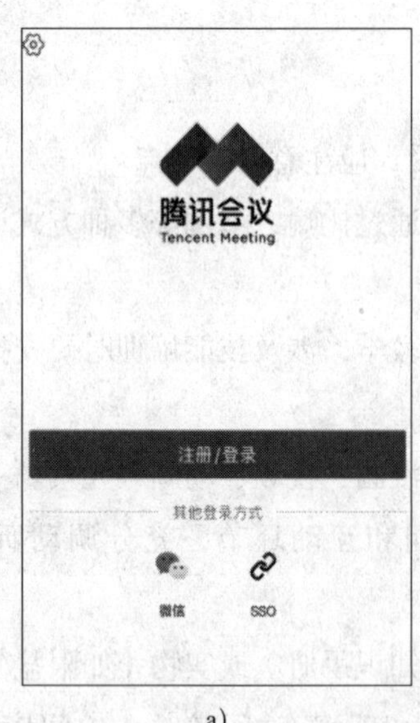

a）

b）

图 1-2-3 登录腾讯会议

a）微信登录 b）扫描二维码登录

（3）注册

因电脑端和手机端注册方式相同，下面以手机端注册为例进行介绍。绑定手机号，输入验证码，并点击“我已阅读并同意《服务协议》和《隐私政策》”，即完成注册，如图 1-2-4 所示。点击“下一步”即可进入腾讯会议。

（4）加入会议

如图 1-2-5 所示，点击“加入会议”，直接输入“会议号”即可。

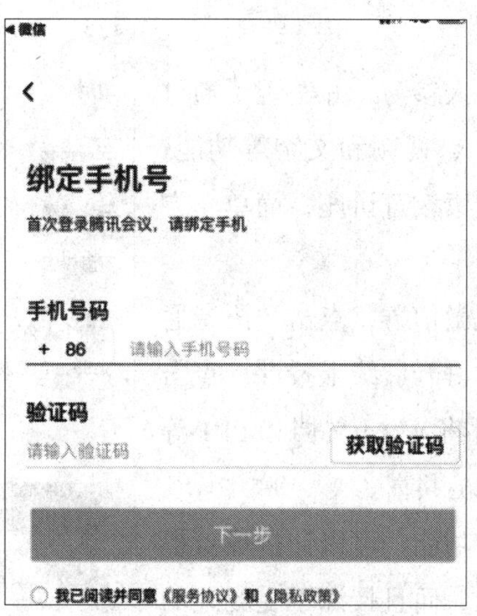

图 1–2–4　注册腾讯会议

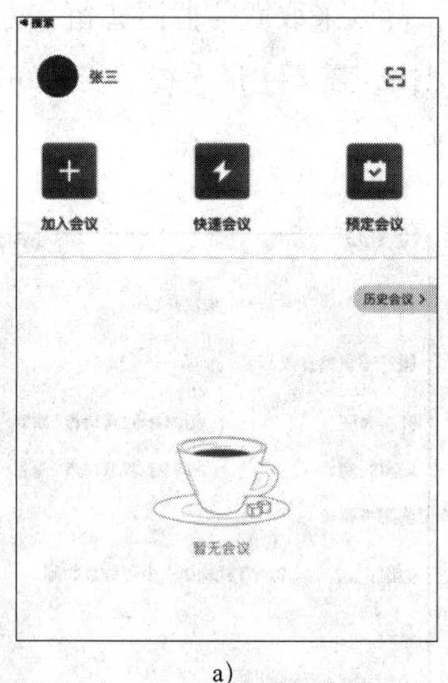

a)

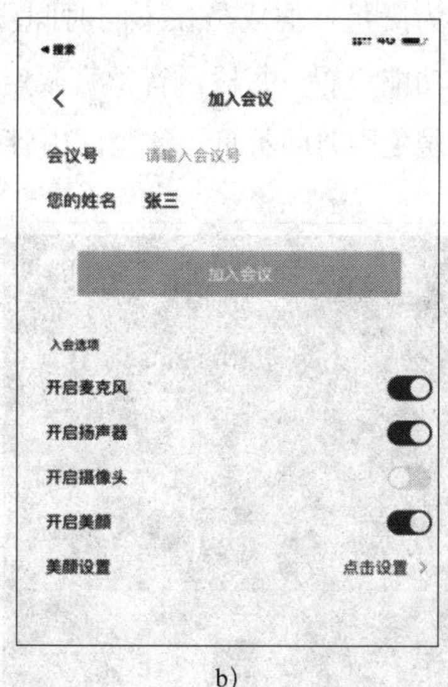

b)

图 1–2–5　加入腾讯会议

（5）创建会议

如图 1–2–6 所示，点击“快速会议”，即可创建会议。如图 1–2–7 所示，点击“管理成员”，即可通过微信邀请参会人员。

（6）预定会议

如图 1–2–5a 所示，点击“预定会议”，即进入图 1–2–8 所示页面，按要求预定会议即可。与“快速会议”功能相比，“预定会议”更适合参加人数较多的会议。

2. 通过微信群

微信群支持单人、多人参与，并实现了通过手机网络发送语音、图片、视频和文字等功能。通过微信群在线上开展健康教育讲座，简单、方便。

（1）与社群成员建立微信群，点击“语音通话功能”（图 1-2-9），即可开展线上授课。点击“文件”（图 1-2-10），可将 Word 文档和 PPT 等文件上传到群里，供群成员共享。

（2）通过“群公告”功能，可以让群成员提前了解授课的内容和时间，而且授课不受场地的限制。通过“群里留言”的方式，主讲人可以提前了解听众的需求并做好备课。

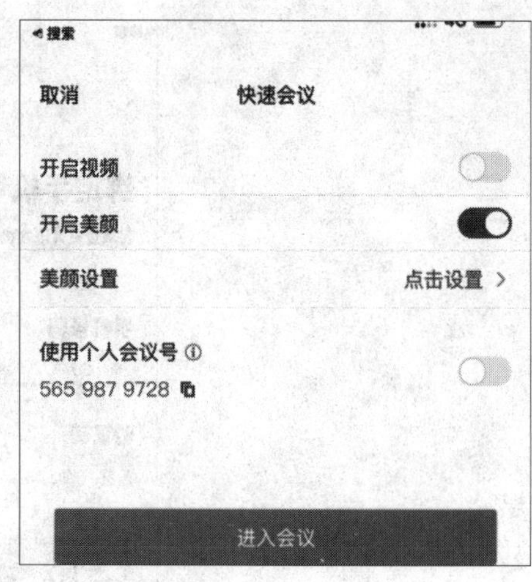

图 1-2-6　创建会议

（3）为满足社群成员在不同时间段的需要，可以采取微信群语音留言方式授课。根据微信功能设置，每段语音留言限定在 60 s 以内，需要主讲人提前安排好授课内容和时间，避免因时间不足导致授课内容丢失。

图 1-2-7　管理会议成员

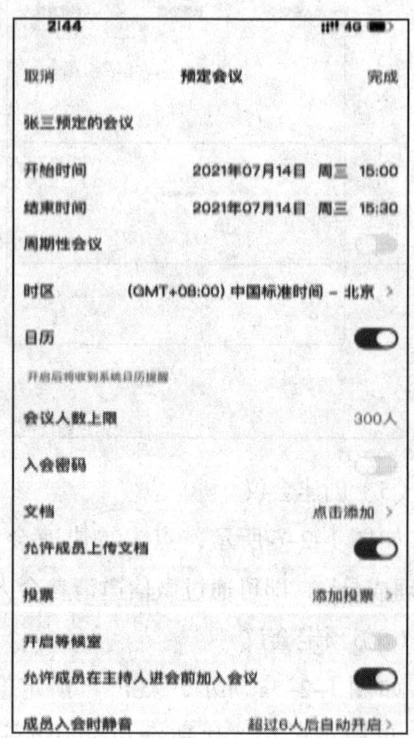

图 1-2-8　预定会议

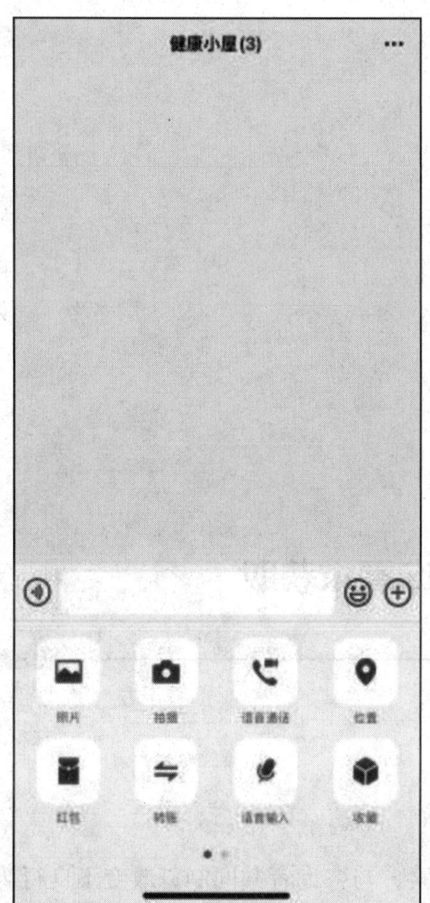

图 1-2-9　微信群功能

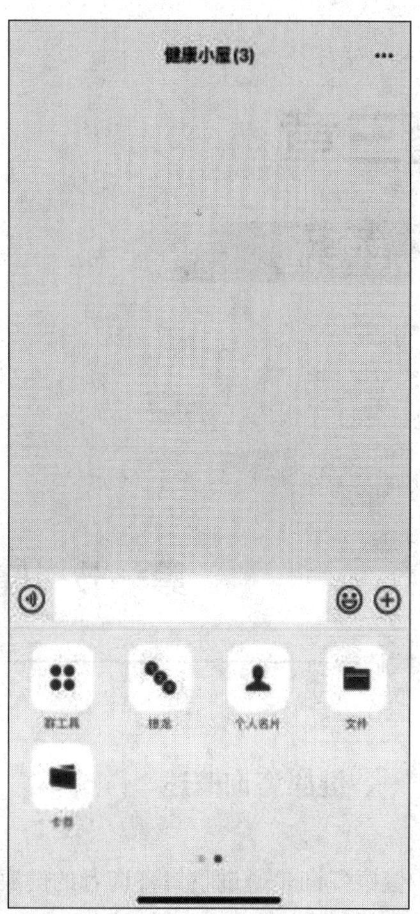

图 1-2-10　上传文件

第三章

健康咨询

第一节　健康咨询需求获取

一、健康咨询概述

健康咨询是通过收集咨询者的健康危险因素，与咨询者共同制订改变不良行为的计划，随访咨询者执行计划的情况等一系列有组织、有计划的教育活动，促使他们自觉采纳有益于健康的行为和生活方式，消除或减轻影响健康的危险因素，预防疾病，促进健康，提高生活质量。健康咨询是临床预防服务中最重要的内容。

1. 健康咨询的目的

健康咨询是咨询服务在医疗健康领域中的发展。如今，人们已不仅是有病才去医院，而是在没有发生疾病的情况下或在治疗过程中去咨询有关健康的问题。因此，健康咨询的目的是帮助健康人群、亚健康人群、病人认识有关不利于健康的问题，提供解决问题的方法，促使人们自觉采取健康行为，提高病人的自理能力和与医护人员的协作能力，从而维护机体健康。

2. 健康咨询的基本步骤

（1）收集健康信息。

（2）健康评估。

（3）劝告，达成共识。根据患者的兴趣、能力共同设定一个改善健康行为的目标。

（4）协助。为患者找出可能遇到的行动障碍，帮助其确定正确的策略、解决问题的技巧及获得社会支持。

（5）安排随访。

二、健康信息收集

具有一定的信息收集与分析能力是对一名合格社群健康助理员的基本要求。这里的信息主要是指与健康有关的信息，如健康咨询者的年龄、性别、职业、生活习惯、饮食习惯、外伤史、家族史、既往史、女性的月经史和生育史等。收集健康信息的常用方式如下：

1. 访谈

访谈是面对面交流或借助电话、微信及其他互联网沟通平台进行交流获取信息。在进行访谈前应该先制订访谈计划，包括确定访谈目标及访谈方式、收集背景资料、拟定问题大纲、模拟访谈与修改等。

2. 通过健康记录表

这是社群健康助理员应用最广泛的方法。在繁多的健康相关记录表中，个人基本信息表、健康体检表、行为危险因素调查表、相关疾病管理的随访表应用较多，需重点掌握。工作中以上两种方式常常同时使用、互为补充。

3. 体格测量

这是社群健康助理员在现场对咨询者进行直接观察、检查、测量而取得有关资料，如为咨询者测量血压、身高、体重、心率等。

4. 通过体检资料

社群健康助理员要求咨询者携带体检资料、病历，从而获取全面的咨询者健康信息。

三、健康信息分析

1. 健康信息分析应具备的条件

（1）了解一定的医学专业知识，能对咨询者的疑问进行专业的解答分析。

（2）具备信息分析、协调沟通能力和捕捉关键信息的敏感性，能在众多健康信息中提取出与本次咨询中最相关的信息。

（3）具备一定的文字能力和语言表达能力，能对收集的信息进行加工，以咨询报告或其他总结形式进行汇报或记录。

2. 辨析健康咨询需求

（1）常见的健康信息需求

1）养生保健（饮食、营养、锻炼、中医养生）信息。

2）抑郁、焦虑、压力、人际关系或心理健康问题信息。

3）亚健康问题（疲劳、机能失调、消化不良、睡眠障碍、免疫力下降等）信息。

4）瘦身美容信息。

5）特定疾病（如癌症、糖尿病、性病等）信息。

6）处方药或非处方药信息（如用法、种类、副作用）。

7）医疗保险、卫生法规信息。

8）医疗保健品、器械介绍和销售信息。

9）性行为及性健康信息。

10）怀孕及分娩相关问题信息。

11）实验性疗法或实验性药品信息，特定医学疗法或手术的信息。

应根据咨询者的回答迅速对应其需求范畴，保证咨询顺利进行。

（2）依据咨询目标对咨询者进行分类

1）目标明确型。这类咨询者既往可能有一定的医学背景或医学知识积累，能准确描述或表达出自己的健康诉求，其咨询需求非常明显。例如，一位咨询者询问："您好，我听说何首乌泡酒可以养发，是这样的吗？"健康助理员一听就应该知道这涉及中医养生知识，咨询者想了解关于养发的养生技巧。又如，咨询者问："您好，我想了解关于科学减重的方法。""您好，我的父亲患有高血压，请问我以后也会患高血压病吗？"等，健康助理员只需要将自己了解的相关知识进行健康指导即可。不排除部分人通过其他途径搜索相关知识后得出错误结论。例如，张女士近期体检后发现肿瘤标志物中的甲胎蛋白偏高，在网上搜索后发现该标志物与肝脏肿瘤相关，就以为自己得了肝癌，整日忧心忡忡，无心工作和生活。健康助理员在进行健康调查及健康风险评估后，应纠正其"甲胎蛋白偏高就是患了肝癌"的认识误区，并对其进行健康指导。

2）盲目型。此类型的咨询者不清楚具体需要咨询哪些问题，但是有健康相关的需求，只能描述自己的一些不适症状或者提供一些简单的信息，需要社群健康助理员帮助提取相关信息，确定咨询主题。例如，李女士近期自觉犯困、乏力，体重下降，想了解需要到医院做哪些检查或挂哪个科室；王先生想做个健康体检，但不知道应该做哪方面的检查等。社群健康助理员需要在平时加强医学知识积累，为咨询者提供准确的咨询意见和建议。

3）隐晦型。这类咨询者在性健康知识咨询者中比较常见。即便是在医院门诊就诊的病人，关于其高危行为史的询问也并非易事，部分有高危行为史的病人不愿供述或否认，从而不同程度地影响健康咨询的深入和健康教育干预等工作。

（3）获取健康咨询需求的注意事项

1）保证一对一的咨询空间。相对独立的咨询空间可以让咨询者精神放松，如高危行为史是个人隐私，要谈论无疑要有一个安全的地方。拥有一个隔音效果好的诊疗空间是做好健康咨询的第一步。

2）对咨询者的隐私保护作出承诺。如在询问隐私问题时，可以给咨询者做出承诺："您好，为了给您一些正确的建议和指导，我需要了解一些关于您的性经历或问题，对于您的回答，我会为您保密。这是我的工作需要，一直以来我都是这么做的，请您放心。"

3）保持中性立场，理解并尊重咨询者。许多前来咨询的人，普遍担心对方会因为自己出现过高危行为而被歧视或嘲笑，这也是部分咨询者不愿承认其经历的原因。事实上，高危行为是目前社会存在的一种现象，社群健康助理员对此应保持中性立场。在咨询开始时，采用同理心理解咨询者的担心，消除其顾虑，让其感受到社群健康助理员对他的充分尊重，是了解其健康需求的关键。

4）简化专业术语。与咨询者交谈中，要通过交流判断其文化、消费水平，尽量使用咨询者能听懂的话语表达相应的医学词汇。例如，对于没有医学背景的咨询者，可以将冠状动脉粥样硬化性心脏病简称为冠心病，将带状疱疹感染引用蛇缠腰的俗称。询问症状也可以通俗一点，如纳差可以说食欲差，嗳气可以说打嗝，发绀可以说口唇发乌，卡他症状可以说流鼻涕，冶游史可以说高危性行为等。

第二节　健康咨询的实施

一、健康咨询的原则和技巧

1. 健康咨询基本原则

（1）自愿原则

自愿原则要求社群健康助理员避免对咨询者提出强制性要求。

（2）保密原则

这是社群健康助理员必须恪守的基本准则，也是与服务对象保持信任关系的基本条件。禁止在任何场合公开讨论咨询者的相关问题，除非获得咨询者本人的允许。

（3）平等友好信赖关系原则

社群健康助理员只有尊重对方，平等相待，才能提高咨询效果。

（4）以咨询者需求为主导原则

社群健康助理员应避免主动指出咨询者存在的问题。

（5）调动参与原则

社群健康助理员应着力调动对方的参与意识和主观能动性，促使对方主动思考，进行自我分析、自我批判，从而接受新的知识，树立新的态度。

（6）接触限制原则

社群健康助理员与咨询者的接触只能限于咨询服务范围内。

（7）伦理原则

社群健康助理员进行健康咨询时必须遵循普遍认同的伦理规范与价值观。

2. 健康咨询技巧

健康咨询的技巧与获取相关信息的数量和质量有密切关系，涉及一般交流技巧、收集资料、医学知识、仪表礼节，以及健康教育和提供健康指导等多个方面。

（1）常规咨询技巧

1）创造轻松和谐的咨询环境。咨询开始时，应该主动创造舒适和谐的环境以消除咨询者的不安，注意保护其隐私。如旁边有陌生人，应要求其回避，一般情况只允许有近亲属陪伴。

2）恰当的言语和肢体语言。用恰当的语言表示愿意为满足咨询者的要求竭尽所能，这样的举措有助于双方建立良好的关系，缩短与咨询者之间的距离，改善互不了解的生疏局面，使后续咨询能顺利进行下去。

3）倾听咨询者的陈述。尽可能让咨询者充分表达他认为重要的情况、感受或者关于健康方面的疑问，不可生硬地打断咨询者，不能用自己的主观推测取代咨询者的感受。但当咨询者的陈述离其表达的主要内容相差较远时可以做适当引导，让其回归正题。

4）充满同情与理解。咨询者目前是处于需要帮助的状态，在咨询过程中应善于解剖和分析咨询者的情感、思想和行为，站在咨询者的角度思考问题。

（2）个性化咨询技巧

1）面对年轻的咨询者。不要轻易地否定他们的想法，而应该在做出中肯和专业的分析后，给予他们支持和建议。即使他们的想法显得不成熟，甚至幼稚，也不要随随便便地全盘否定。

2）面对年长的咨询者。要注意分寸，讲话不要无所顾忌，如在一个不服老的老年人面前说他“老”，会令他很反感，从而产生不满的情绪。虽然需要注意待人接物的分寸，但也无须过分地恭敬对方，如不必勉强自己一定要听完对方的长谈，可以适当地进行引导，将话题引入本次健康咨询的主题，但不应该表现出不耐烦和厌恶的情绪。

3）面对不同性别的咨询者。要注意说话的方式，避免引起咨询者的不适。如男性可能不介意自己被别人说“胖”“老”，而对于大多数女性来说，“胖”和“老”的形容容易引起对方的不满，从而让咨询不能在较好的氛围中进行下去。

4）面对不同文化程度的咨询者。对文化程度较高的咨询者，用更书面化的表达更合适，如问咨询者的婚姻情况，可以说“您有配偶吗？”。对文化程度低的老年人，“您有配偶吗？”则远没有“您有老伴吗？”更通俗易懂。

注意：不论对于何种职位的人，都没必要迎合奉承，而应表现出尊重，言行举止不能过于随便，表达要讲究措辞。

二、提供建议的基本原则

1. 专业性原则

社群健康助理员的职责是预防疾病、促进健康，因此必须具备一些医学常识，如了解常见慢病的种类及其危险因素、改善危险因素的方法。对于普通咨询者而言，健康助理员就是专业人士，因此要以高标准要求自己，不断通过书本、网络、讲座等提高自己的专业素养，以提供有依据的、科学严谨的健康建议。

健康建议的专业性主要体现在专业术语的使用和建议的相关依据上，如体重超标者的体重指数范围用体重超重、肥胖等描述，避免使用“胖子”“胖妞”等词语。更好的方式是在表达专业词汇时，把它“翻译”成老百姓能听懂的话，如对于腰围的解释是：腰围超标称为向心性肥胖，也就是常说的“腰杆粗”“肚子大”，向心性肥胖是心血管疾病的危险因素。适当使用专业词汇可让咨询者更信赖，对社群健康助理员提出的咨询建议依从性会更好。

2. 个性化原则

不同个体的健康现状（个人既往病史、健康体检 / 医检信息、遗传基因信息、个人生活饮食习惯等信息）不同，通过健康咨询了解咨询者的相关信息后，须经过科学、系统和专业化的健康风险综合分析评估，为该个体从社会、心理、环境、营养、运动等多方面，提出切合个体的个性化健康咨询建议，预防和规避风险因素，这样才能起到健康维护、疾病预防、降低医疗开支、提高生命质量的作用，而不是对所有人的建议都千篇一律。

3. 可行性原则

可行性是良好咨询建议的必要条件，也是个性化建议的体现。提供的咨询建议应该是科学、合理、可实施的，只有整合咨询者个人实际情况、居住环境及社会条件，才能起到健康促进的作用。如对一位需要控制体重的居住在乡村的咨询者，建议游泳、太极拳等运动干预措施，显然没有建议慢跑、登山等运动干预措施的可行性好。

三、健康生活方式管理

健康生活方式是指有益于健康的习惯化的行为方式，包括合理膳食、适量运动、戒烟限酒、心理平衡。表现为生活有规律（劳逸结合、起居有常，一般成人每天保证 7 ~ 8 h 睡眠），无不良嗜好，讲究个人卫生、环境卫生、饮食卫生，讲科学、不迷信，平时注意保健、生病及时就医，积极参加健康有益的文体活动和社会活动等。

1. 合理膳食

2022 年 4 月 26 日，中国营养学会正式发布了《中国居民膳食指南（2022）》（以下简称《膳食指南》），旨在实施《健康中国行动（2019—2030 年）》，推动《国民营养计划（2017—2030 年）》，提高国民营养健康水平。《膳食指南》由一般人群膳食指南、特定人群膳食指南、平衡膳食模式三部分组成。一般人群膳食指南提出了适合 2 岁以上人群的八条准则；特定人群膳食指南在一般人群的基础上，针对九类特殊人群的生理特点及营养需要制定。

（1）合理膳食的八条准则

1）食物多样，合理搭配。每天摄入谷类食物 200 ~ 300 g，其中包含全谷物和杂豆类 50 ~ 150 g；薯类 50 ~ 100 g。每天的膳食应包括谷薯类、蔬菜水果、畜禽鱼蛋奶和豆类食物。平均每天摄入 12 种以上食物，每周摄入 25 种以上食物。保证每天摄入不少于 300 g 的新鲜蔬菜，深色蔬菜应占 1/2。天天吃水果，保证每天摄入 200 ~ 350 g 的新鲜水果，果汁不能代替鲜果。推荐吃各种各样的奶制品，摄入量相当于每天 300 mL 以上液态奶。

2）吃动平衡，健康体重。各年龄段人群都应天天进行身体活动，保持健康体重。食不过量，保持能量平衡。坚持日常身体活动，每周至少进行 5 天中等强度身体活动，累计 150 min 以上；主动身体活动最好每天步行 6 000 步；鼓励适当进行高强度有氧运动，加强抗阻运动，每周 2 ~ 3 天；减少久坐时间，每坐 1 小时站起来动一动。

3）多吃蔬果、奶类、全谷、大豆。蔬菜、水果、奶类和大豆及其制品是平衡膳食的重要组成部分，坚果是膳食的有益补充。蔬菜和水果是维生素、矿物质、膳食纤维和植物化学物的重要来源，奶类和大豆类富含钙、优质蛋白质和 B 族维生素，对降低慢性病的发病风险具有重要作用。推荐餐餐有蔬菜，天天吃水果，吃各种各样的奶制品。经常吃全谷物、豆制品，适量吃坚果。

4）适量吃鱼、禽、蛋、瘦肉。每周最好吃鱼 2 次或 300 ~ 500 g，蛋类 300 ~ 350 g，畜禽肉 300 ~ 500 g。少吃深加工肉制品。鸡蛋营养丰富，吃鸡蛋不弃蛋黄。优先选择鱼，少吃肥肉、烟熏和腌制肉制品。

5）少盐少油，控糖限酒。培养清淡饮食习惯，少吃高盐和油炸食品。成年人每天摄入食盐不超过 5 g、烹调油 25 ~ 30 g。控制添加糖的摄入量，每天不超过 50 g，最好控制在 25 g 以下。反式脂肪酸每天摄入量不超过 2 g。不喝或少喝含糖饮料。儿童、青少年、孕妇、乳母以及慢性病患者不应饮酒。成年人如饮酒，一天饮用的酒精量不超过 15 g。

6）规律进餐，足量饮水。合理安排一日三餐，定时定量，不漏餐，每天吃早餐；规律进餐，饮食适度，不暴饮暴食、不偏食挑食、不过度节食。足量饮水方面，推荐少量多次。在温和气候条件下，低身体活动水平，成年男性每天喝水 1 700 mL，成年女性每天喝水 1 500 mL。喝白水或茶水，少喝或不喝含糖饮料，不用饮料代替白水。

7）会烹会选，会看标签。在生命的各个阶段都应做好健康膳食规划。认识食物，选择新鲜的、营养素密度高的食物。学会阅读食品标签，合理选择预包装食品。学习烹饪、传承传统饮食，享受食物天然美味。在外就餐，不忘适量与平衡。

8）公筷分餐，杜绝浪费。食物制备生熟分开，熟食二次加热要热透。讲究卫生，从分餐公筷做起。珍惜食物，按需备餐，提倡分餐不浪费。做可持续食物系统发展的践行者。选择新鲜卫生的食物，不食用野生动物。

（2）中国居民平衡膳食宝塔

中国居民平衡膳食宝塔是根据《膳食指南》结合中国居民的膳食结构特点设计的，它把平衡膳食的原则转化成各类食物的质量，并以直观的宝塔形式表现出来，便于群众理解和在日常生活中应用。中国居民平衡膳食宝塔由五层组成，如图 1–3–1 所示，推荐居民每日食材的种类和数量，居民只需按照宝塔中的食物数量安排一日三餐。膳食宝塔除了指导吃什么、吃多少，还安排了合理的运动，以期达到“吃动平衡”的健康状态。

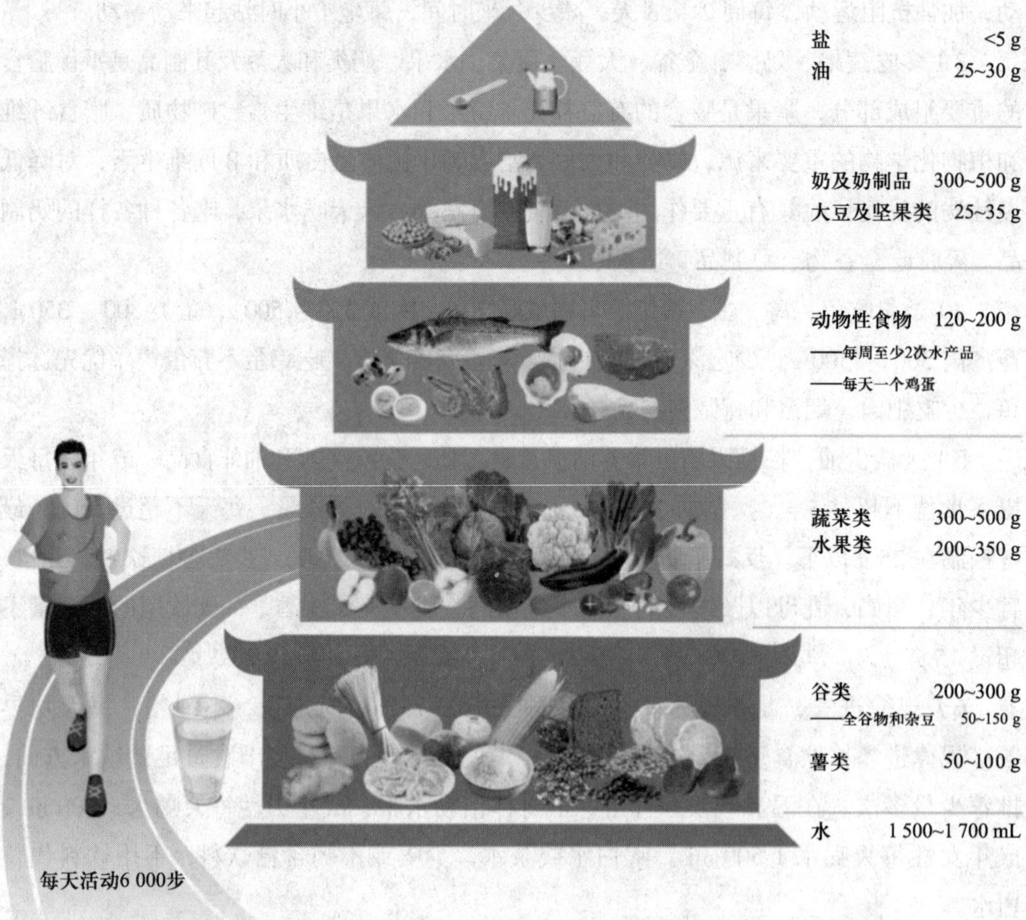

盐 <5 g
油 25~30 g

奶及奶制品 300~500 g
大豆及坚果类 25~35 g

动物性食物 120~200 g
——每周至少2次水产品
——每天一个鸡蛋

蔬菜类 300~500 g
水果类 200~350 g

谷类 200~300 g
——全谷物和杂豆 50~150 g
薯类 50~100 g

水 1 500~1 700 mL

每天活动6 000步

图 1-3-1　中国居民平衡膳食宝塔

1）第一层：谷薯类食物。谷薯类是膳食能量的主要来源（碳水化合物提供总能量的 50% ~ 65%），也是多种微量营养素和膳食纤维的良好来源。《膳食指南》推荐 2 岁以上健康人群的膳食应做到食物多样、合理搭配。谷类为主是合理膳食的重要特征。在 1 600 ~ 2 400 kcal 能量需要量水平下，建议成年人每人每天摄入谷类 200 ~ 300 g，其中包含全谷物和杂豆类 50 ~ 150 g。另外，摄入薯类 50 ~ 100 g，从能量角度看，相当于 15 ~ 35 g 大米。

谷类、薯类和杂豆类是碳水化合物的主要来源。谷类包括小麦、稻米、玉米、高粱等及其制品，如米饭、馒头、烙饼、面包、饼干、麦片等。全谷物保留了天然谷物的全部成分，是理想膳食模式的重要组成，也是膳食纤维和其他营养素的来源。杂豆包括大豆以外的其他干豆类，如红小豆、绿豆、芸豆等。我国传统膳食中整粒的食物常见的有小米、玉米、绿豆、红豆、荞麦等，现代加工产品有燕麦片等，因此把杂豆与全谷物归为一类。2 岁以上人群都应保证全谷物的摄入量，以此获得更多营养素、膳食纤维和健康益处。薯类包括马铃薯、红薯等，可替代部分主食。

2）第二层：蔬菜水果。蔬菜水果是《膳食指南》中鼓励多摄入的两类食物。在 1 600 ~ 2 400 kcal 能量需要量水平下，推荐成年人每天蔬菜摄入量至少达到 300 g，水果 200 ~ 350 g。蔬菜水果是膳食纤维、微量营养素和植物化学物的良好来源。蔬菜包括嫩茎、叶、花菜类、根菜类、鲜豆类、茄果瓜菜类、葱蒜类、菌藻类及水生蔬菜类等。深色蔬菜是指深绿色、深黄色、紫色、红色等有颜色的蔬菜，每类蔬菜提供的营养素略有不同，深色蔬菜一般富含维生素、植物化学物和膳食纤维，推荐每天摄入量占总体蔬菜摄入量的 1/2 以上。

水果多种多样，包括仁果、浆果、核果、柑橘类、瓜果及热带水果等。推荐吃新鲜水果，在鲜果供应不足时可选择一些含糖量低的干果制品和纯果汁。

3）第三层：鱼、禽、肉、蛋等动物性食物。鱼、禽、肉、蛋等动物性食物是《膳食指南》推荐适量食用的食物。在 1 600 ~ 2 400 kcal 能量需要量水平下，推荐每天鱼、禽、肉、蛋摄入量共计 120 ~ 200 g。

新鲜的动物性食物是优质蛋白质、脂肪和脂溶性维生素的良好来源，建议每天畜禽肉的摄入量为 40 ~ 75 g，少吃加工类肉制品。目前我国汉族居民的肉类摄入以猪肉为主，且增长趋势明显。猪肉含脂肪较高，应尽量选择瘦肉或禽肉。常见的水产品包括鱼、虾、蟹和贝类，此类食物富含优质蛋白质、脂类、维生素和矿物质，推荐每天摄入量为 40 ~ 75 g，有条件可以优先选择。蛋类包括鸡蛋、鸭蛋、鹅蛋、鹌鹑蛋、鸽子蛋及其加工制品，蛋类的营养价值较高，推荐每天吃 1 个鸡蛋（相当于 50 g 左右）。吃鸡蛋不能丢弃蛋黄，因为蛋黄含有丰富的营养成分，如胆碱、卵磷脂、胆固醇、维生素 A、叶黄素、锌、B 族维生素等，无论对多大年龄的人群都具有健康益处。

4）第四层：奶类、大豆和坚果。奶类和豆类是鼓励多摄入的食物。奶类、大豆和坚果是蛋白质和钙的良好来源，营养素密度高。在 1 600 ~ 2 400 kcal 能量需要量水平下，推荐每天应摄入至少相当于鲜奶 300 g 的奶类及奶制品。在全球奶制品消费中，我国居民摄入量一直很低，多吃各种各样的乳制品，有利于提高乳类摄入量。

大豆包括黄豆、黑豆、青豆，常见的豆制品有豆腐、豆浆、豆腐干及千张等。坚果包括花生、葵花籽、核桃、杏仁、榛子等，部分坚果的营养价值与大豆相似，富含人体必需的脂肪酸和氨基酸。推荐大豆和坚果摄入量共为 25 ~ 35 g，其他豆制品摄入量需按蛋白质含量与大豆进行折算。坚果无论作为菜肴还是零食，都是食物多样化的良好选择，建议每周摄入 70 g 左右。

5）第五层：烹调油和盐。油盐作为烹饪调料必不可少，但建议尽量少用。推荐成年人平均每天烹调油摄入量不超过 30 g，食盐摄入量不超过 5 g。在 1 600 ～ 2 400 kcal 能量需要量水平下，脂肪的摄入量为 36 ～ 80 g。其他食物中也含有脂肪，在满足平衡膳食模式中其他食物建议量的前提下，烹调油需要限量。烹调油包括各种动植物油，植物油有花生油、大豆油、菜籽油、葵花籽油等，动物油有猪油、牛油、黄油等。烹调油也要多样化，应经常更换种类，以满足人体对各种脂肪酸的需要。我国居民食盐用量普遍较高，盐与高血压关系密切，限制食盐摄入量是长期行动目标。除了少用食盐外，也需要控制隐形高盐食品的摄入量。酒和添加糖不是膳食组成的基本食物，烹饪使用和单独食用时也都应尽量避免。

6）身体活动和饮水。水是膳食的重要组成部分，是一切生命活动必需的物质，其需要量主要受年龄、身体活动、环境温度等因素的影响。低身体活动水平的成年人每天至少饮水 1 500 ～ 1 700 mL（7 ～ 8 杯）。在高温或高身体活动水平的条件下，应适当增加饮水量。饮水不足或过多都会对人体健康带来危害。来自食物中的水分和膳食汤水大约占 1/2，推荐一天中饮水和整体膳食（包括食物中的水，汤、粥、奶等）水的摄入共计 2 700 ～ 3 000 mL。

身体活动是能量平衡和保持身体健康的重要手段。运动或身体活动能有效地消耗能量，保持精神和机体代谢的活跃性。鼓励养成天天运动的习惯，坚持每天多做一些消耗能量的活动。推荐成年人每天进行至少相当于快步走 6 000 步以上的身体活动，每周最好进行 150 min 中等强度的运动，如骑车、跑步、庭院或农田的劳动等。一般而言，低身体活动水平的能量消耗通常占总能量消耗的 1/3 左右，而高身体活动水平的能量消耗可高达 1/2。加强和保持能量平衡，需要通过不断摸索，关注体重变化，找到食物摄入量和运动消耗量之间的平衡点。

2. 适量运动

运动应遵循“动则有益、贵在坚持、多动更好、适度量力”的原则。进行身体活动时，包括心跳、呼吸加快，循环血量增加，代谢和产热加速等。这些反应是身体活动产生健康效益的生理基础。

（1）适量运动的益处

现有的证据显示，平常缺乏身体活动的人，如果能够经常（如每周 3 次以上）参加中等强度的身体活动，其健康状况和生活质量都可以得到改善。强度较小的身体活动也有促进健康的作用，但产生的效益相对有限。适度增加身体活动量（时间、频率、强度）可以获得更大的健康效益。不同的身体活动形式、时间、强度、频率和总量促进健康的作用不同，身体活动对健康的影响取决于其方式、强度、时间、频率和总量。

（2）运动类型

包括有氧运动和无氧运动。有氧运动是指全身大肌肉参与的以有氧代谢为主要供能途径的运动，包括游泳、慢跑、骑自行车等。无氧运动是以无氧代谢为供能途径的运动形式，包括短跑、举重、俯卧撑、肌力训练等，可以根据自己的喜好、居住环境内的运动场地和条件等选择合适的项目。

（3）选择合适的运动强度

常采用最大心率百分比法确定运动强度，中等强度的心率 =（60% ~ 70%）× 最大心率。最大心率 =207–0.7 × 年龄（岁）。运动心率可以通过颈动脉或四肢动脉触摸获得，也可以通过仪器测量。一般健康人还可以根据自己的感觉来判断，中等强度的心率感觉有：用力但不吃力，可以调整呼吸连续说话，但不能唱歌。老年人和体质较差的，应结合自己的体质和感觉来确定运动强度。

（4）运动时长

一般情况下，年龄小于 17 岁的儿童和青少年，每天应当至少进行 60 min 中等强度到高强度的身体活动，每周应当至少进行三次加强肌肉和骨骼的活动；对于 18 ~ 64 岁的成年人，每日进行 6 ~ 10 千步当量的身体活动（千步当量：相当于普通人以中等速度 4 千步 / 小时步行 10 min，约 1 千步）。鼓励经常参加中等强度的有氧运动，积极参加各种体育和娱乐活动。

3. 戒烟限酒

（1）戒烟

有效戒烟可预防包括肺癌在内的多种慢性疾病。社群健康助理员应以个体为中心，强调干预对象的健康责任和作用，以健康为中心，强调预防为主。烟草使用的干预主要应放在预防不吸烟者开始吸烟，注意形式多样，强调综合干预，戒烟后应拒吸第一支烟，同时应普及烟草危害知识，加强健康教育，限制吸烟和劝阻别人戒烟。具体可通过以下步骤实施：

步骤 1　询问包括是否吸烟、开始吸烟年龄、平均每天吸烟量、过去 1 年中尝试戒烟次数等烟草使用情况和健康状况，确认想戒烟或准备戒烟的吸烟者。

步骤 2　提供有针对性的戒烟建议，并告知吸烟能导致许多疾病甚至死亡，提供视听或书面材料，促使所有吸烟者戒烟。

步骤 3　评估吸烟者的戒烟意愿。

步骤 4　鼓励彻底戒烟，如有需要可建议去戒烟门诊。

步骤 5　商讨吸烟的替代用品。

步骤 6　帮助戒烟者制订戒烟计划，设定戒烟日期。

步骤 7　提供补充资料帮助戒烟者。

步骤 8　制订计划，防止复吸。

步骤 9　确定随访间隔，以监测进展和防止复吸。

（2）限酒

饮酒也是多种慢性疾病的危险因素，成年男性一天饮酒的酒精量应不超过 25 g，相当于啤酒不超过一瓶，或葡萄酒不超过 250 mL，或 38° 的白酒不超过 75 g，高度白酒不超过 50 g；成年女性一天饮酒的酒精量不超过 15 g，相当于啤酒半瓶多一点，或葡萄酒 150 mL，或 38° 的白酒不超过 50 g。目前一些较新的研究认为，只要饮酒就对健康产生不良影响，最安全的饮酒量应该为 0。若因一些原因无法避免时，也要做到尽量减少酒精的伤害。

1）了解自己身体有无解酒酶。酒精在人体内代谢需要酶参与，其中两个关键的酶为乙醇脱氢酶（ADH）和乙醛脱氢酶（ALDH），若缺乏，酒精在体内不能被代谢，将对肝脏产生毒副作用，导致肝脏产生脂肪甚至是酒精性肝炎。若生活中确实需要饮酒又比较担心者，可以到医院进行乙醛脱氢酶的检测，如果缺乏，应该坚决杜绝饮酒。

2）饮酒时间及速度。饮酒应尽量选择在非空腹状态下，因为空腹状态饮酒对胃肠道刺激明显，同时体内解酒酶浓度较低，会导致血液酒精浓度较高，对脏器甚至大脑造成损害。饮酒速度也不宜过快，乙醇在体内分解需要一定时间，故慢饮能降低乙醇在人体内的积蓄。饮酒速度过快，胃受到酒精刺激，可能造成急性胃黏膜损伤，严重时可能出现胃出血。

3）其他注意事项

①饮酒前可适量吃些蛋白质含量比较高的食物，如牛奶、鸡蛋、肉，因为这些高蛋白的食物在胃中可以和酒精结合，发生反应，减少人体对酒精的吸收。

②啤酒白酒不宜混饮。啤酒中含有二氧化碳和大量水分，与白酒混饮，会加速酒精在全身的渗透作用，对肝脏、肠胃和肾脏等器官产生强烈的刺激和危害。

③饮酒时尽量少抽烟，少进食烟熏、腌卤及咖啡等刺激性食物，酒后不宜饮浓茶，否则会加重对大脑的伤害，并刺激血管扩张，加快血液循环，增加心血管负担，使危害加倍。

4. 心理平衡

心理平衡是指能恰当地评价自己、应对日常生活压力、有效率地工作和学习、对家庭和社会有所贡献的良好状态。每个人一生中都会遇到各种心理卫生问题，应通过调节自身情绪和行为，主动寻求情感交流和心理援助，或请心理（精神）科医生咨询和诊治等方法能获得解决。美国医学专家研究发现，人类 65% ~ 90% 的疾病与心理压抑相关。紧张、愤怒和敌意等不良情绪使人易患高血压、动脉硬化、冠心病、消化性溃疡等，而且破坏人体免疫功能，加速人体衰老过程。联合国国际劳工组织发表的一份调查报告也认为，心理压抑是20世纪最严重的健康问题之一。美国心理卫生学会提出了心理平衡的10条要诀，值得我们借鉴。

（1）正确对待自己

每个人都对自己有一定的要求，但应该根据自己的能力制定目标，不能把目标定得太高，如果长期目标不能达成会导致挫败感，增加抑郁倾向，同时也不能对自己太过苛刻，懂得欣赏自己已取得的成就，才能保持身心平衡。

（2）正确对待他人

不要与人比较和争斗，使自己经常处于紧张状态。正确对待别人的成就，不嫉妒；正确对待别人遭遇的困境，不嘲笑；与人为善，获得平衡的社会关系。

（3）对亲人期望不要过高

妻子盼望丈夫飞黄腾达，父母希望儿女成龙成凤，这似乎是人之常情，但不要在对方不能满足自己的期望时，便大失所望。其实，每个人都有自己的生活道路，不能要求别人实现自己的愿望。

（4）暂离困境

在现实中，受到挫折时，可以通过一定的方式进行调节，如将烦恼放下，去做一些喜欢的事，跑步、打球、读书、欣赏美景等都可以，待心境平和后再重新面对自己的难题，思考解决的办法。

（5）适当让步

处理工作和生活中的一些问题，只要大前提不受影响，在非原则性问题方面无须过度坚持，以减少自己的烦恼。

（6）对人表示善意

生活中被人排斥常常是因为别人有戒心。如果在适当的时候表示自己的善意，真诚地伸出友谊之手，自然就会朋友多、隔阂少，心境也会变得平静。

（7）学会倾诉

生活中的烦恼是常把所有的不开心事都闷在心里，这样只会令人抑郁苦闷，有害身心健康。如果把内心的烦恼向知己好友倾诉，坏情绪就会得到释放，经过朋友的开导和劝解，能通过第三者的视角来看待一些事情，有的问题就迎刃而解了。

（8）学会助人为乐

俗话说：赠人玫瑰，手留余香。助人为快乐之本，协助别人不但可使自己忘却烦恼，而且能够表现自己的价值，更能够获得珍贵的友谊和快乐。

（9）学会放松

生活中适当娱乐，不但能调节情绪、舒缓压力，还能增长新的知识和乐趣。

（10）知足常乐

荣与辱、升与降、得与失，往往都是不以个人意志为转移的，要宠辱不惊、淡泊名利，做到心理平衡是极大的快乐。

四、关于食品、饮水、环境等公共卫生问题的咨询建议

1. 关于食品安全的常见问题及咨询建议

2019 年 10 月《中华人民共和国食品安全法实施条例》发布，从多个角度、不同层次，对我国食品安全问题进行了系统的整合和梳理，对食品安全的各个领域、各个环节做了科学的监管安排。

（1）我国常见的食品安全问题分类

1）病原微生物污染，这是造成食品中毒死亡的主要原因，因此，病原微生物污染防控是食品安全的刚性需求。

2）农、兽药滥用，这是当前食品安全源头污染的主要来源。

3）重金属、真菌毒素等污染，构成粮食、食品安全长远隐患，其中，粮食重金属污染物主要为镉、砷、铅和汞，重金属超标率较高的区域主要集中在南方和西南省区。

4）非法添加、掺杂使假和欺诈仍是我国现阶段突出的食品安全问题。

（2）食品安全问题的应对方法

1）食物应保证多样化。食物多样化可以降低食品不安全危害。因为不安全食品毕竟是少数，大部分食品都是合格的。多样化的食品种类必然会降低不合格食物的摄入量。

2）正确谨慎选购食品。应该到正规市场（超市）购买食品，不买腐烂、变质或快到保质期限的食品；不买比正常价格便宜过多的食品；不买与正常食品的颜色有所差异的食品；不买街头无证照商贩出售的盒饭及食品；不买未经检疫的猪肉和未经检测的蔬菜；不买“三无”食品。

3）掌握必要的食品安全知识。了解食品安全知识和国家通报的各种食品安全信息，才能在琳琅满目的食品中做出正确的选择，挑选既美味又健康的食品。

4）防止病从口入，预防食物中毒。在外吃饭一定要注意卫生，不要去设施简陋、卫生条件差、环境不洁的经营场所用餐，要到持有食品卫生许可证和工商营业执照的正规饮食店就餐。

5）不吃腐败变质食物。食品一旦被污染最易引起腐败变质，腐败变质的食物最显著的特征是具有使人们难以接受的感官性状，可能散发出酸臭味。粮油及其制品易被

霉菌污染，且肉眼不易察觉，其中黄曲霉素污染与肝癌、肾癌和结肠癌有关，如黄曲霉素引起肝癌的能力比致癌物二甲基亚硝胺强数十倍。家中的花生米、花生酱、花生油等被污染的机会较多，大米、玉米也容易被污染。因此家庭购粮一次不宜太多，食油也不宜放置过久，应随购随吃。对于变色、有沉淀的花生油、豆油等应弃之不用，以防万一。

6）不认识的东西尽量不吃。很多地区喜食菌类，每年都有许多人因误食毒蘑菇而死亡。很多人仅从外观来判断野蘑菇是否有毒，其实，有些蘑菇毒性与颜色、外观、形状毫无关联，很多毒性很强的蘑菇看起来平淡无奇。因此，应牢记吃菌有风险，对于不认识的菌类不能贸然食用。此外，野生河豚、部分有毒植物食用后都会导致中毒，应管住自己的口腹之欲，食用常见的食物。

7）自制药酒有风险。我国一些地区有自制药酒的习俗，经常添加乌头、附子等中草药。这些草药中含有乌头碱，它是一种具有神经兴奋作用的剧毒物质，会对人体神经系统和心血管造成严重损害，轻则四肢麻木，重则导致死亡。

8）发现食物安全问题后应举报。举报食品安全问题应注意以下事项：

①尽量提供所投诉食品的发票或小票等购物凭证。

②保护现场，尽量维持所购食品原状，能辨认该食品批号或生产日期和保质期；封存中毒食品或可疑中毒食品，采集剩余可疑中毒食品，以备送检。

③疑似食物中毒的人应及时到正规医疗机构就诊，取得相关的诊断证明。

④关于食品质量问题，可及时向售卖点管理部门、消费者协会、监管部门投诉或通过司法途径解决。电话投诉时，要把时间、地点、所投诉的情况详细而简要地说清楚，有针对性地说明重点。

2. 关于饮水安全的常见问题及咨询建议

饮水安全是能够及时、方便地获得足量、卫生、负担得起的生活饮用水。我国饮用水安全卫生评价指标体系分为安全和基本安全两个档次，由水质、水量、方便程度和保证率四项指标组成。饮水安全是全面建设小康社会的一个重大问题，涉及人民群众的生命健康，也涉及经济社会的可持续发展，是国家发展水平和发展质量的一个重要标志。

（1）生活饮用水的要求

生活饮用水是指供人生活的饮用水和生活用水。我国现行的《生活饮用水卫生标准》（GB 5749—2006）对生活饮用水水质做出了严格的卫生要求，即感官性状良好，透明、无色、无异味和异臭，无肉眼可见物，不含有病原微生物，水中所含的化学物质对人体不造成急性中毒、慢性中毒和远期危害。

（2）饮用水消毒运输

我国目前饮用水消毒的方法主要有液氯消毒、二氧化氯消毒、氯胺消毒、紫外线消毒或臭氧消毒，自来水用液氯消毒是国内外常见的消毒方法。为了保持自来水消毒效果，避免在管网输送到用户的过程中被微生物污染，自来水中的余氯含量必须要在 0.05 mg/L 以上，所以自来水会带有氯味。在饮用水消毒过程中，消毒剂与原水中含有的一些天然有机物和环境有机污染物以及溴化物或碘化物发生化学反应，会产生多种消毒副产物。消毒副产物的种类与饮用水消毒的方式相关，不同的消毒方式会产生不同种类的消毒副产物。

自来水在高压密闭的管道中输送时，管道中的空气会因高压而溶入水中，当自来水从水龙头中流出时，水中的空气会因恢复到常压而被释放出来，从而形成无数的微小气泡，使水的外观呈乳白色，放置片刻后即会澄清，不影响饮水卫生。日常生活中所使用的水都有一定的硬度，如水的硬度较高，在加热时，含钙离子和镁离子的不溶性盐类成分（如碳酸钙和碳酸镁等）就会从水中析出，黏附在水壶内表面形成水垢。

（3）二次供水

二次供水是指将集中式供水系统的生活饮用水经储存或再处理（如过滤、消毒等），经管道输送给用户的供水方式。二次供水设施卫生必须符合《二次供水设施卫生规范》（GB 17051—1997）规定的要求。

（4）家庭装修避免饮用水污染

家庭装修应使用具备饮用水卫生安全卫生许可批件的管材和管件。禁止自来水管与其他非饮用水管道相通，与马桶连接时要加装止回阀。

3. 关于空气污染的常见问题及咨询建议

空气污染通常是指由于人类活动或自然过程引起某些物质进入大气中，达到足够的浓度和持续时间，并因此危害人类健康和环境的现象。空气污染已经对健康、环境和气候构成了严重威胁。大气颗粒物、柴油废气颗粒、环境烟草烟雾、臭氧和二氧化氮等空气污染物的增加都大大加重了环境暴露带来的健康负担，空气污染已成为导致过敏性疾病患病率增加的重要环境因素。

（1）空气污染物的分类

空气污染物可简单地分为室内污染物和室外污染物。室外污染物主要包括由化石燃料和生物质燃料燃烧直接排放到环境中的一次污染物，如气态污染物（CO、NO_x、SO_x 等）和颗粒物等。此外，一次污染物之间可发生化学反应产生二次污染物，如 O_3、硫酸盐和硝酸盐气溶胶等。室内污染物组成受到多因素的影响，包括室外污染物、通风情况、室内过敏原，以及吸烟、取暖和烹饪等。NO_2、CO 和挥发性有机化合物

（VOCs）等也是主要的室内污染物。

（2）空气污染物的来源

空气污染物的来源很广泛，既有自然的，也有人为的。自然来源包括火山爆发、土壤尘埃、火灾和闪电。城市主要污染源包括车辆、天然气、煤和木炭的燃烧、做饭和取暖的木材燃烧，以及工业污染源。许多大型工业污染源，如水泥厂、钢铁厂和发电厂都远离城市，但由于污染物能随着空气扩散到很远的地方，因此仍然加剧了城市空气污染。石油和天然气行业以及海事部门排放的污染物也可以扩散到很远的地方。农业来源，包括烧林开垦耕地和森林火灾，加剧了城市和农村的空气污染。在空气非常干燥的地区，靠近沙漠和受侵蚀土地的地方，被风吹起的灰尘占 PM2.5 的很大一部分。大部分氨是由农业和人类废物处理排放的。

（3）空气污染颗粒物

空气污染物中的颗粒物主要产生于化石燃料的燃烧过程，其数量、大小、形状、化学组成和来源随时空变化而有所不同。颗粒物的组成十分复杂，包括无机物（如重金属、过渡金属、硝酸盐、硫酸盐等）、有机物（如 VOCs、多环芳烃等）和生物成分（如细菌、病毒、霉菌、花粉、尘螨）等。根据其空气动力学直径可分为 3 类：可吸入颗粒物 PM10（直径 $<10\ \mu m$）、细颗粒物 PM2.5（直径 $<2.5\ \mu m$）和超细颗粒物 PM0.1（直径 $<0.1\ \mu m$）。PM10 可沉积在鼻腔、口腔和气道中；PM2.5 粒径小，可深入肺部，沉积在终末细支气管和肺泡中；而 PM0.1 则可穿过肺泡进入血液循环，进而影响其他器官系统。PM2.5 因其粒径小、面积大、悬浮时间长、输送距离远，且更容易吸附多种有毒有害物质，对环境和健康的影响更大。

（4）空气污染与疾病

1）空气污染与肺部疾病。有研究显示，空气污染和慢性呼吸道炎症、肺气肿等疾病的发生有直接关系，大气当中各种悬浮颗粒的不断增多和上呼吸道感染之间呈正相关，环境污染严重的地区呼吸道门诊患者数量更高，同时居民出现咽部刺激感、咳嗽以及痰多等症状的可能性更高。相对于低浓度环境污染反复影响的人群而言，虽然呼吸道疾病的发生率较低，但是呼吸功能水平比较差。空气中含有微颗粒物，如人们熟悉的 PM2.5，会在肺内以肺部沉积物形式出现，长期暴露于高水平的空气污染环境中，容易发生各种肺部疾病，甚至出现肺部恶性肿瘤。

2）空气污染与过敏。环境因素和遗传因素在过敏性疾病的发生发展中都起到了非常重要的作用。过敏性疾病具有一定的遗传易感性，但患病率的快速增长，单纯的遗传因素已无法对此做出全面解释。各种环境因素都参与了过敏性疾病的发生发展，如空气污染、病原微生物、过敏原和饮食因素等。几十年来，过敏性疾病的发病率呈现出持续上升趋势。

特应性皮炎（湿疹）是一种以皮肤干燥、剧烈瘙痒为特征的慢性复发性炎症性皮肤病，尤其在儿童中的患病率日益增长，严重降低了患者的生活质量，成为过敏性疾病领域重要的健康问题。最近的证据表明，各种各样的空气污染物，如香烟烟雾，挥发性有机化合物，甲醛、甲苯、二氧化氮和可吸入颗粒物等，一方面能直接刺激皮肤，使皮肤产生氧化应激反应，导致皮肤屏障功能障碍；另一方面怀孕期女性吸入的污染物会透过胎盘屏障，引起胎儿表观遗传学的改变，导致免疫功能的失衡，这些因素最终均有可能会诱发或加重特应性皮炎。

PM2.5 浓度增加与过敏性鼻炎和哮喘的诊断呈正相关，长期接触 PM2.5 可能会增加学龄前儿童患过敏性疾病的风险。国内外大量的研究表明，孕期和生命早期空气污染物的暴露可增加儿童喘息与哮喘的发病风险。空气污染物和吸入性过敏原之间存在相互作用，发生协同效应，强化过敏反应。一方面，真菌和花粉颗粒也是大气颗粒物的组成之一。另一方面，空气污染物可通过多种机制增强吸入性过敏原的致敏性，如通过直接影响呼吸道上皮通透性来影响过敏原的致敏性，通过化学修饰或作为免疫佐剂增加过敏原的抗原性等。空气污染物还可能改变花粉过敏原中蛋白的含量或成分，改变花粉颗粒的形状，增加花粉颗粒外表面的脆性，导致花粉更容易崩解和传播。特别是大气颗粒物，由于其固有的静电特性和多孔表面，使之极易吸附空气中悬浮的花粉、尘螨、霉菌等过敏原，增加过敏原的生物利用度，进而促进过敏性疾病的发生发展。

3）空气污染与心脑血管疾病。临床、流行病学证据表明，PM2.5 污染与心血管疾病的多个风险因素有因果关系，最显著的是高血压和糖尿病。环境中 PM2.5 水平的短期增加，以及人类暴露于污染的短期实验，与血管张力改变和血压升高相关。长期接触 PM2.5 与颈动脉内中膜厚度增加、冠状动脉钙化、腹主动脉钙化、动脉粥样硬化斑块形成易感性、左心室肥厚和慢性肾脏疾病进展相关。空气污染对心血管疾病的影响在全球范围内差异很大，在高收入国家，由于法律、法规和新技术的应用大大减少了污染，空气污染造成的心血管疾病死亡人数比过去有所减少。相比之下，在低收入和中等收入国家，空气污染往往很严重，在某些地方甚至正在恶化。在许多发展中国家，可归因于空气污染导致的心血管疾病死亡比例大大超过因吸烟和其他行为及代谢风险因素导致的心血管疾病死亡比例。PM2.5 水平的短期变化与心肌梗死、中风和心血管疾病死亡的风险增加相关。前瞻性队列研究支持长期 PM2.5 暴露（1 ~ 5 年）与缺血性心脏病死亡率升高之间的强大因果关系。此外，空气污染也与房颤和室性心律失常的风险增加相关。

第三节 健康咨询的跟踪管理

一、咨询服务记录要点

咨询服务记录是社群健康助理员在接待咨询过程中形成的文字、符号、图表、影像等资料的总和，是通过倾听、问询及结合既往健康资料进行分析、归纳、整理后形成的全面记录，能真实反映咨询者的健康需求，是制订健康计划及预防促进的科学依据。因为涉及生命安全，咨询服务记录也属于具有法律效力的医疗文件，是处理医疗纠纷和诉讼的重要依据。

1. 咨询者基本信息与咨询主题

了解咨询者的基本信息及其咨询主题，发现健康危险因素，是后续提供健康咨询建议、制定随访方案的基础。如对血脂较高的张先生提供健康咨询，咨询服务记录应有姓名、性别、出生年月、民族、婚姻、职业、住址、工作单位、药物过敏史、身份证号等栏目并认真填写完整，每次就诊均应填写咨询日期（年、月、日）。通过详细询问相关信息并分析后提炼出健康危险因素，包括个人行为、体力活动、体重、吸烟饮酒、精神压力等各个方面，然后用简短文字（通常不超过 20 字）描述咨询者的主要诉求，如“了解养生知识”“了解生殖健康知识”，有身体不适症状的应加上时间，如“自觉精神压力较大 3 个月”“体重快速下降 1 个月”等。本例中张先生的咨询主题应为“咨询血脂相关健康知识”。

2. 健康危险因素

经过询问相关健康信息并进行分析后，总结与本次咨询主题相关的健康危险因素。本例中张先生因为工作关系，经常外出应酬，缺乏锻炼，导致体重超重，因此其危险因素主要是：高油高盐饮食、饮酒，久坐不动，体重超重。

3. 健康咨询建议

根据咨询主题及相关健康危险因素，帮助咨询者制定健康目标及改善方案。包括饮食、运动及生活方式指导等非药物处方，对于超出范围的咨询应给予进一步检查或建议。本例中给张先生的建议为：饮食上以清淡为主，少食肥肉和动物内脏等脂肪、胆固醇含量较高的食物；尽量减少饮酒次数及饮酒量，平时应注意锻炼，将体重控制在正常范围内。

4. 健康随访方案

健康随访方案包括随访方式，如门诊随访、家庭随访、电话随访或互联网方式随访；随访时间，根据不同情况确定适当的随访时间；随访内容，包括评估健康咨询建议的执行情况、干预效果，记录相关健康指标情况，如血压、血脂、体重、腰围等，对于执行效果不佳的进行再次干预。本例中针对张先生的随访方案为：生活方式干预3个月后门诊复查血脂及体重，并及时将相关指标结果进行反馈，评估干预效果。

二、咨询服务资料分类原则与保存要求

咨询服务相关资料分为电子数据资料和纸质版资料。

1. 电子数据资料

电子数据资料主要是指社群健康助理员在健康咨询服务过程中在电子设备中记录的关于咨询者基本信息和健康信息，以及咨询服务内容等的相关资料。电子数据在录入完成后应进行双备份，分别保存在不同的计算机及相应文件夹中，或上传到安全的云端数据库中。

2. 纸质资料

纸质资料主要是指在健康咨询服务过程中用到的调查问卷、咨询者的检查检验资料复印件等，其保存要求完整、安全并且方便查阅。

第四章 诊疗协助

第一节 导诊服务

一、确认预约就诊信息

患者通过网络、短信、电话等途径预约挂号，根据症状选择就诊科室，确定就诊日期。预约挂号通常需要登记就诊人基本信息，包括姓名、身份证号、联系方式、家庭住址、医保类型等。

1. 预约就诊信息查询方法

（1）现场查询

携带患者身份证直接去医院挂号窗口询问工作人员，查询挂号信息。现在非急诊就医推行预约就诊。

（2）电话查询

拨打所挂号医院的服务台电话，提供患者个人信息、预约科室及预约时段等信息，查询挂号信息。该方法较为便捷，推荐使用。

（3）网站查询

登录医院官方网站，找到预约挂号栏目，提供患者个人信息，查询挂号信息。该方法需较为熟悉医院官方网站，操作较为复杂，可视情况而定。

（4）微信公众号查询

使用微信关注医院官方微信公众号，找到预约挂号栏目，输入患者个人信息，查询挂号信息。该方法较为便捷，且微信公众号功能全面，推荐使用。

（5）医院 App 查询

如医院有官方 App，也可去应用商城下载医院 App，输入患者个人信息，注册账号，登录后查询挂号信息。

2. 协助患者完成预约挂号

（1）指导、协助患者通过现场窗口完成挂号相关事项

操作流程如图 1–4–1 所示。

此法适合对挂号流程不熟悉且离医院较近的患者，可以直接支付挂号费，取得挂号凭证。如要取消预约，应当至少在预约就诊日 14：00 前一天前往医院挂号窗口，取消预约。已取号者凭挂号单在当日最晚退号时间内到收费窗口办理退号退费。

（2）指导、协助患者通过电话完成挂号相关事项

操作流程如图 1–4–2 所示。

电话预约适合不熟练掌握电脑、手机的患者。如要取消预约，应当至少在预约就诊日前一天拨打预约电话，按照客服人员指示取消预约。

（3）指导、协助患者通过网络完成挂号相关事项

操作流程如图 1–4–3 所示。

网络预约需要掌握上网的基本技能，如果网络预约挂号平台提供了在线支付服务，患者可以在网上直接支付挂号费。预约挂号除了现场预约，一般需要在就诊前去医院进行取号。如要取消预约，应当至少在

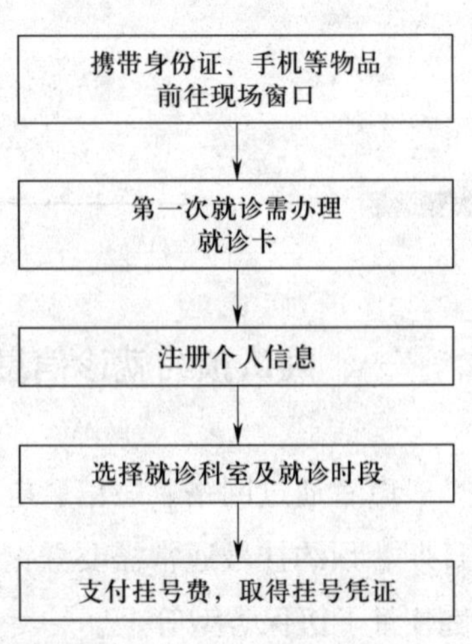

图 1–4–1　现场窗口预约挂号流程

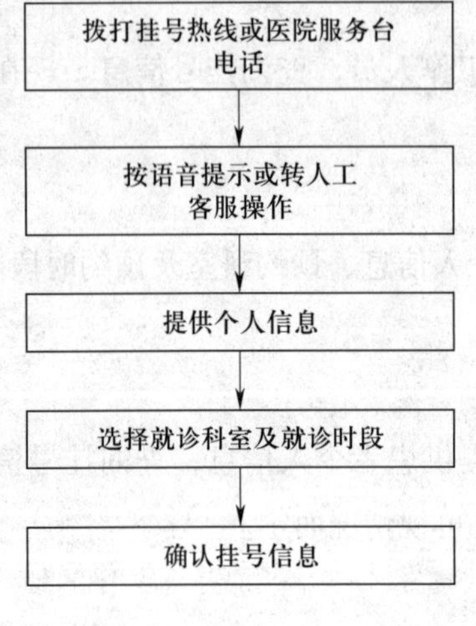

图 1–4–2　电话预约挂号流程

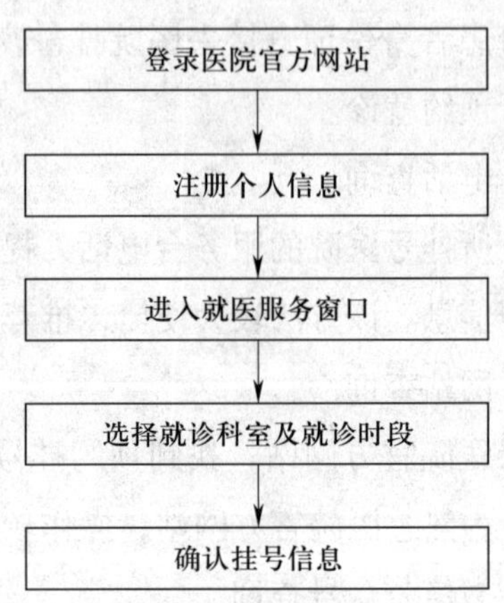

图 1–4–3　网站预约挂号流程

预约就诊日 14：00 前一天登录所预约网站，输入个人信息，点击挂号记录，再点击取消预约。通常失约两次以上便会被拉入黑名单，取消医院预约挂号资格，应当提醒患者注意。其他预约挂号方式同样不应随意失约。

（4）指导、协助患者通过公众号完成挂号相关事项

操作流程如图 1-4-4 所示。

此法适合使用微信且对微信操作较为熟悉的患者，如需取消预约，应当至少在预约就诊日前一天进入医院官方微信公众号，输入个人信息，找到挂号记录，取消预约。

（5）指导、协助通过医院 App 完成挂号相关事项

操作流程如图 1-4-5 所示。

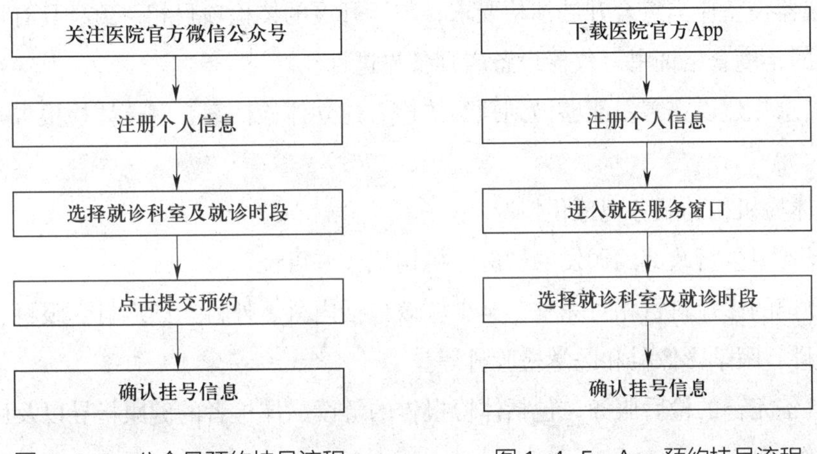

图 1-4-4　公众号预约挂号流程　　图 1-4-5　App 预约挂号流程

此法适合需要经常挂号或需要使用医院 App 其他功能的患者，一般具有在线支付功能。如要取消预约，应当至少在预约就诊日前一天登录医院 App，输入个人信息，点击挂号记录，点击取消预约。

二、查询医疗、体检机构信息

1. 医院的分类

（1）按照举办主体分为政府办、社会办和私人医院。

（2）按照所有制形式分为公立医院和非公立医院。

（3）按照经营性质分为非营利性和营利性医院。

（4）按照功能任务和提供的医疗服务专业分为医院、社区卫生服务中心（站）、卫生院和诊所等。

1）医院：综合医院、中医医院、中西医结合医院、民族医院、专科医院、妇幼保

健院、疗养院、护理（院）站。

2）社区卫生服务中心（站）：社区卫生服务中心、社区卫生服务站。

3）卫生院：街道卫生院、乡（镇）卫生院。

4）门诊部、诊所：卫生所、医务室、村卫生室。

2. 体检机构的规范要求

（1）体检机构的设施设备情况

1）应具备足够的体检面积，建筑总面积应当不小于 400 m^2，每个独立的检查室使用面积应当不小于 6 m^2。体检环境应独立，能够做到与就诊病人相互分离，保证无交叉感染的危险。

2）仪器设备应当符合开展体检要求，与所开展的体检项目相一致，具有计量监督部门核发的年度合格证书。仪器设备应具备先进性。

3）信息化建设完善，能够做到预约体检、建立体检档案、解读体检报告等服务流程信息化。

（2）体检机构的服务规范化情况

1）具备卫生行政部门颁发的“医疗机构执业许可证”。

2）登记的诊疗科目相对完整，至少应该包括内科、外科、妇产科、眼科、耳鼻喉科、口腔科、医学影像科和医学检验科等。

3）具备完善的检后服务，包括体检报告的解读、体检者的健康指导以及后续的健康随访工作。

（3）体检机构的人力资源情况

1）服务能力方面：体检医生具备相关的执业能力和执业资格，医疗人员具备专业技术职称证书及相关的上岗证书。

2）数量方面：至少具有 2 名内科或外科副高级以上专业技术职务任职资格的执业医师，每个临床检查科室应当至少具备 1 名中级以上专业技术职务任职资格的执业医师；同时至少具备 10 名注册护士，至少有 5 名具有主管护师及以上专业技术职务任职资格。

3. 医疗机构信息查询方法

查询的医疗机构信息包括服务范围和工作时间。其中，医疗机构服务范围可通过了解医疗机构的分类和等级进行确认。医疗机构各科室情况和出诊时间表均不相同，应当提前了解所去医院的运行时间及医生出诊时间表，防止因时间问题贻误病情。

查询方法一般有现场查询、电话查询、网络查询、公众号查询和医院 App 查询五种。

（1）现场查询

去医院现场的服务台进行询问，了解所在医院基本信息。该方法适合距离医院较近的患者，不过相对其他方法较为烦琐，不推荐。

（2）电话查询

拨打所挂号医院的咨询电话，了解医院基本信息。该方法较为便捷，推荐使用。

（3）网络查询

通过网络直接搜索医院信息，或登录医院官方网站，了解医院基本信息。该方法需熟悉网络操作，推荐使用。

（4）公众号查询

关注医院官方微信公众号，里面一般会有医院基本信息介绍，以及每周的专家出诊时间表和其他就诊信息。该方法较为简便易行，最为推荐使用。

（5）医院 App 查询

如当地有统一的官方 App 或医院 App，也可去应用商城下载，了解医院基本信息。该方法较为便捷，推荐使用。

4. 体检机构信息查询方法

体检机构信息的查询除了可以通过常规的现场查询、电话查询、网站查询、App 查询以及公众号查询等方法之外，还可以通过直接参观体检机构，了解体检机构基础设施设备信息，以及通过访问已经在该机构体检过的人群，询问服务过程和体验，进一步了解体检机构服务信息。

三、指导就诊前、体检前常规准备工作

1. 就诊前常规准备工作

（1）就诊物品准备

通常情况下，到医院就诊需要随身携带身份证、医保卡、病历本、以往的病历、检查结果、用药方案等，其中影像学检查结果，如 X 光、CT、MRI 等，需要带上片子。另外，需要做好个人防护，如佩戴口罩、携带消毒湿巾和纸巾等。

（2）就诊心理准备

指导患者做好心理准备，避免紧张、焦虑情绪，不要随意猜测病情，可以采取转移注意力的方法，帮助患者保持轻松的心理状态。

（3）根据不同病情进行相应的准备

根据患者病情陈述，初步判断患者就诊的科室，可以提前向相应的科室进行咨询，了解该疾病就诊前所要做的准备。如看妇产科的病人应该在家洗净外阴，注意是否有性生活史，妇科超声检查是否需要排空小便，记清楚自己末次月经日期。

2. 体检前常规准备工作

（1）饮食衣着方面

体检前三天保持正常饮食，宜清淡饮食，拒绝暴饮暴食，尽量避免食用深色蔬菜、动物血制品、动物内脏、海产品以及高糖、高蛋白质、高脂肪的食品等，防止造成假阳性结果。体检前一天忌饮酒。体检当日应空腹（抽血、腹部B超要求空腹8 ~ 10 h），抽血、腹部B超检查之后方可进食。穿着宽松的开身衣裤。重金属首饰，带有金属纽扣、金属饰物的衣物，带金属钢圈的女士胸衣或内衣，会在影像学检查时形成“伪影”，影响医生的判断，所以务必不要佩戴金属首饰或穿着此类衣物。

（2）生活起居方面

体检前一天不宜剧烈运动，注意休息，保持充足的睡眠。体检前做好个人卫生，提前清洗口腔、外阴等。

（3）用药方面

慢性病患者体检时不能随意停药，患有高血压等心脑血管疾病的患者应当按时服药（少量饮水不影响体检结果），感冒发热患者在服药期间不应体检，最好在停止服用抗生素类药物三天之后再行体检。

（4）女性体检方面

未婚女性不做妇科检查，妇科检查仅限于已婚者，检查前需排空小便。女性体检应避开月经期（最好包括经期前三天和经期后四天），月经期间暂勿留取尿液，暂勿做妇科检查，月经干净3天后再补做这两项检查。妇科TCT宫颈癌筛查，筛查前24 h阴道不上药、不冲洗、不过性生活。备孕或可能怀孕的女性，勿做放射类检查项目，应当预先告知医护人员，听从医护人员指示。

第二节 陪诊服务

一、就诊、体检的行程及路线规划

1. 就诊行程及出行路线设计

（1）根据医院基本情况安排行程

了解所要前往医院的基本情况，熟悉医院工作时间、门诊排班情况，最好选择预约挂号，按照预约时间提前半小时左右到达医院，防止意外事件耽误就诊。

（2）根据疾病的轻重缓急安排行程

按照疾病的轻重缓急及治疗的难易程度进行分级，不同级别的医疗机构承担不同疾病的治疗，鼓励常见病、多发病在基层医疗卫生机构等就诊，疑难病、危重病在大医院治疗，急危重症患者可以直接到二级以上医院就诊。例如，常见病和慢性病患者可以就近安排社区卫生服务中心或乡镇卫生院进行就诊；对于突发急病，应当视情况尽快拨打急救电话，等待急救人员或前往离家较近的大医院。

因此，需要提前与患者进行沟通，根据患者基本情况安排相应等级和服务范围的医院。对于一些体弱、不能行走的病人，应提前联系好家属或护工，事先安排好轮椅等服务设备。

（3）根据医院距离选择合适的交通工具

提前了解患者与医院之间的距离，以及医院周边的路况，预估到达医院所需要的时间并相应地选择交通工具，提前准备晕车药等物品。对于外地患者，还应考虑到就诊之后乘坐适合的交通工具，例如，开刀后的患者短时间内尽量避免乘坐飞机之类的交通工具。

2. 体检行程及出行路线设计

（1）根据体检套餐的基本情况安排行程

提前一天了解所要体检的项目，根据项目流程以及体检开始的时间合理安排到达时间。由于体检前要空腹，餐前项目一般排队人数较多，可根据体检者具体情况灵活安排时间，在尊重体检者意愿和不错过体检项目的前提下错开体检高峰时间，进一步提高体检效率。

（2）根据体检机构距离选择合适的交通工具

提前了解体检者与体检机构之间的距离，以及体检机构周边的路况，提前预估到达所需要的时间并相应地选择交通工具，提前准备晕车药等物品，防止耽误体检。

（3）提前规划好体检机构与医院之间的路程

提前了解体检机构周边的医疗机构以及医疗机构的服务范围，当体检者在体检结束之后，若有进一步诊疗的需求，可以根据体检者需求进行相应的路程规划。

二、协助完成诊疗活动

1. 常见医学专业用语

（1）病理检查

病理检查是指通过细针穿刺、手术切除等方法从患者身上取下病变的组织，经过一系列处理，在显微镜下观察，明确病变的性质，了解是良性还是恶性病变。

（2）占位

占位是指正常的组织和器官内部或周围出现了结构异常的病变，并且对正常组织造成了压迫、侵犯。按照性质一般分为良性包块（良性肿瘤等）和恶性包块（癌或肉瘤等），应当结合影像学及病理学等评估病变性质。

（3）测序

测序是指通过提取患者的血液、病变器官中的 DNA，发现致病的或者对药物有效的基因，提前预防和治疗疾病。

（4）内镜

内镜是指通过一根光纤连接摄像头插入人体内观察内部情况的设备，也称内窥镜，如胃镜、肠镜、膀胱镜等。

（5）影像学检查

影像学检查是指 B 超 / 彩超、X 光检查、CT 检查、核磁共振、PET–CT 等可以直观看到病变结构的检查。

2. 协助门诊诊疗

（1）门诊基本流程

1）预检分检。就诊时首先要进行预检分检，帮助病人选择相应的科室就诊，可以避免浪费患者时间，也有利于及时发现危重病人或患传染性疾病的患者，进而保障患者、其他就诊人员及医护人员安全。

2）挂号。门诊看病必须挂号，挂号形式可以根据具体情况进行选择，优先推荐预约挂号，可以减少患者排队挂号及就诊的时间。首次来医院就诊的病人应建立新病历，再次就诊为复诊。

3）候诊。患者挂号后到相应的门诊科室进行候诊，等待医生叫号。

4）就诊。就诊是门诊的中心环节，就诊过程中应提醒患者与医生密切配合，提高就诊速度与诊疗质量。

5）检查与治疗。若在诊疗过程中医生认为需要进行检查或检验时，应提醒患者根据医生开出的检查或治疗申请单去往相应的检验或检查科室，以及去相应的咨询台询问检查前的注意事项。

6）结算。需要做检查、检验或开药的患者可到收费处交费。

7）取药。若门诊医生开具处方，应提醒患者缴费、拿药。

8）离院或住院。住院病人按照门诊医生开具的住院通知单前往住院部办理相应的住院手续。患者离院的应提醒其带好诊疗物品，留意是否需要复诊和复诊时间。

（2）门诊就诊病情陈述的主要内容

清晰、全面的病情陈述有利于导诊人员初步掌握患者病情，为后续的导诊提供帮助。病情陈述的主要内容是将自身疾病的发生、表现及发病经过如实地进行描述，同时陈述自己最明显的主观感觉和就诊的主要原因。

1）主诉：就是患者目前最明显的症状和部位，包括发病时的情况、持续的时间、发病程度等。如发热 3 天，体温 38 ℃；腹部剧烈疼痛，持续 5 天。

2）现病史：就是患者发病的全过程，包括怎么发病的，发病具体时间、特点、原因，做过什么检查和治疗等。

3）既往史：主要陈述患者过去患过何种疾病、确诊情况、用药情况等。

4）个人生活史：包括患者生活环境、生活习惯、烟酒嗜好等。

5）一般情况：包括睡眠、饮食、体重等。

6）家族史：主要是指一级亲属（父母、兄弟姐妹和子女）的患病情况。

7）过敏史。

（3）协助门诊诊疗要求

熟悉门诊诊疗流程，能够为患者提供相应的流程指导，在服务过程中始终贯彻以病人为中心的原则，从方便患者的角度出发，倾听患者意见和建议，始终保持微笑服务。

3. 协助体检

（1）体检基本流程

1）体检前：体检前沟通→确认项目→告知注意事项及相关准备。

2）体检当天：前台报到→阅读体检流程简报→餐前项目检查→早餐→餐后项目检查→终检解说→更衣→送别。

（2）协助体检的要求

1）熟悉体检流程。体检机构的体检项目一般集中在上午进行，特别是餐前项目，在人员集中、项目集中的情况下，应当提前熟悉体检流程，科学合理地安排不同类型的受检者快速高效地完成体检各项内容。

2）服务热情周到。受检人员由于年龄、性别、职业、受教育程度等的不同对体检工作配合差异大，社群健康助理员要做到服务热情周到，及时了解体检者的心理状态，做到良好沟通、默契配合，及时调整不当局面，以提高效率。同时可以准备巧克力等零食，防止有体检者因血糖过低而晕倒等情况发生。

三、协助办理住院和出院手续

1. 住院基本流程（见图 1-4-6）

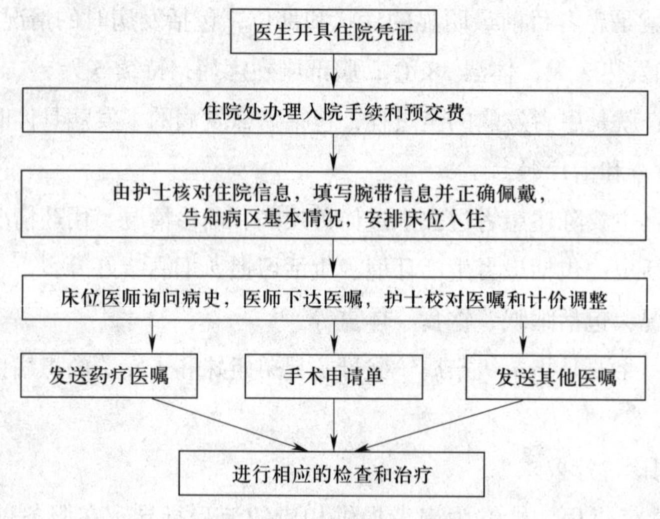

图 1-4-6　住院基本流程

2. 出院基本流程及要求（见图 1-4-7）

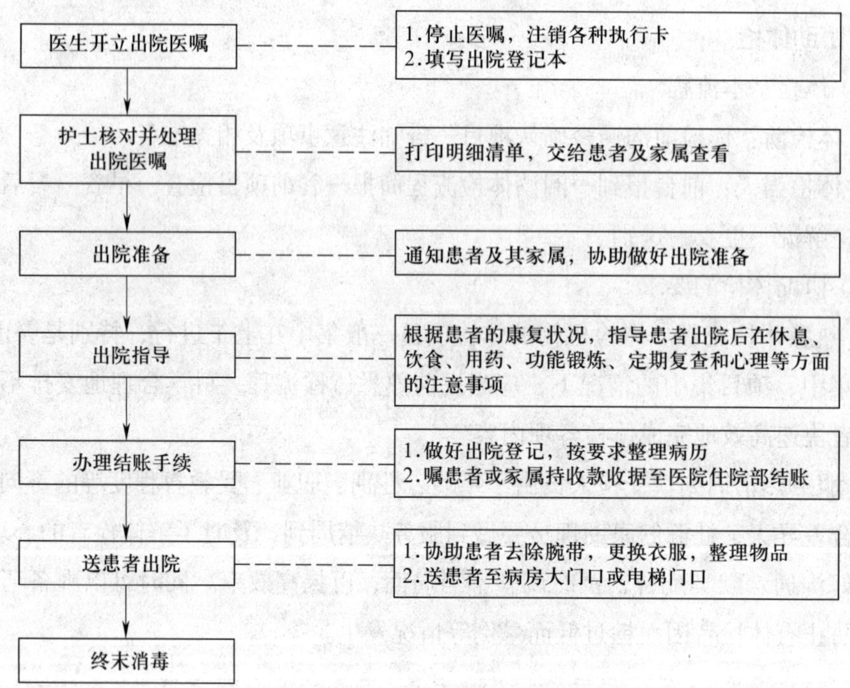

图 1-4-7　出院基本流程及要求

具体住院和出院的流程及要求可参照社群健康助理员（基础知识）第八章寻医问药基本知识。

第三节　健康访视

健康访视即通常意义上所说的随访，是指医院对曾在医院就诊的病人以通信或其他方式，定期了解患者病情变化和指导患者康复的一种观察方法。通常分为线上访视和实地访视两种形式，其中线上访视包括电话、短信、邮件、微信、视频等形式，实地访视包括门诊预约、集体座谈、家庭访视等形式。

一、健康访视的目的及意义

1. 目的

（1）尽早发现和判断访视对象存在的健康问题。

（2）找寻解决访视对象健康问题的途径和方法。

（3）帮助访视对象改善不健康的生活方式。

（4）为访视对象评估个性化治疗的效果，及时调整治疗方案。

（5）向访视对象传播基本的健康管理常识，提高访视对象健康素养。

2. 意义

（1）深入了解访视对象的基本健康情况，评估其健康状况，明确存在的健康问题。

（2）通过健康访视能够有效监测、控制健康问题。

（3）为访视对象提供针对性的健康管理方案，解决访视对象的健康问题。

（4）教导访视对象进行自我健康管理，减轻访视对象的经济负担。

二、健康访视前准备工作

1. 查询社群群体或个人需求、基本情况和基本健康状况

明确社群群体或个人需求、基本情况和基本健康状况，可以根据健康问题的时效性和严重性安排健康访视的优先顺序。

要了解基本健康状况，优先选取健康档案，通常包括个人健康档案、家庭健康档案和社区健康档案。首先可以询问社群或个人是否拥有居民健康档案信息卡，若信息卡丢失，可以向当地的乡镇卫生院（社区卫生服务中心）或村卫生室（社区卫生服务站）进行查询。

若所要了解的社群或个人没有办理居民健康档案，可选择查询既往病历记录、出院记录、转诊记录及询问其他医务人员，或者通过电话直接询问访视对象，但该方法容易存在遗漏及主观性等问题，应最后选取该方法。

2. 访视计划制订

（1）健康访视需求评估

根据社群群体或个人需求、基本情况和基本健康状况，与访视团队共同确认是否有必要开展健康访视。

（2）确认访视细节

多采用电话方式进行，提前与访视对象进行联系，确认访视形式和注意事项，例如，是否需要清淡饮食、是否需要空腹等，约定访视的时间，了解到达的路线。

（3）确定访视目标

首先通过已掌握的社群或个人资料进行初步判断，然后与访视对象进行沟通协商，最后与访视团队进行探讨，共同确定此次访视的目标，并根据访视目标确定访视内容。

（4）准备访视物品

应根据访视目标和访视形式准备相应的访视物品，如实地产后访视，应准备手提磅秤、身长测量尺、婴儿计划免疫宣传资料，以及血压计、听诊器、软尺、手电筒、一次性手套、病史记录单等。

（5）编制健康访视计划的预算

根据不同的访视目标和访视方式进行预算管理。

三、线上和实地访视

1. 访视基本礼仪

（1）谈话礼仪

与人交谈时，语气要亲切和气，声调适中，语速适当，用词要通俗易懂，语法应合乎逻辑；表情自然大方，面带微笑，不要左顾右盼；访视对象讲话时要认真倾听，不能一直低着头记录，应当时常目视对方并点头，以表示尊敬。

（2）握手礼仪

与访视对象握手时，应当使用右手，手臂不能过直和左右摇晃，握力适中，时间以3 s左右为宜。遇女性、年长访视对象时，应等对方先主动伸手，若对方有握手意向时迅速伸手与对方相握。

（3）电话礼仪

在电话机旁边应提前准备好记录工具，采用正确的姿势，防止电话掉落发出刺耳的声音；主动问候，报部门并介绍自己；通话过程中要注意语速和语调，咬字要清晰，聊天内容简明扼要，不要闲谈或长时间占用线路；回话完毕说“再见”后，应轻轻将话筒放回原处。

2. 健康访视注意事项

（1）准备阶段

1）实地访视较为烦琐，但可以进行得深入、全面，在准备好访视内容及问题的前提下，需要根据访视目标和形式进行相应的物品准备。

2）由于线上访视的局限性，应充分研究访视对象的资料，针对访视对象的信息提前准备好访视内容。

（2）访视阶段

1）注重访谈礼仪。

2）尊重访视对象隐私。

3）掌握操作访视物品的技能。

4）如采取电话、视频访视等形式，应在取得对方同意后进行录音录屏，方便访视记录的整理。

（3）结束阶段

应仔细询问对方对访视的意见，快速审视和评估访视效果，预估是否需要下一次访视，根据访视对象问题的轻重缓急，预约下一次访视的时间，并做好记录。

（4）记录和总结阶段

1）注重保护访视对象隐私。

2）对比线上与实地访视报告的异同点，分析线上与实地访视的优缺点，进行相应的提升改进。

四、总结、反馈访视记录

1. 访视记录主要内容

访视记录主要包括三个方面：访视背景、访视内容、访视效果。

（1）访视背景

访视背景是指访视前的准备，包括访视的原因、访视的目的、访视的准备、访视对象的基本信息等。可以按照访视对象的类别进行分类，常见的访视对象类别有 0 ~ 6 岁儿童（可细分为新生儿、婴幼儿、4 ~ 6 岁儿童三类）、学龄期儿童及青少年、妇女（其中分为孕产妇、围绝经期妇女两类，围绝经期是指妇女绝经期前后的一段时间）、老年人、其他。

（2）访视内容

访视内容是指访视的过程，主要由访视的动态信息表体现，包括访视人员、访视对象及其他人员的行为和谈话等。

（3）访视效果

访视效果是指访视结束后，包括访视对象对访视的反应、访视对象健康问题的改善情况、解决健康问题的策略和方法以及访视获取资料的分析。

2. 总结访视记录的方法及要求

访视结束一段时间后，应对已经完成的访视进行分析，判断访视效果和预后，分析访视对象的现状，如果其健康问题得到解决，可结束访视，写出总结报告；如果健康问题没有完全解决或出现新的健康问题，应向主访医师反映，征求下一步解决的方案和措施，写出阶段性访视报告。

3. 反馈访视记录的方法及要求

总结访视记录之后，可以对访视记录进行评价及反馈，针对社群健康访视，可以结合医院考核指标进行评价，针对个人健康访视，可以借助满意度调查及反馈表进行评价，并且将评价结果反馈给访视团队和访视对象。

（1）向访视团队反馈

可以将针对社区和个人的健康访视评价反馈给整个访视团队，找出整个访视流程中存在的不足，并及时调整或修改访视计划，提高访视效果。

（2）向访视对象反馈

通过总结整个健康访视记录，可以了解访视对象的健康问题，梳理从发现到解决的一系列流程，提炼总结出访视对象经常出现的健康问题，探究健康问题的原因，并将其反馈给访视对象，以更好地帮助访视对象采取健康的生活方式，避免健康出现问题，或逐步改善健康问题。

第五章

健康促进协助

第一节　生活方式健康促进

一、健康档案的查询与利用

1. 健康档案基础信息收集

在日常工作中，身高、体重、腰围及血压是使用频率较高的体格测量指标，都有专门的测量工具、方法及注意事项，应熟练掌握。

服务对象的医学人口统计资料可通过人口调查（普查和抽样调查），面对面询问，查看病历、疾病报告、报表材料、医疗卫生工作记录、疾病专题调查资料等疾病统计资料的方式获取。

2. 健康档案基础信息查询

健康档案是社群个体健康状况的资料库，翔实、完整地记录了服务对象从就诊开始的健康状况以及预防、医疗、保健、康复信息，可为使用者提供服务对象的健康基本资料，用于评估服务对象的健康状况。

二、慢性非传染性疾病信息的监测

1. 慢性非传染性疾病与不良生活方式及环境因素监测

慢性非传染性疾病简称“慢性病”，不是特指某种疾病，而是对一组起病时间长，缺乏明确的病因证据，一旦发病病情迁延不愈的非传染性疾病的概括性总称。这些疾病主要由职业和环境因素、生活与行为方式等暴露引起，如肿瘤、心血管疾病、慢性阻塞性肺病、精神疾病等，一般无传染性。其发生与吸烟、饮酒、不合理膳食、身体活动缺乏、精神因素等有关。开展慢性病及其危险因素监测，建立监测数据库，动态地掌握服务对象慢性病及其危险因素的变化趋势，以进行健康状况评价十分必要。慢性非传染性疾病的监测一般包括慢性非传染性疾病的危险因素监测、死因监测以及伤害监测等。

2. 慢性病健康档案查询和数据整理

健康档案查询方法同前。

数据的整理是根据统计研究的目的，将调查所得到的原始资料进行加工，为统计分析准备系统化、条理化的综合资料的工作过程。数据整理从广义上讲，包括两种：一种是对调查所收集到的各种数据进行分类和汇总，称为汇总性整理；另一种是对现成的综合统计资料进行整理。具体方法见健康档案使用章节相关内容。

三、营养状况、运动体能、心理状况、生活习惯的评估

健康生活方式主要包括合理膳食、适量运动、戒烟限酒、心理平衡四个方面。健康生活方式，是指有益于健康的习惯化的行为方式，主要表现为生活有规律，没有不良嗜好，讲究个人卫生、环境卫生、饮食卫生，讲科学、不迷信，平时注意保健，生病及时就医，积极参加健康有益的文体活动和社会活动等。

1. 营养状况简单评估

营养状况通常通过客观及主观指标反映，客观指标有体格检查、人体测量、实验室检查等，主观指标一般通过病史、主诉获得。评价人体营养状况的方法一般是根据膳食调查、人体测量及临床体征检查、实验室检查等资料进行全面分析和综合评定，具体内容如下。

（1）膳食调查

膳食调查是收集被调查对象一定时间内通过膳食所摄取的能量和各种营养素的数量和质量，以此来评定该调查对象正常营养需要得到满足的程度。

1）膳食调查内容。主要包括调查期间每人每天所摄入食品的品种和数量，摄入的热量及营养素的数量和比例。了解烹调方法对维生素保存的影响，膳食制度和餐次分配是否合理，了解过去膳食情况、膳食习惯等。

2）膳食调查方法。根据具体情况可采用查账法、称重法、询问法（24 h 回顾法、

膳食史法）、熟食采样分析及食物频率法等方法。在进行膳食调查时，应选择能正确反映个体或团体当时食物摄入量的方法，必要时可并用两种方法。调查的时间依方法不同而不同，称重法通常为 5 ～ 7 天，食物频率法可为几周甚至 1 年，但要避免节假日和喜庆宴席。针对个体服务对象一般常用 24 h 回顾法和食物频率法。

（2）人体测量

人体测量是患者营养状况评价这一有机整体中的重要组成部分，是一种静态的营养评价方法，主要包括对身高、体重、三头肌皮褶厚度、上臂围、上臂肌围等指标的测定。人体测量是营养评价中最常用的方法之一。

其中，利用体重评价病人营养状况时，不仅要根据这些指标的计算结果进行判断，还要将此次计算值和以前的相比较，才能获得病人真实的营养状况及变化趋势。此外，判断体重指标时应注意患者的某些疾病病理或治疗对体重的影响，如脱水、腹水、水肿、巨大肿瘤、利尿剂的使用等。实际测得的病人体重可能并非其真实体重，在这种情况下，应该结合其他检查（如实验室检查、功能测试等）综合判断病人营养状况。

（3）临床体征检查

每种营养素缺乏病都会出现相应特有的症状和体征。例如，蛋白质 – 能量营养不良导致的体重减轻、发育迟缓，维生素 A 缺乏导致的夜盲症，维生素 D 缺乏导致的佝偻病，维生素 B_1 缺乏导致的脚气病，维生素 B_2 缺乏导致的脂溢性皮炎，烟酸缺乏导致的癞皮病，铁缺乏引起的缺铁性贫血及碘缺乏引起的甲状腺肿大等。

（4）实验室检查

严重营养不良较易诊断，但较轻的或亚临床的营养不良，只靠膳食调查或体检是很难做出诊断的，必须进行有关的化验检查才能得出正确的结论。人体营养水平鉴定是借助生化、生理实验手段，发现人体临床营养不足症、营养储备水平低下或营养过剩状况，以便及早掌握营养失调征兆和变化动态，及时采取必要的预防治疗措施。有时为研究某些有关因素对人体营养状态的影响，也对营养水平进行研究测定。

2. 运动体能的简单评估

全民健身已上升至国家策略，“运动是良医”写入“十三五”《全民健身计划（2021—2025）》。在我国，经常参加体育活动的人群比例处于低水平，是亟待改善的一类公共卫生问题。

（1）心肺耐力的测试

与运动有关的体适能一般包括心肺耐力、速度、力量、灵敏性、神经肌肉协调性、平衡性及反应时，其中心肺耐力被视为人体的“第五大生命体征”。心肺耐力测试顺序为先静态后动态，静态测量指标包括安静心率、安静血压、身高、体重及身体中成分，动态测量指标包括心肺耐力、柔韧性、肌肉力量和耐力。

1）最大耗氧量（VO_{2max}）。最大耗氧量是指在极量运动下，呼吸循环功能达到最高水平时，单位时间所能摄取和利用的最大氧量。它是反映人体在极量运动负荷时心肺功能水平高低的一个主要指标，也是估计身体有氧能力的重要依据，在运动医学中获得广泛的应用。一般用 Bruce 法推断最大耗氧量，通过跑台和心率监测仪监测，当心率出现 180 次 / 分时，便可断定机体已经力竭了，记录该时间，通过公式 VO_{2max}=6.70–2.28× 性别系数 +0.056× 时间（s）计算近似最大耗氧量（对于健康成年人，性别系数：男为 1，女为 2）。

2）心脏的功能能力。心脏的功能能力是指机体在尽力活动时所能达到的最大代谢当量，单位为梅脱，等于最大耗氧量除以 3.5，也是直接反映心肺功能的一个指标。按照不同身体活动的代谢当量可将身体活动划分为低强度、中强度和高强度，对应代谢当量为≤ 3 MET、3 ~ 6 MET 和≥ 6 MET。可以使用国际体力活动测量工作组于 2001 年制定的国际体力活动问卷（IPAQ）进行身体活动评估，该问卷由长卷和短卷构成，根据该问卷中各项体力活动属性及其代谢当量结合该项活动的每周频率与每日活动时间，即可判断该项体力活动水平高低，计算公式如下：

身体活动量（MET–min）= 代谢当量 × 每周活动天数 × 每天活动时间（min）

身体活动水平分为三级：偏低或不足（每周累积身体活动量 <600 MET–min）；中等（每周累积身体活动量≥ 600 MET–min）；较高（每周累积身体活动量达 3 000 MET–min）。各类身体活动信息可采用国际体力活动问卷（IPAQ）获得。

（2）各年龄段人群推荐运动量

该部分请参考《社群健康助理员（基础知识）》第十六章。

3. 心理状况的简单评估

请参考《社群健康助理员（基础知识）》第十三章。常见的心理评估量表有：90 项症状清单（SCL–90）、焦虑自评量表（SAS）、抑郁自评量表（SDS）、匹兹堡睡眠质量指数（PSQI）等。

4. 个人健康生活习惯与理念的评价

评价个人和家庭是否有健康的生活习惯是一项重要的工作内容，《健康中国行动（2019—2030）》中对健康生活习惯的表述为：一是正确认识健康；二是养成健康文明的生活方式；三是关注健康信息；四是掌握必备的健康技能；五是科学就医；六是合理用药；七是营造健康家庭环境。

个人具体生活方式可运用“全民健康生活方式评估表”进行评价，以获得服务对象较为全面的生活习惯信息，然后根据对问题的回答，找到其薄弱方面给予指导。

第二节　职业健康促进

一、职业卫生档案概述

1. 职业卫生档案的概念

职业卫生档案是指用人单位在职业病危害防治和职业卫生管理活动中形成的，能够准确、完整反映本单位职业卫生工作全过程的文字、图纸、照片、报表、音像资料、电子文档等文件材料。

2. 职业卫生档案的内容

（1）职业卫生“三同时”档案

为了预防、控制和消除建设项目可能产生的职业病危害，加强和规范建设项目职业病防护设施建设的监督管理，根据《中华人民共和国职业病防治法》（以下简称《职业病防治法》）规定，新建、改建、扩建和技术改造、技术引进建设项目的职业病防护设施必须与主体工程同时设计、同时施工、同时投入生产和使用，简称职业卫生“三同时”。其中，职业病防护设施是指消除或者降低工作场所的职业病危害因素的浓度或者强度，预防和减少职业病危害因素对劳动者健康的损害或者影响，保护劳动者健康的设备、设施、装置、构（建）筑物等的总称。

在实施职业卫生“三同时”时，用人单位应及时编制或委托具有相应资质的第三方机构进行职业病危害预评价、编制职业病防护设施设计专篇、实施职业病危害控制效果评价并组织竣工验收。在此过程中形成的档案为职业卫生“三同时”档案，具体包括如下内容。

1）建设项目职业卫生“三同时”登记表。

2）建设项目批准文件。

3）职业病危害控制效果评价委托书与控制效果评价报告。

4）建设单位对职业病危害预评价报告、职业病防护设施设计专篇、职业病防护设施控制效果评价报告的评审意见。

5）全套竣工图纸、验收报告、竣工总结。

6）工程改建、扩建及维修、使用中变更的图纸及有关材料。

（2）职业卫生管理档案

职业卫生管理档案是指用人单位在实施本单位职业卫生管理过程中建立、形成的档案，具体包括如下内容。

1）职业病防治法律、行政法规、规章、标准、文件。

2）职业病防治领导机构及职业卫生管理机构成立文件。

3）职业病防治年度计划及实施方案。

4）职业卫生管理制度及重点岗位职业卫生操作规程，主要包括：职业病防治责任制度，职业病危害警示与告知制度，职业病危害项目申报制度，职业病防治宣传教育培训制度，职业病防护设施维护检修制度，职业病防护用品管理制度，职业病危害监测及检测评价管理制度，建设项目职业卫生“三同时”管理制度，劳动者职业健康监护及其档案管理制度，职业病危害事故处置与报告制度，职业病危害应急救援与管理制度，岗位职业卫生操作规程，法律、法规、规章规定的其他职业病防治制度。

5）职业病危害项目申报表及回执。

6）职业病防治经费。

7）职业病防护设施一览表。

8）职业病防护设施维护和检修记录。

9）个人防护用品的购买、发放使用记录。

10）警示标识与职业病危害告知。其中，职业病危害告知内容包括：规章制度、操作规程、劳动过程中可能产生的职业病危害及其后果、职业病防护措施和待遇、作业场所职业病危害因素检测评价结果、职业健康检查和职业病诊断结果等的告知凭证。

11）职业病危害事故应急救援预案。

12）用人单位职业卫生检查和处理记录。

13）职业卫生监管意见和落实情况资料，具体包括现场检查笔录、行政处罚决定书、奖励等资料。

（3）职业卫生宣传培训档案

根据《中华人民共和国职业病防治法》及相关法规文件规定，用人单位主要负责人、职业卫生管理人员和接触职业病危害的劳动者应当定期参加规范的职业卫生培训。其中，主要负责人初次培训不得少于16学时，继续教育不得少于8学时；职业卫生管理人员初次培训不得少于16学时，继续教育不得少于8学时；接触职业病危害的劳动者初次培训时间不得少于8学时，继续教育不得少于4学时。继续教育的周期均为一年。用人单位在实施职业卫生宣传培训时形成的档案，称为职业卫生宣传培训档案，主要应包括如下内容。

1）用人单位职业卫生培训计划。

2）用人单位负责人、职业卫生管理人员职业卫生培训证明。

3）劳动者职业卫生宣传培训，包括培训通知、培训教材、培训记录、考试试卷、宣传图片等纸质和录像资料。

4）年度职业卫生培训工作总结。

（4）职业病危害因素监测与检测评价档案

职业病危害因素监测与检测评价档案是指用人单位在委托具有资质的第三方机构实施职业病危害因素监测与检测过程中形成的技术档案，主要包括以下内容。

1）生产工艺流程。

2）职业病危害因素检测点分布示意图。

3）可能产生职业病危害的设备、材料和化学品一览表。

4）接触职业病危害因素汇总表。

5）职业病危害因素日常监测季报汇总表。

6）职业卫生技术服务机构资质证书。

7）职业病危害因素检测评价合同书。

8）职业病危害因素检测与评价报告书。

9）职业病危害因素检测与评价结果报告。

（5）用人单位职业健康监护管理档案

职业健康监护是指以预防为目的，根据劳动者的职业接触史，通过定期或不定期的医学健康检查和健康相关资料的收集，连续地监测劳动者的健康状况，分析劳动者健康变化与所接触的职业病危害因素的关系，并及时将健康检查和资料分析结果报告给用人单位和劳动者本人，以便适时采取干预措施，保护劳动者健康。用人单位在实施本单位劳动者职业健康监护管理过程中形成的档案，称为用人单位职业健康监护管理档案，具体包括如下内容。

1）职业健康检查结果汇总表。

2）职业健康检查异常结果登记表，应附职业健康监护结果评价报告。

3）职业病患者、疑似职业病患者一览表。应附职业病诊断证明书、职业病诊断鉴定书等。

4）职业病和疑似职业病病人报告。用人单位发现职业病病人和疑似职业病病人时，应及时向所在地卫生行政部门报告。确诊为职业病的，用人单位还应向所在地劳动保障行政部门报告。

5）职业病危害事故报告和处理记录。

6）职业健康监护档案汇总表。

（6）劳动者个人职业健康监护档案

用人单位应当为每一位可能接触职业病危害的劳动者建立个人职业健康监护档案，内容应包括劳动者职业史、既往史和职业病危害接触史，相应作业场所职业病危害因素监测结果，职业健康检查结果及处理情况，职业病诊疗等劳动者健康资料，具体档案目录如下。

1）劳动者个人信息卡。

2）工作场所职业病危害因素检测结果。

3）历次职业健康检查结果及处理情况。

4）历次职业健康体检报告、职业病诊疗等资料。

5）其他职业健康监护资料。

6）法律、行政法规、规章要求的其他资料文件。

二、协助整理、建立职业卫生档案

1. 协助整理职业卫生档案

（1）当服务对象为用人单位时，社群健康助理员应对照职业卫生档案应涵盖的主要内容，向用人单位负责职业卫生管理的部门和人员收集资料，原则上用人单位设置或委托的职业卫生专职管理人员应能提供职业卫生档案中的所有内容。如确有缺失，可从用人单位委托的第三方机构处收集资料。

其中，职业卫生“三同时”档案有关资料可向承担建设项目职业病危害预评价、设计专篇编制及控制效果评价编制的机构收集；职业卫生培训档案资料可向用人单位委托的开展职业卫生培训工作的机构收集；职业病危害因素监测与检测评价档案可向用人单位委托的开展作业场所日常监测、现状评价检测的机构收集；职业健康监护管理档案可向用人单位委托的开展职业健康检查的机构收集。

（2）当服务对象为个人或群体时，可在收集健康档案时，通过问询当事人或群体的方式，同时收集关于职业健康档案的信息，如所从事的职业在劳动生产过程中是否接触粉尘、有毒有害化学物质、有害射线，环境有害因素、生物有害因素、物理有害因素等。对收集的职业危害因素及人员健康状况做累计分析，如有职业病倾向，可协助服务对象到相关医疗单位体检或就诊。

2. 协助建立健全职业卫生档案

建立职业卫生档案的第一责任方是用人单位，社群健康助理员在受用人单位委托的情况下，可协助用人单位根据《职业卫生档案管理规范》要求，将收集整理的职业卫生档案相关资料按照档案内容分类归档，并按年度或建设项目进行案卷归档，及时编号，登记保存。

三、职业病危害因素概述

1. 职业病危害因素的概念

职业病危害因素又称职业性有害因素，是指劳动者在生产和工作环境中接触到的，可能对身体健康、安全和作业能力造成不良影响的因素或条件。

根据《职业病危害因素分类目录》（国卫疾控发〔2015〕92号），职业病危害因素分为六大类，共459种，分别为粉尘（52种）、化学因素（375种）、物理因素（15种）、放射性因素（8种）、生物因素（6种）、其他因素（3种）。

2. 职业病危害因素来源

根据职业病危害因素来源，可分为生产过程中产生的有害因素、劳动过程中的有害因素和工作环境中的有害因素。

（1）生产过程中产生的有害因素

1）生产性粉尘，如矽尘、煤尘、石棉尘、电焊烟尘等。

2）化学有毒物质，如铅、汞、锰、苯、一氧化碳、硫化氢、甲醛、甲醇等。

3）物理因素和放射性因素，如噪声、振动、非电离辐射、电离辐射、异常气象条件等。

4）生物因素，如附着于皮毛上的炭疽杆菌、甘蔗渣上的真菌、医务工作者可能接触到的生物传染性病原体等。

（2）劳动过程中的有害因素

劳动过程是生产中劳动者为完成某项生产任务的各种操作的总和，主要涉及劳动强度、劳动组织及操作方式等。劳动过程中的有害因素包括：

1）不合理的劳动组织和作息制度。

2）精神（心理）性职业紧张。

3）劳动强度过大或生产定额不当。

4）个别器官或系统过度紧张。

5）长时间处于不良体位、姿势或使用不合理的工具等。

（3）工作环境中的有害因素

1）自然环境，如炎热夏季的太阳辐射、高原环境的低气压、深井下的高温高湿等。

2）厂房建筑或工作场所布局不合理、不符合职业卫生标准，如通风不良、采光照明不足、有毒无毒工段同在一个车间等。

3）由不合理生产过程或不当管理所致的环境污染。

四、常见职业病危害因素识别

1. 毒物和粉尘的识别

毒物和粉尘是最主要的职业病危害因素，分布行业广泛，大多数生产过程都伴随各种有毒有害物质和（或）粉尘的产生，因此对于毒物和粉尘的识别关键在于生产物料的确认和生产工艺过程的调查分析。

（1）毒物的识别

生产性毒物主要来源于生产过程中所涉及的各种原料、辅助原料、中间产品（中间体）、成品、副产品、夹杂物或废弃物，有时也可来自加热分解产物及反应产物。

以苯为例，苯在常温下是一种无色、有甜味的透明液体，是一种良好的有机溶剂，经取代反应、加成反应、氧化反应等生成的一系列化合物，可以作为制取塑料、橡胶、纤维、染料、去污剂、杀虫剂等的原料。大约 10% 的苯用于制造苯系中间体的基本原料。

苯是世界卫生组织国际癌症研究机构公布的一类致癌物，短期接触可对中枢神经系统产生麻痹作用，引起急性中毒，严重者会因为中枢系统麻痹而死亡。长期接触苯会对血液造成极大伤害，引起慢性中毒，导致神经衰弱综合征。苯可以损害骨髓，使红细胞、白细胞、血小板数量减少，并使染色体畸变，从而导致白血病。

因此，对毒物的识别，要通过对生产过程、工艺过程的调查分析来进行。调查分析生产工艺流程，逐项确认生产过程中使用的原料、辅料及成品的名称、成分和用（产）量，并清楚其杂质的成分和含量，关注反应过程中是否会生成不稳定的中间产品、副产品以及是否存在高毒物品。

（2）粉尘的识别

粉尘一般是在生产过程中产生的，因此，粉尘的识别关键是通过了解基本生产过程，分析存在或产生粉尘的主要环节，检测工作环境中粉尘浓度、分散度及二氧化硅含量等。

常见产生粉尘的行业有：煤矿、金属或非金属矿山、矿石加工、冶炼与铸造、建筑，以及化工与纺织等行业。图 1–5–1 所示为矿山开采过程中产生大量粉尘。

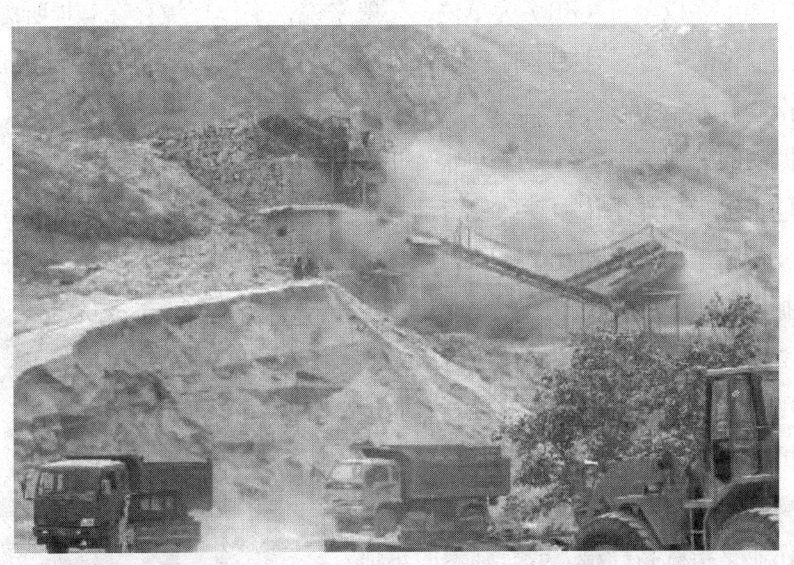

图 1–5–1　矿山开采过程中产生大量粉尘（图片来源：《京华时报》）

生产过程中产生粉尘的工艺过程主要是：

1）固体物质的机械加工和粉碎，如矿石或岩石的钻孔、爆破、破碎、磨粉，金属的切削、研磨以及粮谷类的加工等。

2）粉末状物质的混合、过筛、包装、搬运等，如建筑过程中水泥、砂石和石灰等的操作工序。

3）有机物质的不完全燃烧，如油、煤、炭等燃烧时所产生的烟。

4）物质加热时产生的蒸气在空气中冷凝或被氧化而形成气溶胶，如有色金属熔炼时，铅、锌等有色金属蒸气在空气中冷凝，经氧化形成金属氧化物烟尘。

2. 物理性有害因素的识别

工作场所中常见的物理性有害因素包括噪声、振动、高温、电离辐射和非电离辐射等。

（1）噪声的识别

噪声的识别主要通过噪声源、强度、频率分布、劳动者在噪声环境中暴露的时间长短等进行识别。

噪声源是指产生噪声的源头，根据来源，通常将噪声分为机械性噪声、流体动力性噪声和电磁性噪声。其中机械性噪声是指由于机械的撞击、摩擦、转动等产生的噪声，如冲压、切割机器发出的声音；流体动力性噪声是指气体压力或体积的突然变化或流体流动产生的声音，如空气压缩机发出的声音；电磁性噪声是指由于电磁设备内部交变力相互作用而产生的声音，如变压器所发出的声音。

噪声的强度多以分贝（dB）为单位，一般来说，工作环境存在有损听力、有害健康或有其他危害的声音，且 8 小时 / 天或 40 小时 / 周噪声暴露的声级≥ 80 dB 的作业，均为噪声作业。

（2）振动的识别

振动危害多指局部手传振动致使劳动者产生健康损害的因素，日常存在局部振动危害的作业包括电动工具钻孔、表面抛光打磨、风动工具铆接、凿岩等。手传振动可导致手臂振动病，以振动性白指为典型表现，如图 1–5–2 所示。常见全身振动作业包括农业生产，使用收割机、脱粒机、拖拉机等农业机械和工程机械的操作等。

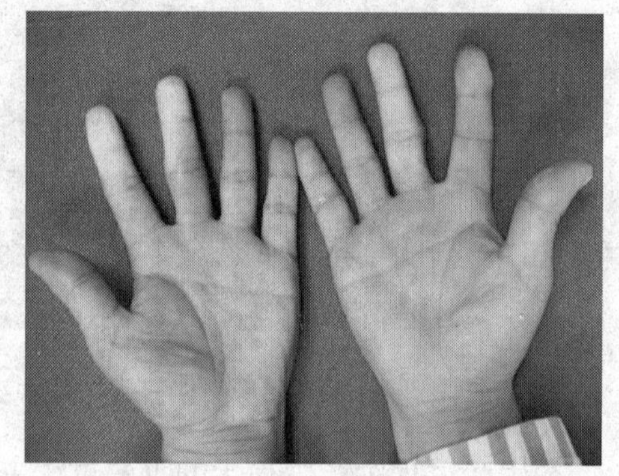

图 1–5–2 振动性白指（图片来自网络）

（3）高温的识别

高温作业是指有高气温，或有强烈的热辐射，或伴有高湿度（相对湿度≥ 80%RH）的异常作业条件，湿球黑球温度指数（WBGT 指数）超过规定限值的作业，包括高温天气作业和工作场所高温作业。

高温天气作业是指用人单位在高温天气期间（地市级以上气象主管部门所属气象台站向公众发布的日最高气温 35 ℃以上的天气）安排劳动者在高温自然气象环境下进行的作业。工作场所高温作业是指在生产劳动过程中，工作地点平均 WBGT 指数≥ 25 ℃的作业。

工作场所高温作业常发生在冶金工业的炼焦、炼铁、炼钢、轧钢等车间，机械制造工业的铸造、锻造、热处理等车间，火力发电厂和轮船上的锅炉间等场所。

（4）电离辐射和非电离辐射的识别

电离辐射一般发生在有放射源的工作场所，因此，电离辐射的识别主要是明确放射源。除此之外，还应进行个人暴露剂量测定、环境电离辐射检测、放射性核素的分析测量等。

非电离辐射主要包括紫外线、可见光、红外线、射频、激光等电磁辐射。其识别的关键在于详细了解生产设备运行时的电磁辐射状况，充分考虑作业工人的接触情况等。

五、常见职业病风险识别方法

社群健康管理员依据前面给出的识别知识与方法，在收集服务对象健康档案时，充分利用健康档案中的有关职业健康信息，用量表 1–5–1 识别服务对象的职业风险，告知服务对象，提示其可能出现的职业健康风险，从而指导其进行相关的职业健康体检或诊疗服务。

表 1–5–1　职业健康风险识别量表

职业病危害因素	接触	不接触	危害因素接触是否超过限值	风险程度	应对措施
1. 生产性粉尘作业 2. 有毒化学物作业 3. 噪声、振动作业 4. 高温作业 5. 电离辐射作业 6. 传染性微生物 7. 长期劳动强度过大 8. 长期处于不良体位工作 9. 长期工作情绪紧张			（询问客户）	高	已有相关症状，建议服务对象到相关医疗单位体检或就医
				低	继续关注服务对象职业健康状态

六、职业病危害因素的监测

1. 职业病危害因素监测方式

职业病危害因素监测由用人单位及用人单位聘请的第三方职业卫生服务机构完成，职业病危害监测有日常监测和定期监测两种方式。

日常监测是用人单位配备专职或兼职人员负责作业场所职业病危害因素日常监测，并使监测系统处于正常状态。

定期检测是用人单位委托具备资质的职业卫生技术服务机构对其存在职业病危害因素的工作场所每年至少进行一次全面检测。

2. 工作场所职业病危害因素监测方法

工作场所职业病危害因素监测主要包括化学因素和物理因素两大类监测。

（1）化学因素监测

化学因素监测一般是通过采样仪器，使用规范的采样方法采集空气样品，如图 1–5–3 所示，然后进行实验室分析。

采样方法一般分为个体采样和定点区域采样两种。个体采样是将采样仪佩戴在作业者身上，采集头放置于劳动者呼吸带附近；定点区域采样是将采样仪固定在车间某一区域一段时间进行采样，监测点应设在有代表性的接触有害物的地点，尽可能既靠近劳动者，又不影响劳动者正常操作，采样时间一般为 15 ~ 60 min，最短不应小于 5 min。

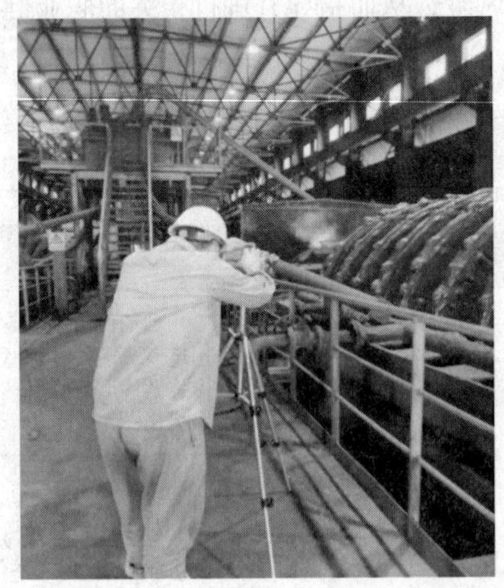
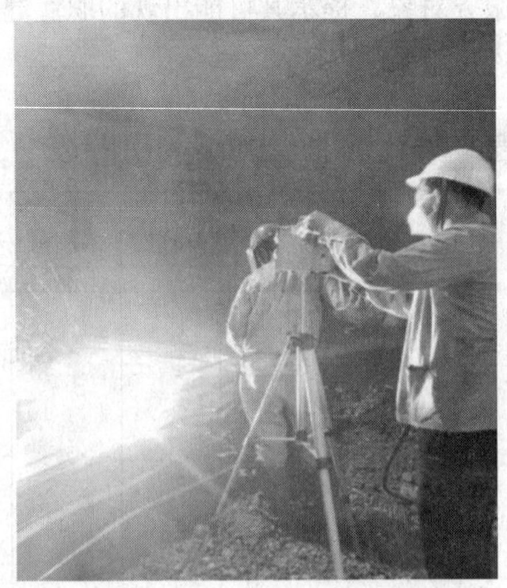

图 1–5–3　定点采集空气粉尘

（2）物理因素监测

物理因素监测通常是采用便携式仪器设备在现场测量物理参数，并即时直读数据，以判断工作环境中物理性有害因素的强度，如使用温湿度检测仪等。也可以检测劳动者在劳动活动中接受物理性有害因素的累计强度，如使用个体噪声仪和辐射计量仪等。图 1–5–4 所示为胸章剂量仪，可以监测全身有效剂量。图 1–5–5 所示为眼晶体剂量计，可以监测眼晶体受照剂量。

3. 协助职业病危害因素监测

社群助理健康员在掌握监测基本要求的前提下，受用人单位或个人的委托，可监督相关人员完成工作场所职业病危害因素监测，收集、整理第三方机构检测数据及报告，为服务对象汇总相关监测数据，形成相关档案保存，以备服务对象使用。

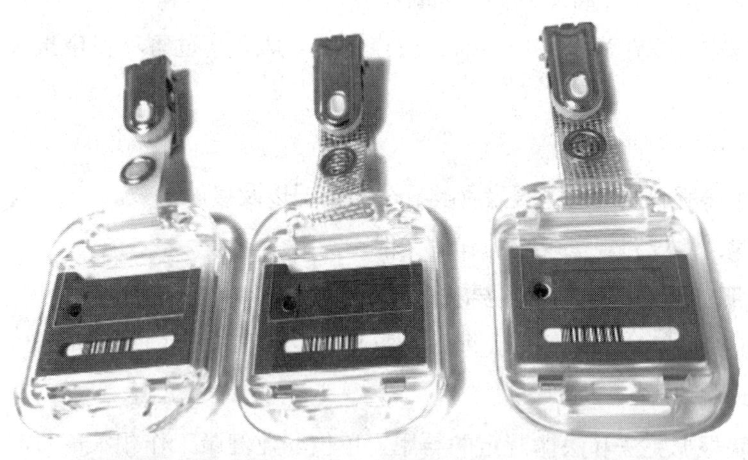

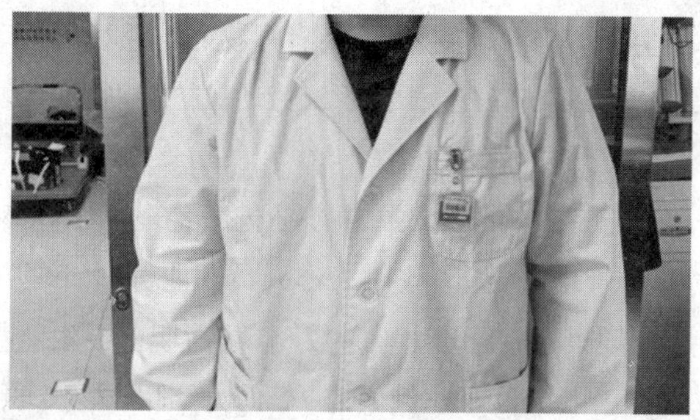

图 1-5-4　胸章剂量计

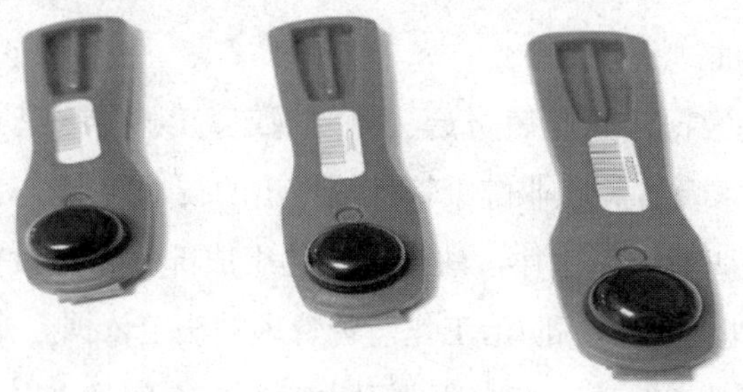

图 1-5-5　眼晶体剂量计

七、协助上报职业病危害因素

1. 职业病危害申报

根据我国职业病防治相关法律法规要求，工作场所存在《职业病危害因素目录》所列的职业病危害因素时，用人单位应当及时、如实向所在地卫生行政部门申报职业病危害项目，并接受卫生行政部门的监督检查。

用人单位申报职业病危害项目时，应当提交“职业病危害项目申报表”和下列文件、资料。

（1）用人单位的基本情况。

（2）工作场所职业病危害因素种类、分布情况以及接触人数。

（3）法律、法规和规章规定的其他文件、资料。

2. 国家职业卫生标准和卫生要求

除《职业病防治法》之外，我国主要职业卫生标准和卫生要求如下。

（1）行政法规

由国务院根据宪法和法律制定的与用人单位职业健康工作相关的行政法规主要包括:《中华人民共和国尘肺病防治条例》《使用有毒物品作业场所劳动保护条例》《放射性同位素与射线装置安全和防护条例》《女职工劳动保护特别规定》。

（2）部门规章

自 1998 年至今，现行有效的与用人单位职业健康管理工作直接相关的部门规章有 10 部。包括:《放射诊疗管理规定》《放射工作人员职业健康管理办法》《职业病诊断与鉴定管理办法》《职业健康检查管理办法》《工作场所职业卫生监督管理规定》《职业病危害项目申报办法》《用人单位职业健康监护监督管理办法》《职业卫生技术服务机构管理办法》《煤矿作业场所职业病危害防治规定》《建设项目职业病防护设施“三同时”监督管理办法》。

（3）职业卫生标准

职业卫生标准是根据《职业病防治法》的规定，以保护劳动者职业健康为目的，对劳动条件的健康要求及有关职业健康管理等做出的技术规定，是实施职业健康法律、法规的技术规范，是职业健康法律、法规体系的组成部分，是贯彻实施健康法律、法规的重要技术依据，也是职业病防治工作监督管理的法定依据。截至 2023 年年底，我国有职业健康相关标准 659 项，其中职业卫生标准 526 项，放射卫生标准 133 项。在职业卫生标准中，工程防护类标准 91 项，包括基础标准、防护评价标准、控制标准、防护管理标准和工程防护与个体防护标准等；监测与评估类标准 303 项，包括基础标准、方法标准、应急标准、管理标准和职业接触限值标准等；职业病诊断类标准 132 项，包括基础标准、诊断标准、技术规范标准和生物限值标准等；放射性卫生标准 133 项。放射卫生标准中，放射卫生防护类标准 87 项，包括通用基础标准、计划照射标准、现存材料标准、应急照射标准、检测与核查分析标准、防护设施与器材标准、培训与管理标准和其他标准等；放射性疾病诊断类标准 46 项，包括通用基础标准、职业健康监护标准、计量估算标准、核与放射事故医学处置标准、职业性放射性疾病诊断与处理标准和其他标准等。

3. **职业病危害项目申报方式及途径**

（1）职业病危害项目申报同时采取网络填报和纸质文本两种方式。用人单位应当首先通过职业病危害项目申报系统（图 1-5-6）进行电子数据申报，同时将“职业病危害项目申报表”加盖公章并由本单位主要负责人签字后，连同有关文件、资料一并上报所在地设区的市级、县级卫生行政部门。受理申报的卫生行政部门应当自收到申报文件、资料之日起 5 个工作日内，出具《职业病危害项目申报回执》。

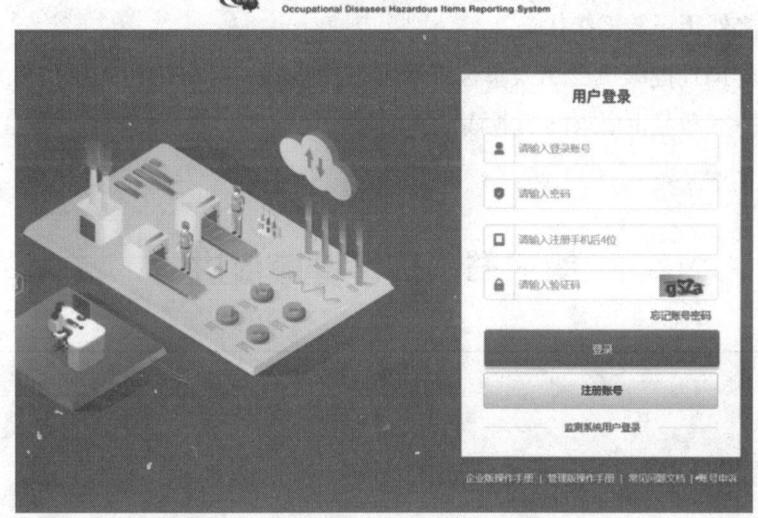

图 1-5-6　职业病危害项目申报系统

（2）用人单位有下列情形之一的，应当根据《职业病危害项目申报办法》向原申报机关申报变更职业病危害项目内容。

1）进行新建、改建、扩建、技术改造或者技术引进建设项目的，自建设项目竣工验收之日起 30 日内进行申报。

2）因技术、工艺、设备或者材料等发生变化导致原申报的职业病危害因素及其相关内容发生重大变化的，自发生变化之日起 15 日内进行申报。

3）用人单位工作场所、名称、法定代表人或者主要负责人发生变化的，自发生变化之日起 15 日内进行申报。

4）经过职业病危害因素检测、评价，发现原申报内容发生变化的，自收到有关检测、评价结果之日起 15 日内进行申报。

4. 不符合标准和要求的职业病危害因素上报流程及要求

根据《职业病防治法》规定，工作场所职业病危害因素不符合国家职业卫生标准和卫生要求时，用人单位应当立即采取相应治理措施，仍然达不到国家职业卫生标准和卫生要求的，必须停止存在职业病危害因素的作业；职业病危害因素经治理后，符合国家职业卫生标准和卫生要求的，方可重新作业。

如发现工作场所有职业病危害因素不符合国家职业卫生标准和卫生要求，且用人单位未停止作业的，个人有责任将上述用人单位违法行为及时向所在地卫生行政部门报告。

5. 社群健康助理员协助开展职业病危害因素上报要求

（1）社群助理健康员受用人单位或职能部门委托，可协助相关部门监控、维护监测系统，使之处于正常工作状态。

（2）社群助理健康员受用人单位或职能部门委托，可协助相关单位上报不符合国家职业卫生标准和卫生要求的职业病危害因素。

第三节　环境健康促进

一、常见环境污染及其对健康的影响

1. 空气污染

由于人类活动或自然过程引起某些物质进入大气，如煤炭等燃烧、工业生产、交通运输、秸秆露天焚烧、燃放烟花爆竹等过程排放二氧化硫、氮氧化物等空气污染物，当这些污染物浓度达到有害程度，对人或物造成危害的现象就是空气污染。

空气污染是当今世界最主要的环境问题之一，对人类健康、工农业生产、动植物生长和全球环境等都会造成伤害。空气污染指数（API）是一种反映和评价空气质量的常用方法，通常分级表征空气污染程度和空气质量状况，适于表示城市的短期空气质量状况和变化趋势。日常可以通过网络在线搜索随时查看所在城市的空气污染指数，并根据污染程度采取相应的防护措施。

2. 水污染

干净卫生的水首先是无色、无味、无臭、透明的，其次要满足国家相关标准，如《生活饮用水卫生标准》（GB 5749—2022）的各项要求。如果出现浑浊、有红色线虫、

异味等问题，则代表出现水污染。如饮用这样的水，可能引起急性或慢性中毒，或发生以水为媒介的传染病等。如发现自来水出水浑浊、异味、有红色线虫等问题，应及时向物业反映。如未得到妥善解决，可向当地环保部门或者水务部门投诉。日常可安装净水器，净水器能有效滤除水中异味、重金属及一些污染物。但需要注意的是，应根据产品要求定期更换滤芯。

此外，还应关注社区内景观用水，该水须符合《城市污水再生利用　景观环境用水水质》（GB/T 18921—2019）的要求，如出现水体黑臭等现象，应及时向物业或相关部门反映。

3. 土壤环境污染

土壤污染的危害较大，主要是对农产品安全、人居环境和生态系统造成不良影响。农业生产中，农作物吸收和富集某些污染物，会影响农产品质量，造成减产，长期食用超标农产品可能危害人体健康。住宅、商业、工业等建筑设施建设中，污染物可能通过呼吸、皮肤接触等方式危害人体健康，甚至会给有关人群造成长期的危害。另外，土壤污染可影响植物、动物和微生物的生长和繁衍，危及正常的土壤生态过程和生态服务功能，不利于土壤养分转化和肥力保持，影响土壤的正常功能。土壤中的污染物也可能发生转化和迁移，进入地表水、地下水和大气环境，造成区域环境质量下降。

我国土壤环境存在污染情况底数不清、监管能力薄弱、科技支撑不够、法规不健全、资金投入不足、社会意识不强等方面的问题，土壤污染新旧交织，部分地区土壤污染已经对人民群众身体健康造成不良影响，土壤环境保护面临的形势相当严峻。土壤污染已经成为我国实现可持续发展的重大障碍。因此，借鉴国外土壤污染治理的成功经验，全面提升我国应对土壤污染的技术水准和管理能力，避免土壤受到污染，防治土壤污染问题，对于保护和改善土壤生态环境，保障人类的身心健康，促进经济、社会与环境的可持续发展，具有十分重要的意义。

二、室内环境污染监测

1. 常见室内环境健康风险因素

（1）厨房油烟

厨房炒菜做饭导致油烟飘散，油烟中可能含有丙烯醛、苯并 [a] 芘、二硝基苯酚（DNP）、多环芳烃、挥发性亚硝胺等多种有害化学物质，长期吸入油烟可导致男性不育、诱发肿瘤、细胞染色体损伤等。

（2）室内装修污染物

居室装修饰品、清洁剂、油漆以及家具等，都有可能散发污染物危害人体健康，包括甲醛、苯、甲苯、二甲苯、总挥发性有机化合物（TVOC）等 200 多种有毒有害物质。

（3）室内霉菌及病毒、致病菌

居室内潮湿等原因，可能会导致室内滋生霉菌。此外，室内放置的食品、衣物、饭菜、人类和宠物的代谢物等，都可能成为微生物滋生地，产生病毒、致病菌等微生物，对人体健康产生危害。

（4）室外污染物渗入

造成室内环境污染的原因，一部分来源于室外空气污染。即使紧闭门窗，室内污染物仍然可以达到室外污染物浓度的 70% 左右。

（5）放射性污染物

氡（^{222}Rn）是主要的室内放射性污染物，主要来源于建筑材料、地基土壤扩散、室外空气渗透等。由于其辐射剂量很低，对人体不会构成很大危害，但是当室内通风不畅时，还是会大量聚集，存在一定的健康风险。

（6）噪声污染

室内噪声污染主要来源于室外道路交通噪声、装修噪声、家用电器噪声、社会生活噪声等。长时间噪声污染对人的听力、神经系统、内分泌系统等都有一定程度的损伤。

2. 常见室内污染的监测与应对

（1）室内空气污染

室内空气污染状况主要依据《室内空气质量标准》（GB/T 18883—2022）进行监测。如有感官不适，或经过专业机构监测后发现有指标超标等情况，可采取如下措施。

1）通风是最有效的改善室内空气质量的方式之一。定时开窗或者用排气扇等换气装置，让室内外空气流通，能有效保持室内氧气浓度，并且通过空气对流，用室外新鲜的空气来稀释室内污染物浓度，保证空气清新。如果屋内油烟味重，可通过打开油烟机或更换除油烟效率更高的油烟机等方式减缓污染状况。

2）购买适合的空气净化器。室内空气净化器的主要功能包括过滤尘埃、消除异味以及有害气体、杀灭细菌、释放健康负离子以及提高空气清洁度等，对于改善室内空气质量、创建舒适的工作和生活环境有重要作用。

3）放置盆栽等绿色植物。绿色植物除了能美化环境，还可以在一定程度上改善空气质量。推荐选择芦荟、吊兰、龟背竹等绿植，具有一定吸收污染物的能力。

（2）室内噪声污染

以居住为主的区域，如出现吵闹、夜间施工扰民等情形，昼间超过 55 dB、夜间超过 45 dB 即可以拨打电话投诉，包括 110、12369 环保热线等。对于普通居室，可以选用密闭性好的门窗。

三、常见道路交通伤害风险因素及应对措施

1. 道路交通伤害概念

道路交通伤害是指由于道路交通碰撞，导致的致死性的或者非致死性的伤害，按责任可分为机动车事故、非机动车事故、行人事故，按照后果可分为轻微事故、一般事故、重大事故。超过一半的道路交通死亡发生在行人、自行车手和摩托车手身上。全世界 93% 的道路交通事故发生在中低收入国家，尽管这些国家只拥有全世界约 60% 的车辆。

2. 道路交通伤害的风险因素

道路交通伤害的风险因素主要有超速、酒驾 / 毒驾、不使用摩托车头盔 / 安全带 / 儿童约束装置、分心驾驶、不安全的道路基础设施、不安全的车辆、交通管理不力、车祸后护理不足等方面。日常生活中，如暴风雨过后树木或电线杆等出现歪倒倾斜的情况，或违规乱停车，阻碍通行道路等情况，均会滋生一定的安全隐患，也可能造成交通受阻。

3. 协助上报常见道路交通伤害

当遇到交通伤害事故时，首先判断伤害情况。如果没有人员受伤，可先拨打交通事故报警电话 122，或高速公路报警救援电话 12122。准确向交警报告事故的位置，可以查看附近门牌号码或者附近电线杆上的编号，或者找到比较突出的地理特征，如水塘、小河、山区树木的高矮等，之后再客观描述清楚现场情况。如果交通事故造成人员伤亡，应立即拨打医疗急救电话 120，有些地区也可拨打 999（如北京）。注意：不要破坏现场，也不要随意移动伤员。

四、环境风险因素

1. 环境风险因素的概念

环境风险是指由人类活动引起或由人类活动与自然界的运动过程共同作用造成的，通过环境介质传播的，能对人类社会及其生存、发展的基础——环境产生破坏、损失乃至毁灭性作用等不利后果的事件的发生概率。

环境风险因素是指生产、储存、运输、使用的物质，或产生、收集、储存、运输、利用、处置这些物质的场所、设备和装置可能导致环境风险的因素。

2. 协助上报社会环境危险因素及影响环境健康的风险因素

当发现环境污染或者生态破坏事项，或可能导致环境健康风险的行为时，可以拨打全国统一免费 24 h 热线电话 12369。还可关注“12369 环保举报”微信公众号，也可以便捷地进行相关事件的举报。

对于普通公众来说，想了解环境健康危害知识（卫生法律、法规和政策信息、重大卫生活动、心理援助、戒烟等），可以拨打 12320 公共卫生热线等进行咨询。12320 属于卫生行业政府公益热线，是卫生系统与社会和公众沟通的一条通道，也是社会公众举报、投诉公共卫生相关问题的一个平台，可向公众传播卫生政策信息和健康防病知识。

五、常见环境危害信息查询、监测及预警

1. 水、空气、土壤环境危害信息查询及监测

日常水、空气、土壤环境危害信息均可在生态环境部网站上的环境质量专栏进行查阅。

（1）全国城市实时空气质量，网址是 https://air.cnemc.cn:18007/。

（2）国家地表水水质自动监测实时数据，网址是 http://106.37.208.243:8068/GJZ/Business/Publish/Main.html。

（3）全国城市空气质量预报，网址是 https://air.cnemc.cn:18014/。

（4）历年来土壤土地状况，网址是 http://www.mee.gov.cn/hjzl/hjzlqt/trhj/。

（5）历年来辐射环境质量报告，网址是 http://www.mee.gov.cn/hjzl/hjzlqt/hyfshj/。

（6）历年来中国生态环境状况公报，网址是 http://www.mee.gov.cn/hjzl/sthjzk/zghjzkgb/。

2. 空气污染预警

根据《环境空气质量指数（AQI）技术规定（试行）》（HJ 633—2012）的分级方法，依据空气质量预测结果，综合考虑空气污染程度和持续时间，将空气重污染预警分为四个级别，由轻到重依次为蓝色预警（四级）、黄色预警（三级）、橙色预警（二级）和红色预警（一级）。

蓝色预警（四级）：预测全市空气质量指数日均值（24 h 均值，下同）>200 将持续 1 天，且未达到高级别预警条件时。

黄色预警（三级）：预测全市空气质量指数日均值 >200 将持续 2 天及以上，且未

达到高级别预警条件时。

橙色预警（二级）：预测全市空气质量指数日均值 >200 将持续 3 天，且出现日均值 >300 时。

红色预警（一级）：预测全市空气质量指数日均值 >200 将持续 4 天及以上，且日均值 >300 将持续 2 天及以上时；或预测全市空气质量指数日均值达到 500 及以上，且将持续 1 天及以上时。

第六章

公共卫生事务协助

第一节　公共卫生防疫

一、消毒的概念与原则

1. 消毒、灭菌与清洁的概念

消毒是杀灭或清除传播媒介上的病原微生物，使其达到无害化的处理。灭菌是杀灭或清除传播媒介上一切微生物的处理。清洁是除去物品上的污染，使之达到预定用途或进一步处理所需的程度。

2. 消毒的基本原则

（1）预防性消毒

没有出现传染源的场所，室内空气以自然通风为主，环境以清洁卫生为主，定期进行预防性消毒。

（2）室外环境原则上不宜开展大规模消毒

不宜对室外空气进行消毒，对于室外很少用手触及的场所，如地面、绿植、墙面、宣传栏等，在没有明确受到呕吐物、分泌物、排泄物污染时，不需要消毒。室外健身器材、公共座椅等人群使用较为频繁的物品，可增加清洁频次，有明确污染时，实施表面消毒。

（3）防止过度消毒

不宜直接使用消毒剂对人员进行消毒，不得在有人的情况下使用化学消毒剂对空气进行消毒。室内地面被污染的风险小，应以清洁为主，消毒频率可适当减少。

（4）科学消毒

消毒剂通常对物品有腐蚀作用，特别是对金属的腐蚀性很强，对人体也有刺激性，残留消毒剂会对环境造成污染，对物品造成损毁。所用消毒产品均应符合国家卫生健康部门管理要求，按照产品说明书，在有效期内科学、适度地使用。

（5）终末消毒

传染源（包括病人和隐性感染者）离开后，应在疾病预防控制部门的指导下对房间及室外可能被污染的环境进行终末消毒。

二、消毒方法

1. 消毒方法分类

（1）物理消毒法

物理消毒效果可靠，无化学残留，如煮沸消毒、流通蒸汽消毒、红外热力消毒、紫外线消毒等方法。

（2）化学消毒法

化学消毒要根据消毒对象选择不同的化学消毒剂，如含氯消毒剂、醇类消毒剂、季铵盐类消毒剂、二氧化氯、过氧乙酸、过氧化氢、含碘消毒剂、含溴消毒剂等。化学消毒法常用的有浸泡消毒、喷洒（雾）消毒、擦拭消毒等。

2. 消毒方法的选择

（1）根据微生物的种类选择

1）对受到细菌芽孢、真菌孢子、分枝杆菌和经血传播病原体（乙型肝炎病毒、丙型肝炎病毒、艾滋病病毒等）污染的物品，选用高水平消毒法或灭菌法。

2）对受到真菌、亲水病毒、螺旋体、支原体、衣原体和病原微生物污染的物品，选用中水平以上的消毒方法。

3）对受到一般细菌和亲脂病毒等污染的物品，可选用中水平或低水平消毒法。

4）对存在较多有机物的物品消毒时，应加大消毒药剂的使用剂量和 / 或延长消毒作用时间。

5）消毒物品上微生物污染特别严重时，应加大消毒药剂的使用剂量和 / 或延长消毒作用时间。

（2）根据物品的性质选择

选择消毒方法时需考虑以下两点：一是要保护所消毒物品不受损坏，二是使消毒方法易于发挥作用。应遵循以下基本原则：

1）耐高温、耐湿的物品和器材，应首选压力蒸汽消毒；耐高温的玻璃器皿、油剂类和干粉类等可选用干热灭菌。

2）不耐热、不耐湿，以及贵重的物品，可选择环氧乙烷或低温蒸汽甲醛气体消毒。

3）器械的浸泡消毒，应选择对金属基本无腐蚀性的消毒剂。

4）物体表面消毒应考虑表面的性质，光滑表面可选择紫外线消毒灯近距离照射或擦拭消毒，多孔材料表面可采用喷雾消毒。

三、紫外线消毒和化学消毒剂消毒

1. 紫外线

紫外线用于室内空气、物体表面和水及其他液体的消毒，使用紫外线消毒灯和紫外线消毒器进行。

适用条件：

（1）紫外线可以杀灭各种微生物，包括细菌繁殖体、芽孢、分枝杆菌、病毒、真菌、立克次体和支原体等，凡被上述微生物污染的表面、水和空气均可采用紫外线消毒。

（2）紫外线辐照能量低、穿透力弱，仅能杀灭直接照射到的微生物，因此消毒时必须使消毒部位充分暴露于紫外线中。

（3）用紫外线消毒纸张、织物等粗糙表面时，要适当延长照射时间，且两面均应受到照射。

（4）紫外线消毒的适宜温度范围是 20 ~ 40 ℃，温度过高过低均会影响消毒效果，可适当延长消毒时间。用于空气消毒时，消毒环境的相对湿度以低于 80% 为好，否则应适当延长照射时间。

（5）用紫外线杀灭被有机物保护的微生物时，应加大照射强度。空气和水中的悬浮粒子也会影响消毒效果。

（6）紫外线消毒灯使用过程中其辐照强度逐渐降低，应定期测定消毒紫外线的强度，一旦降到要求的强度以下或者超过紫外线消毒灯的使用寿命，应及时更换。

2. 化学消毒剂

常用化学消毒剂及其使用方法见表 1–6–1。

表 1-6-1　常用化学消毒剂的消毒方法

消毒剂	常用消毒剂名称	使用浓度	消毒对象	消毒方式	消毒时间
含氯消毒剂	二氯异氰尿酸钠、三氯异氰尿酸、次氯酸钠	250 ~ 500 mg/L	物体表面、织物、食 / 饮具	擦拭、喷洒、浸泡	30 min
醇类消毒剂	乙醇	70% ~ 80%	手、皮肤、小件物品	擦拭、喷洒	1 ~ 3 min
二氧化氯类消毒剂	二氧化氯	50 ~ 100 mg/L	物体表面	擦拭、喷洒、浸泡	10 ~ 15 min
		100 ~ 150 mg/L	食 / 饮具	浸泡	10 ~ 20 min
含碘消毒剂	碘伏	2 000 ~ 10 000 mg/L	手、皮肤	喷洒、擦拭	1 ~ 3 min
含溴消毒剂	溴氨 -5，5-二甲基乙内酰脲	200 ~ 400 mg/L	物体表面	擦拭、喷洒、浸泡	15 ~ 20 min
	1，3- 二溴 -5，5- 二甲基乙内酰脲	400 ~ 500 mg/L	物体表面	擦拭、喷洒、浸泡	10 ~ 20 min
酚类消毒剂	对氯间二甲苯酚	1 000 ~ 2 000 mg/L	物体表面、织物	擦拭、浸泡	15 ~ 20 min
季铵盐类消毒剂	季铵盐	依据产品说明书	物体表面、织物	擦拭、喷洒、浸泡	依据产品说明书

四、消毒剂的配制

1. 配制原则

（1）消毒剂配制计算，遵循消毒剂配制前后有效成分含量相等的原则。

（2）液体和液体之间为体积百分数，用“%”表示，即 100 mL 溶液中含溶质若干毫升，或 100 mL 消毒剂中含有效成分若干毫升。

（3）固体和固体之间为质量百分数，用“%”表示，即 100 g 消毒剂中含有效成分若干克。

（4）对固体和液体之间采用质量浓度（mg/L、g/L 等）表示，即 1 L 溶液中含溶质若干毫克或克，或 1 L 消毒剂中含有效成分若干毫克或克等。

2. 消毒液配制流程（见图 1-6-1）

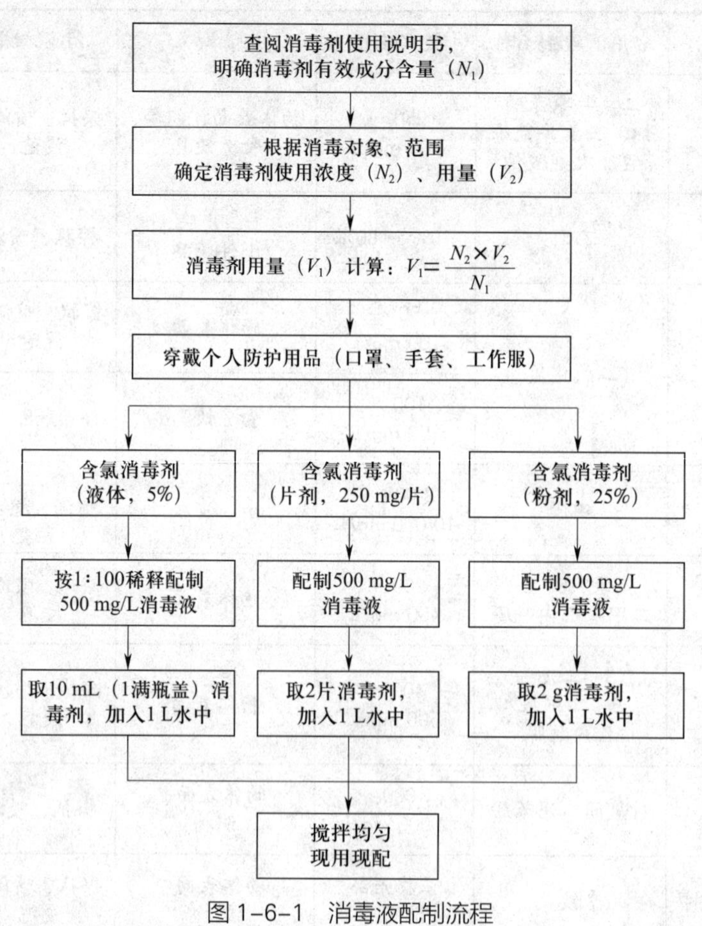

图 1-6-1 消毒液配制流程

五、不同对象的消毒方法

1. 室内空气消毒

以自然通风为主。对于无法自然通风或通风不良的宜采用机械通风，也可使用符合规定的循环风空气消毒机。在无人条件下，可采用紫外线灯进行照射消毒，每次持续照射 60 min。

（1）采用开窗等自然通风方式时，在保证室内人员保暖的前提下，每日通风 3 次以上，每次应不少于 30 min，必要时可采取机械通风方式加强通风效果。

（2）根据室外的空气质量，合理安排开窗通风。随时关注环保部门发布的空气质量预报，轻度污染以下提倡开窗通风；中度、重度、严重污染的雾霾天气，选择空气污染相对较轻的时段开窗通风；大风、沙尘天气要紧闭门窗，风停后，根据空气质量考虑是否开窗通风。距离城市主干道近的建筑，开窗通风要尽量避开早晚交通高峰期污染重的两个时段。

（3）开窗通风可选择早晨起床后、做饭时、吃饭后、洗澡后、装修后、清扫时、晚上睡觉前。风大、温差大、空气质量差时，可以适当减少开窗通风时间；相反，温度适宜、空气质量好时，可以尽量延长通风时间。室内外温差大，老年人在房间内时，开窗通风尽量要关上门，避免形成较强的对流，造成温度下降过快，影响老年人身体健康。

（4）开窗通风的时间和次数，还需根据住房面积大小、人口多少、起居习惯、室内污染程度、天气情况合理安排。

2. 环境、物体表面消毒

环境、物体表面可采用有效氯含量为 250 ~ 500 mg/L 的含氯消毒液、50 ~ 100 mg/L 的二氧化氯消毒液进行擦拭、喷洒消毒，也可选用季铵盐类消毒剂，作用 30 min 后，用清水擦拭干净。小件物品可用含乙醇 75% 的消毒液进行擦拭消毒。

（1）办公区域、服务场所的桌椅、物体表面等每天用清水擦拭 1 次，每周擦拭消毒 1 ~ 2 次；门把手、扶手、水龙头、各种开关按钮，特别是公共卫生间的冲水按钮、电梯的按键等，厨房、洗衣房、后勤保障设施设备和物品每天消毒不少于 2 次。

（2）地面和可能被污染的墙壁可用有效氯含量为 500 ~ 1 000 mg/L 的含氯消毒液擦拭或喷洒消毒，作用时间不少于 30 min。

（3）使用后的食 / 饮具去除残渣、清洗后，可选用煮沸消毒、流通蒸汽消毒、远红外热力消毒，作用时间 15 min，或采用有效氯含量为 250 ~ 500 mg/L 的消毒液浸泡消毒 30 min，再用清水洗净。

（4）衣服、被褥、毛巾等纺织品用洗涤剂清洗干净后，置阳光直接照射下暴晒，耐热的纺织品也可以用煮沸消毒或流通蒸汽消毒，作用时间 15 min。毛巾类织物可使用有效氯含量为 250 ~ 500 mg/L 的含氯消毒液浸泡消毒，作用 30 min 后再用清水洗净。被褥等不宜清洗的物品可放置在通风处晾晒，晾晒时间 ≥ 6 h，每 2 h 翻动一次。

（5）拖布和抹布等卫生用具应专区专用、专物专用，避免交叉污染。使用后以 500 ~ 1 000 mg/L 的含氯消毒液进行浸泡消毒，作用 30 min 后用清水冲洗干净，晾干存放。

（6）呕吐物、排泄物、分泌物等污染物可用一次性吸水材料（如纱布、抹布等）蘸取 5 000 ~ 10 000 mg/L 的含氯消毒液小心移除（避免直接接触污染物），清除后应对被污染的物体表面用 1 000 mg/L 的含氯消毒液进行擦拭消毒，作用时间不少于 30 min。盛放污染物的容器可用有效氯含量为 5 000 mg/L 的含氯消毒液浸泡消毒

30 min，然后清洗干净。处理污染物应戴手套与医用外科口罩，处理完毕后应洗手或对手进行消毒。

（7）垃圾、垃圾桶及垃圾存放点的垃圾要及时清理，“日产日清”，垃圾桶、垃圾临时存放点可定期消毒，用 1 000 mg/L 的含氯消毒液喷洒消毒。垃圾桶要先清洁再消毒，作用时间 30 min。

（8）冰箱、冰柜清空内容物后断电，内表面可使用 1 000 ~ 2 000 mg/L 的季铵盐类消毒液擦拭消毒，作用时间 30 min，再用清水擦净，或者用含乙醇 75% 的消毒液擦拭消毒两遍。外表面可使用 500 mg/L 的含氯消毒液擦拭消毒，作用时间 30 min，再用清水擦净。

（9）便池及周边可用有效氯含量为 500 ~ 1 000 mg/L 的消毒液消毒，作用时间 30 min。卫生间及浴室的消毒应以手经常接触的表面为主，如门把手、水龙头等，有明显污染物时，需先清理污染物，之后可用 500 mg/L 的含氯消毒液或其他可用于物体表面消毒的消毒剂擦拭消毒，作用 30 min 后用清水擦拭干净。保持卫生间的通风良好。卫生间每日开窗通风 3 次以上，每次至少 30 min；没有窗户的卫生间，应安装性能良好的排 / 换气扇，并每天保持一定的通风时间。公共卫生间要始终持续保持良好的通风状态。

（10）厢式电梯按键用含乙醇 75% 的消毒液擦拭消毒，电梯内壁等使用 500 mg/L 的含氯消毒液，或其他可用于物体表面消毒的消毒剂，进行擦拭或喷洒消毒，作用时间 30 min，消毒后用清水擦拭。

（11）快递等外来物品使用 500 mg/L 的含氯消毒液进行充分喷洒消毒，消毒作用 30 min。

（12）办公场所、公共场所与住宅中的集中空调通风系统和分体式空调等的开放式冷却塔、空气处理机组等进行清洗、消毒，有条件时对风管进行清洗。

（13）被洪水淹过的地铁站、商场、街道、社区等室内公共活动区域应及时进行彻底的处理，做到先清理后消毒。室内物体表面、墙壁、地面可采用有效氯含量为 500 mg/L 的含氯消毒剂进行喷洒、擦拭消毒，作用时间 30 min。

六、消毒操作与防护

1. 消毒操作注意事项

（1）应主动取得病人和相关人员的配合。选择消毒因子时，应尽量采用物理消毒法。在用化学消毒法时应尽量选择对相应致病性微生物杀灭作用良好，对人、畜安全，对物品损害轻微，对环境影响小的消毒剂。

（2）使用消毒剂前，认真阅读消毒产品说明书，严格按照说明书规定的使用范围、使用方法、作用浓度、作用时间正确使用。

（3）消毒剂具有一定的刺激性，配制和使用时应注意个人防护。

（4）消毒剂对金属有一定腐蚀性，对衣物有漂白、褪色作用，注意达到消毒时间后用清水擦拭或清洗以去除残留消毒剂，防止对物品造成损坏。

（5）所使用消毒剂应在有效期内，根据消毒剂的有效成分含量，配制成所需使用浓度，且须现用现配。

（6）醇类消毒剂易燃，不应用于空气消毒，也不得用于大范围的喷洒和擦拭消毒。

（7）一般情况下，消毒剂应单独使用，不应与其他成分混合使用。

（8）在消毒过程中，不得吸烟、饮食。要注意自我保护，既要防止或减少受到消毒因子的伤害，又要避免受到微生物感染。

（9）在消毒过程中，不得随便走出消毒区域，禁止无关人员进入消毒区内。

（10）消毒应有条不紊，突出重点。凡应消毒的物品，不得遗漏。严格区分已消毒和未消毒的物品，勿使已消毒的物品被再次污染。

（11）作业后被污染的衣物应立即分类作最终消毒处理。

（12）清点所消耗的药品器材，加以整修、补充。

（13）消毒剂禁止口服，应置于阴凉、干燥处密封保存。

（14）消毒结束后应对消毒工作进行记录，见表 1–6–2。填好的消毒记录应及时上报。

表 1-6-2　预防性消毒过程记录表

<table>
<tr><td>消毒地点</td><td colspan="7"></td></tr>
<tr><td>消毒日期</td><td colspan="7">年　月　日　时</td></tr>
<tr><td>传染病</td><td colspan="7">________流行　　传播途径：________</td></tr>
<tr><td>消毒对象</td><td>消毒起止时间</td><td>作用浓度或强度</td><td>作用时间</td><td>消毒方法</td><td>使用总量</td><td>消毒面积（m^2）/空间（m^3）</td><td>操作人员</td></tr>
<tr><td></td><td></td><td></td><td></td><td></td><td></td><td></td><td></td></tr>
<tr><td></td><td></td><td></td><td></td><td></td><td></td><td></td><td></td></tr>
<tr><td></td><td></td><td></td><td></td><td></td><td></td><td></td><td></td></tr>
<tr><td></td><td></td><td></td><td></td><td></td><td></td><td></td><td></td></tr>
<tr><td>消毒剂名称</td><td></td><td colspan="2">有效成分含量</td><td></td><td colspan="2">失效日期</td><td></td></tr>
<tr><td>配制方式</td><td></td><td colspan="2">配制时间</td><td></td><td colspan="2">配制人员</td><td></td></tr>
</table>

2. 消毒时的自我防护

（1）干热灭菌时应防止燃烧，压力蒸汽灭菌时应防止发生爆炸事故及可能对操作人员造成的灼伤事故。

（2）紫外线消毒应避免对人体的直接照射。

（3）气体化学消毒应防止有毒有害气体的泄漏，经常检测消毒环境中该类气体的浓度，确保在国家规定的安全范围之内；对环氧乙烷气体消毒剂，还应严防发生燃烧和爆炸事故。

（4）液体化学消毒剂具有一定的刺激性，配制和使用时应注意个人防护，佩戴口罩、帽子、手套、工作服、防护镜等。

（5）处理锐利器械和用具时应采取有效防护措施，以避免可能对人体造成刺、割等伤害。

3. 消毒防护

（1）手卫生流程（见图 1–6–2）

（2）二级防护——穿戴医用防护用品的步骤

步骤 1　进行手部清洗。

步骤 2　戴一次性工作帽。

步骤 3　戴医用防护口罩。

步骤 4　穿第一层鞋套。

步骤 5　检查手套气密性后，戴第一层手套。

步骤 6　穿医用防护服。

1）检查防护服的完好性。

2）穿上防护服。

3）戴上帽子，拉上拉链，贴上门襟胶条。

4）做抬手、抬腿等动作以检查防护服是否合身，是否有碍作业。

步骤 7　穿第二层鞋套（防水鞋套）。

步骤 8　戴第二层手套。

步骤 9　戴上护目镜。

步骤 10　互检。全部穿好后，工作人员相互检查是否穿戴整齐，是否防护到位。

（3）二级防护——脱医用防护用品的步骤

步骤 1　手部消毒。

步骤 2　摘护目镜，双手抓住护目镜外边缘，将护目镜先向前上方推起，再向后上方推送，轻轻摘下，双手不要接触面部，放入黄色医疗废物收集袋（丢弃）或放在消毒液中（消毒回收）。

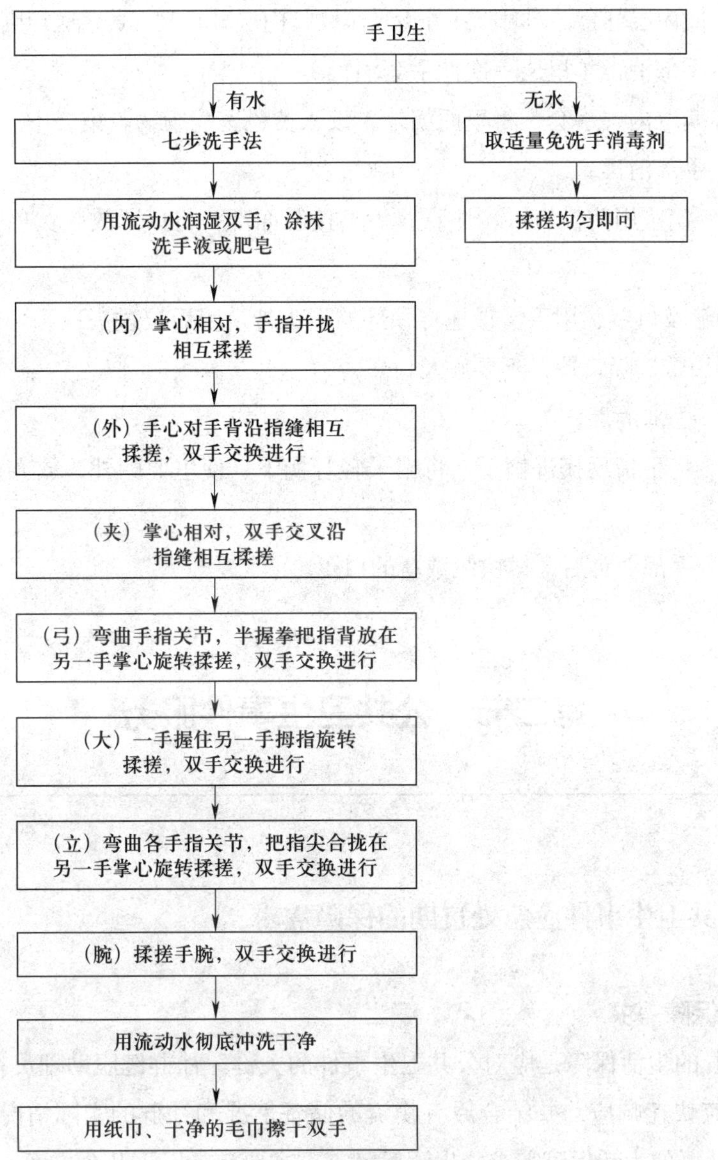

图 1–6–2　手卫生流程

步骤 3　手部消毒。

步骤 4　脱医用防护服，同时脱去外层手套、鞋套。

1）揭开门襟胶条。

2）从上向下拉开防护服拉链，双手抓住颈侧部位向上拉，低头的同时双手向后翻，这样可以摘下帽子并脱出双肩，然后双手从袖中抽出，之后就能顺利地将防护服以及外层手套、鞋套一起脱下（这个过程中注意内裹外原则，避免双手与防护服外表面接触）。

步骤 5　手部消毒（里层一次性手套消毒）。

步骤 6　脱内层鞋套，同时脚往外迈一步，将内层鞋套放入黄色医疗废物收集袋中。

步骤 7　手部消毒（里层一次性手套消毒）。

步骤 8　摘取内层手套，将里面朝外，放入黄色医疗废物收集袋中。

步骤 9　手部消毒。

步骤 10　摘医用防护口罩，注意双手不接触面部，将口罩放入黄色医疗废物收集袋中。

1）不要触及口罩，用手慢慢地将颈部的下头带从脑后拉过头顶。

2）拉上头带摘除口罩，不要触及口罩。

步骤 11　手部消毒。

步骤 12　将手指反掏进帽子，将帽子轻轻摘下，使里面朝外，放入黄色医疗废物收集袋中。

步骤 13　手部消毒后，尽快佩戴新的口罩。

第二节　公共卫生事件服务

一、公共卫生事件应急处置期的保障需求

1. 生活保障需求

满足社群的生活保障是应对公共卫生事件的关键。社群健康助理员在应对公共卫生事件时，应快速响应，并结合原有物资的储备情况和社群的实际情况，及时调查、统计和上报社群的生活保障需求。生活保障需求主要包括以下几个方面。

个人防护物资：口罩、手套、护目镜等。

医疗物资：体温计、常备及紧急需要的药品等。

消毒物资：手消毒器、消毒剂、喷壶等。

后勤保障物资：粮油、蔬菜、帐篷等。

服务需求：老人、儿童及其他特殊群体的看护或急诊转诊服务等。

2. 生活保障管理要求

社群健康助理员应具备公共卫生事件应急处置的意识，认识到物资和服务管理的

重要性，并不断创新管理的理念。

（1）应有专人负责调查和统计社群生活保障的需求，能够在短时间内统计汇总服务对象的需求，并形成书面调研报告上交给决策人员。

（2）对物资实行专人管理，严格记录和动态管理物资的出、入库情况，平时应定期对物资进行质量检查和清点，并及时补充。

（3）在日常工作中，应积极参与应急响应能力、指挥协调能力及为特殊群体提供服务能力的培训和演练等。

二、公共卫生事件应急处置期物资提供及服务

在发生公共卫生事件时，社群健康助理员不仅要积极承担为所在社群提供生活、防疫物资配送的职责，还应在人力匮乏的情况下，寻找、积累能够提供生活物品、防疫物资、看护服务的第三方信息，在社群内部积极动员、征集志愿者，尽可能为社群在最短时间内提供生活和防疫物资，同时积极疏通供货渠道和集中转运渠道，保障供给满足社群需求。同时，在疫情流行期间，配送生活物品、防疫物资时要做好个人防护。

三、环境安全风险因素防范

1. 搞好环境卫生

人类所患的许多疾病都与环境污染有很大的关系，因此要倡导社群成员自觉养成节约资源、不污染环境的良好习惯，努力营造清洁、舒适、安静、优美的社群环境。

2. 接种疫苗

接种疫苗是预防社群传染病最有效、最经济的手段。应准确掌握社群成员各类疫苗的接种情况，对可预防传染病的接种情况进行调研，并积极开展社群健康教育活动。例如，在流感流行季节前接种流感疫苗可预防流感，减少患流感的机会或减轻患流感后的症状，因此应鼓励社群内儿童、老人、体弱者积极接种流感疫苗。

3. 开展爱国卫生运动

搞好社群环境卫生与社群健康息息相关。如蚊子可以传播疟疾、流行性乙型脑炎、登革热等疾病；苍蝇可以传播霍乱、痢疾、伤寒等消化道疾病；老鼠可以传播鼠疫、流行性出血热、钩端螺旋体病等多种疾病；蟑螂可以携带痢疾、伤寒等多种病原菌，其排泄物与尸体中的蛋白可诱发人的过敏性鼻炎和哮喘。因此，应配合相关部

门做好蚊蝇鼠蟑的监测，鼓励社群成员讲究卫生、除害灭病，推动爱国卫生运动的开展。

4. 避免职业伤害

掌握社群内所有劳动者工作岗位和工作环境中存在的危害因素，定期开展调研，做好从业人员的个人防护和社群成员的防护，避免职业伤害。

四、环境卫生健康及安全宣传教育

1. 环境卫生健康宣传教育

（1）艾滋病、乙肝和丙肝通过血液、性接触和母婴三种途径传播，日常生活和工作接触不会传播。

（2）肺结核主要通过病人咳嗽、打喷嚏、大声说话等产生的飞沫核传播；出现咳嗽、咳痰 2 周以上，或痰中带血，应及时检查是否得了肺结核；坚持规范治疗，大部分肺结核病人能够治愈，并能有效预防耐药结核的产生。

（3）在血吸虫病流行区，应尽量避免接触疫水；接触疫水后，应当及时进行检查或接受预防性治疗。

（4）家养犬、猫应接种兽用狂犬病疫苗；人被犬、猫抓伤、咬伤后，应当立即冲洗伤口，并尽快注射抗狂犬病免疫球蛋白（或血清）和人用狂犬病疫苗。

（5）发现病死禽畜要报告，不加工、不食用病死禽畜，不食用野生动物。

（6）家庭成员养成良好的环境卫生习惯，及时、主动开展家庭环境卫生清理，做到卫生整洁、光线充足、通风良好。

（7）积极实施垃圾分类并及时清理，将固体废弃物主动投放到相应的回收地点及设施中，减少污染物的扩散及对环境的影响。

（8）完善健康家庭标准，将文明健康生活方式以及体重、血压、近视、油、盐、糖等控制情况纳入“五好文明家庭”评选标准。

（9）根据天气变化和空气质量，适时开窗通风，重污染天气时关闭门窗，有条件的建议开启空气净化装置或新风系统。

（10）公共场所应定期清洗集中空调和新风系统，公共游泳场所应定期消毒、换水。

（11）不在公共场所吸烟、吐痰，咳嗽、打喷嚏时遮掩口鼻。

（12）做好厕所的清洁卫生，及时清理垃圾。定时对公厕的水龙头、扶手等公共设施进行清洁和消毒，加强公厕通风，提供足够的洗手液。农村使用卫生厕所，管理好人畜粪便。

2. 安全宣传教育

（1）驾驶机动车系安全带，不超速、不酒驾、不疲劳驾驶，减少道路交通伤害。

（2）加强看护，避免儿童接近危险水域，预防溺水。

（3）冬季取暖注意通风，谨防煤气中毒。

（4）抢救触电者时，要首先切断电源，不要直接接触触电者。

（5）发生火灾时，用湿毛巾捂住口鼻、低姿逃生，拨打火警电话119。

（6）发生地震时，选择正确避震方式，震后立即开展自救互救。

五、公共卫生事件设施的运维

公共卫生事件设施包括在公共卫生事件应急处置过程中所需的各种仪器设备及场地，包括测温设备、医疗急救设备、消杀设备、急救车辆、应急隔离区域、疫苗应急接种区域等。

社群健康助理员应定期安排对上述公共卫生事件设施的维护和监督，保障各种设备及场地有专人负责管理，仪器设备定期调试，车辆定期拉练，场地定期清洁和测试，形成专门的维护方案，并且积极接受管理人员的监督，对发现的问题进行及时反馈和整改。

第三节　食品安全服务

一、食品安全概述

1. 食品安全的概念

食品安全是指食品无毒、无害，符合营养要求，对人体健康不造成任何急性、亚急性或者慢性危害。食品（食物）从原料生成（种植、养殖）到加工、包装、储藏、运输、销售、消费等活动应符合国家强制标准和要求，不存在可能损害或威胁人体健康的有毒有害物质，以导致消费者病亡或者危及消费者及其后代的安全隐患。食品安全并不是简单地指食品本身的生物性安全，应既包括生产安全也包括经营安全，既包括结果安全也包括过程安全，既包括现实安全也包括未来安全。

2. 现阶段食品安全的三个层次

随着人类社会的不断发展，现阶段食品安全含义包括以下三个层次。

第一层：食品数量安全。即一个国家或地区能够生产基本生存所需的膳食需要。它要求人们既能买得到又能买得起生存生活所需要的基本食品。

第二层：食品质量安全。即提供的食品在营养、卫生等方面满足和保障人群的健康需要，食品质量安全涉及食物是否被污染、是否有毒、添加剂是否违规超标、标签是否规范等问题，需要在食品受到污染之前采取措施，预防食品污染，避免遭遇主要危害因素侵袭。

第三层：食品可持续安全。这是从发展角度要求食品的获取需要注重生态环境的良好保护和资源的可持续利用。

3. 食品安全卫生信息查询与咨询

可以通过食品安全查询系统（www.eshian.com），进行食品添加剂使用标准、食品标准、食品生产许可办证等业务查询。

二、食品防护与救助

1. 食品防护概述

食品防护是指保护食品生产和食品供应过程，防止食品遭到有毒有害物质的污染。

做好食品防护，可有效减少食源性危害因素，把食品污染或破坏风险降到最低，保障食品安全和社会稳定。

2. 天然毒素食物

四季豆、发芽马铃薯、生豆浆、木薯、黄花菜、杏仁、部分蘑菇属于天然毒素食物，需要加工食用或者尽量避免食用。

3. 食品安全救助

详见《社群健康助理员（基础知识）》第十四章第五节常见食物污染与食品安全。

三、食品污染概述

1. 食品污染的概念

食品污染是指人们吃的各种食品，如粮食、水果、蔬菜、鱼、肉、蛋等，在生产、运输、包装、储存、销售、烹调过程中，混进了有害有毒物质或者致病性微生物。

1983年，联合国粮农组织（FAO）和世界卫生组织（WHO）食品添加剂法规委员会（CCFA）第十六次会议指出：凡不是有意加入食品中，而是在生产、制造、处理、加工、填充、包装、运输和储藏等过程中带入食品的任何物质都称为食品污染物。

2. 食品污染分类

食品污染按污染源的性质可分为三类：生物性污染、化学性污染、物理性污染（放射性污染）。

（1）生物性污染

食品的生物性污染包括微生物、寄生虫、昆虫和有毒生物组织污染，以微生物污染为主，危害较大，主要为细菌和细菌毒素、真菌和真菌毒素污染。

（2）化学性污染

食品的化学性污染来源复杂，种类繁多，主要有以下几方面。

1）来自生产、生活和环境中的污染物，如农药、有害金属，以及某些有机化合物和无机化合物等。

2）生产加工、运输、储存和销售的工具、容器、包装材料及涂料等溶入食品中的原料材质、单体及助剂等物质。

3）在食品加工储存中产生的物质，如酒类中有害的醇类、醛类等。

4）滥用的食品添加剂等。

（3）物理性污染（放射性污染）

环境中人为的放射性核素污染主要来源于以下几个方面：核爆炸、核废物的排放、意外事故。环境中的放射性核素可通过食物链向食品中转移，其主要的转移途径有向水生生物体内转移、向植物转移、向动物转移。

食品放射性污染对人体的危害：摄入污染食品后放射性物质对人体内各种组织、器官和细胞产生的低剂量长期内照射效应，主要表现为对免疫系统、生殖系统的损伤和致癌、致畸、致突变作用。

四、生物性污染风险及识别

1. 食品中致病性微生物分类

污染食品的微生物按其对人体的致病能力，可分为三类。

（1）致病性微生物，可直接对人体致病并造成危害。包括某些细菌、真菌、病毒及其产生的有毒物质。

（2）条件致病性微生物，即通常条件下不致病，在一定条件下才有致病力的微生物。

（3）非致病性微生物，在自然界分布非常广泛，其中有许多是引起食品腐败变质和卫生质量下降的主要原因。

2. 食品中的细菌污染

食品中存活的细菌只是自然界细菌中的一部分，在食品卫生学上被称为食品细菌，其中绝大多数是非致病菌，它们往往与食品出现特异颜色、气味及相对致病性有关，是研究食品腐败变质原因、过程和控制方法的主要对象。

（1）常见食品细菌

1）假单胞菌属。该菌属多具有分解蛋白质、碳水化合物和脂肪的能力，是重要的食品腐败性细菌。广泛分布于食品中，特别是蔬菜、肉类和海产品中，可引起腐败变质，是导致新鲜的冷冻食物腐败的重要细菌。

2）葡萄球菌属。该类菌属自身成长营养需求较低，是食品中极为常见的菌属，可分解食品中的糖类并产生色素。

3）肠杆菌科。该菌属多与水产品、肉及蛋制品的腐败有关，其中大肠杆菌是常见的食品腐败菌，也是食品和饮用水的粪便污染指示菌之一。

4）弧菌属。该类菌属主要来自海水或淡水，可在低温和 5% 的盐水中生长，因此为鱼类及水产品中常见的腐败菌。

（2）细菌污染主要卫生评价指标与意义

反映食品卫生质量的细菌污染指标主要有两个：一是菌落总数，二是大肠菌群。

菌落是指细菌在固体培养基上生长繁殖而形成的能被肉眼识别的生长物，它是由数以万计相同的微生物集合而成。菌落总数的卫生学意义首先是作为食品被细菌污染程度即清洁状态的标志，其次是预测食品耐保藏性。

大肠菌群是卫生细菌领域的用语，它不代表某一个或某一属细菌，而是指具有某些特性的一组与粪便污染有关的细菌。大肠菌群的卫生学意义首先是作为食品受到人和温血动物粪便污染的指示菌，因为大肠菌群都直接来自人与温血动物粪便；其次是作为肠道致病菌污染食品的指示菌，因为大肠菌群与肠道致病菌来源相同，且在一般条件下大肠菌群在外界生存时间与主要肠道致病菌是一致的。

3. 食品中的真菌污染

真菌是一种具有真核的、产孢的、无叶绿体的真核生物，包含霉菌、酵母、蕈菌以及其他人类所熟知的菌菇类。真菌毒素主要是指真菌在其所污染的食品中生产的有毒的代谢产物。人和动物一次性摄入含大量真菌毒素的食物常会发生急性中毒，而长期摄入含有少量真菌毒素的食物则会导致慢性中毒。

（1）食品中常见的产毒真菌及主要毒素

1）曲霉菌属。曲霉在自然界分布极为广泛，对有机物分解能力很强，是重要的食品污染真菌，其可产生多种毒素，如黄曲霉毒素、赭曲霉毒素等。

2）青霉菌属。青霉分布广泛，种类较多，经常存在于土壤、粮食和果蔬上，可引起果蔬、谷物及食品的腐败变质。

3）镰刀菌属。镰刀菌属涵盖菌类较多，可产生诸如雪腐镰刀菌毒素、河谷镰刀菌毒素等，如大量食用可引起较为严重的疾病。

（2）真菌污染的卫生学意义

真菌最初污染食品后，在环境条件适宜时，首先可引起食品的腐败变质，不仅可使食品呈现异样颜色，产生霉味等异味，食用价值降低，甚至完全不能食用，还可使食品原料的加工工艺品质下降，特别是粮食类及其制品被真菌污染而造成的损失最为严重。

4. 食品的腐败变质

食品腐败变质是指食品在微生物为主的各种因素作用下，其原有的化学性质或物理性质发生变化，降低或失去其营养价值的过程。例如，肉鱼禽蛋的腐臭、粮食的霉变、蔬菜水果的溃烂、油脂的酸败等。食品腐败变质是食品本身、环境因素和微生物三者互为条件、相互影响、综合作用的结果。

五、化学性污染风险及识别

食品的化学性污染物种类繁多，包括各种有毒金属、非金属及有机化合物、无机化合物。

1. 食品化学性污染的特点

（1）污染途径复杂、多样，涉及范围广，不易控制。

（2）受污染的食品外观一般无明显改变，不易甄别。

（3）污染物的性质较为稳定，在食品中不易消除。

（4）污染物的蓄积性强，通过食物链的生物富集作用可在人体内达到很高浓度，易对健康造成多方面的危害，特别是具有致癌、致畸、致突变作用，是影响食品安全的重要因素。

2. 农药和兽药的残留

（1）相关概念

农药残留物是指任何由于使用农药而在农产品及食品中出现的特定物质，包括被认为具有毒理学意义的原药及其衍生物。

兽药残留是指动物产品的任何可食部分所含兽药的母体化合物（原药）和/或其代谢物，以及与兽药有关的杂质的残留。兽药残留主要有抗生素类、抗寄生虫类和激素类等。

（2）来源与影响

1）食品中农药残留。首先，农田施药对农作物产生直接污染，农药在田间使用后，可黏附在农作物的表面形成表面粘附性污染，也可通过渗透进入农作物，造成内吸性污染。污染的程度与农药的性质、农药的剂型及施用方法、施药的浓度、气象条件、农作物的特性有关。其次，农作物从污染的环境中吸收农药，主要从土壤和灌溉水中吸收。最后，农药还可通过食物链污染食品，如饲料被农药污染而使肉、奶、蛋等受到污染。

2）动物性食品中兽药残留。首先是滥用药物，包括治疗和预防动物疾病时用药的品种、剂型、剂量、部位不当，长期用药，不遵守休药期规定，以及其他残留因素。其次是使用违禁或淘汰的药物，例如，为使甲鱼和鳗鱼长得肥壮而使用违禁的乙烯雌酚，为预防和治疗鱼病而使用的孔雀石绿。最后是违规使用饲料添加剂，如为了增加瘦肉率，减少肉类的脂肪含量而在动物饲料中加入瘦肉精（盐酸克伦特罗）等。

（3）食品中常见的农药和兽药残留及其毒性

1）有机氯农药。该类农药是最早使用的化学合成农药，主要品种有 DDT（双对氯苯基三氯乙烷）、六六六（六氯环己烷）等。有机氯农药在环境中不易降解，脂溶性强，主要蓄积在脂肪组织，且生物富集作用强，是残留性最强的农药。急性有机氯农药中毒主要表现是神经系统和肝、肾损害，慢性中毒主要表现为肝脏病变、血液和神经系统损害。

2）有机磷农药。该类农药是一类有相似化学结构的化合物，具有抗胆碱酯酶活性的特征，该类农药大部分品种易于降解，在环境中相对不易长期残留。有机磷农药是毒性较大的一类农药，有些品种属于剧毒类，如甲胺磷、内吸磷等。急性有机磷农药中毒主要表现为抑制血液和组织中胆碱酯酶活性，导致神经传导功能紊乱而出现相应的中毒症状，慢性有机磷农药中毒主要表现为神经系统、血液系统和视觉损伤。

3. 有毒金属污染

自然界存在各种金属元素，它们均可以通过食物和饮用水摄入、呼吸道吸入和皮肤接触等途径进入人体，但通过被污染的食物进入人体是主要途径。其中一些金属元素是人体所必需的，但是在过量摄入的情况下也会对人体产生毒性作用或者潜在危害，有些金属元素即使在较低摄入量的情况下，亦可干扰人体正常生理功能，并产生明显的毒性作用，如铅、镉、汞等，常称为有毒金属。

常见有毒金属对食品的污染及毒性：

（1）汞

汞及其化合物广泛应用于农业生产和医药卫生行业，可通过污染环境进而污染食品，其中又以鱼贝类食品的甲基汞（一种汞类有机化合物）污染最为重要。甲基汞作为常见的有机汞化合物可被人体消化道吸收，且吸收率高达95%。长期摄入被甲基汞污染的食品可致甲基汞中毒，主要表现是神经系统损害的症状，初期为疲乏、头晕、失眠，而后感觉异常，手指、口唇等处麻木，严重者出现共济失调、语言障碍、听力障碍甚至死亡。

（2）镉

镉广泛应用于工业领域，在一般环境中含量很低，但可通过食物链富集后达到相当高浓度。镉进入人体的主要途径是以消化道吸收为主，主要蓄积在肾脏。镉中毒主要损害肾脏、骨骼和消化系统。

（3）铅

铅可通过工业废水废渣污染土壤和水体，然后经食物链富集、污染食品。另外，食品加工中使用含铅的食品添加剂或加工剂也可造成食品铅污染。铅进入消化道主要被十二指肠吸收，且儿童高于成人。铅中毒主要损害造血系统、神经系统和肾脏。常见的症状和体征为贫血、神经衰弱、烦躁、口有金属味、腹泻或便秘等，慢性铅中毒还可导致某些血液疾病，损害免疫系统。儿童对铅较成人更敏感，过量摄入可影响其生长发育，导致智力低下。

六、食品物理性（放射性）污染风险及识别

物理性污染物来源复杂，种类繁多。根据污染物的性质将物理性污染物分为放射性污染物和杂物两类，其中以放射性污染对人体影响较为严重。食品的物理性污染物同食品的生物性污染和化学性污染一样，已经成为威胁人类的重要食品安全问题之一。

由于核能的发展、人工放射性同位素的应用，以及大量的核试验等经常污染环境，放射性物质直接或间接地污染食品，其中一部分可经过食物链进入人体。食品物理性（放射性）污染的特点有以下几方面。

1. 化学主体性

食品被污染日趋严重及普遍，其中化学性物质的污染占主要地位。

2. 生物富集性

污染物从一种生物转移到另一种生物时，浓度可以不断积聚增高，即所谓生物富

集作用，以致轻微的污染过程经生物富集作用后，可对人体造成严重危害。

3. 慢性中毒性

当今食品污染导致的危害，除了以急性毒性作用外，以慢性毒性为多见。由于长期少量摄入，且生物半衰期较长，以致食品污染在体内对DNA等发生了作用，可出现致畸、致癌、致突变现象。

第四节 意外伤害服务

一、意外伤害的基本概念与分类

1. 意外伤害的概念

意外伤害是指出乎意料对人体造成伤害的事件，这些事件往往是突发性的，无法预测和预防。这些伤害可能由各种物理、化学和生物因素引起，如急性损伤、溺水、中暑、触电、车祸等。

2. 常见意外伤害分类（按轻重分类）

首先是迅速危及生命的意外伤害，如淹溺、触电、雷击、外伤大出血、气管异物、车祸和中毒等。这一类事故必须在现场争分夺秒地进行抢救，以避免死亡。

其次是虽不会顷刻致命，但也十分严重的意外伤害，如各种烧烫伤、骨折、毒蛇咬伤、蜂蜇伤、狗咬伤等，如迟迟不作处理或处理不当，也可造成死亡或终身残疾。

最后是轻微的意外伤害，如被小刀划破了一个小口，摔破了皮，烫起了水泡等，这些在家里就可进行简单处理，必要时到医院进行治疗。

二、常见意外伤害的处置

1. 意外伤害的处理原则

（1）遇到意外伤害发生时，不要惊慌失措，要保持镇静，并设法维持好现场的秩序。

（2）在周围环境不危及生命的情况下，一般不要轻易搬动伤员。

（3）暂时避免给伤病员喝任何饮料和进食。

（4）如发生意外的现场无人，应向周围大声呼救，请求帮助或设法联系有关部门，不要单独留下伤病员无人照管。

（5）遇到严重事故、灾害或中毒时，除急救呼叫外，还应立即向有关政府、卫生、防疫、公安等部门报告，讲清现场在什么地方、病伤员有多少、伤情如何、都做过什么处理等。

（6）对呼吸困难、窒息和心跳停止的伤病员，从速置头于后仰位、托起下颌、使呼吸道畅通，同时施行人工呼吸、胸外心脏按压等复苏操作，原地实施抢救。

（7）现场抢救一切行动必须服从统一指挥，不可各自为政。

2. 常见意外伤害的防护与救助

（1）浅表伤口出血

1）防护措施。居家或出行时发生意外锐器划伤、磕碰擦伤、流血等，可以通过规范整理锐器，置于儿童不能接触的地方，使用锐器时速度适当放缓、用完及时入鞘，骑车、玩轮滑时予佩戴护具等以达到保护的目的。

2）救助措施。首先，使用生理盐水或者清水清洗创面，将创面表面的泥土、渣滓等异物冲洗干净，其次，用纱布、干净毛巾或者衣物覆盖伤口，进行加压包扎，待血液凝固。对于污染较重、不能彻底清洗干净的创面，要及时送至医院进行彻底清创处理。对于局部加压包扎止血失败的创面，怀疑有可能合并较大血管损伤时，可以在出血部位近心端垫上衣物等衬垫后，使用较宽的带子，应用止血带方法进行止血，及时转送医院进行处理。凡是外伤出血的创面，止血后均应送往医院进行清创评估，同时根据自身破伤风免疫状态进行破伤风主动和 / 或被动免疫，以防破伤风感染，危及生命。

（2）溺水

1）防护措施。加强监护人监管，向儿童、教师、父母及相关监护人员进行多种形式的防溺水知识的科普宣传，增强他们的监护、防范意识；节假日家校合作提前做好安全教育宣传，嘱咐远离危险水域，如水库、河流、溪边、水坑等。

2）自我救助措施。若自己不慎落水，向外呼救的同时需保持镇定，及时自救：采取头后仰姿势，露出口鼻，身体尽量上抬，不要上举双手或过度挣扎；迅速甩掉鞋子等重物，以免影响浮力。尽量保持衣服完整，因为衣服可以提供一定的浮力。如果周围有漂浮物，如浮板，应尽量抓住它们以保持漂浮状态。若有人入水相救，要放松身体，不要缠绕救助者，以免造成危险。

3）救助溺水者措施。严禁中小学生下水施救，谨记以下原则：

①叫：大声呼叫，拨打 110、119 及 120 报警，不可贸然下水。

②伸：将硬质或软质延伸物递给溺水者。

③抛：将绳索或浮具等抛给溺水者。

④划：通过划船或救生板进行施救。

⑤游：专业人员可下水游泳施救。

溺水者被救助上岸后，及时有效的现场急救对于挽救其生命和改善预后至关重要。针对淹溺的患者切忌进行控水操作，急救者首先应清除溺水者口中、鼻内的污泥、杂草等异物，取下活动的假牙，保持呼吸道通畅；同时解开紧裹胸壁的内衣、胸罩、腰带等，使呼吸运动不受外力束缚，改善呼吸。若溺水患者呼吸心跳停止，应在开放气道改善通气的前提下实施持续胸外按压，直到救援人员到达。在救助的同时注意保暖，尽量改善溺水患者的中重度低温。

（3）烧烫伤

烧烫伤是指由热力造成的伤害，生活中常见的烧烫伤有火焰烧伤、热液烫伤、热接触伤、化学烧伤、电烧伤及皮肤的放射性损伤等。烧烫伤的现场急救处理是治疗烧烫伤的基础，急救是否及时、恰当，对减轻患者的损伤程度和痛苦，改善预后及降低并发症等均有重要意义。

1）防护措施。首先，需提高安全意识，与热源有关的东西都需要提高警惕，避免与火源、热物品（水、电、气、暖）的接触，热水瓶、饮水机、电热壶等装有高温液体的器皿一定要置于儿童不能接触到的安全地带，一定要反复检查、反复设想那些可能导致烫伤的可能性。其次，凡是易燃易爆物品和化学试剂在任何时候都不能置于家中。最后，饮食习惯一定要改变，热汤、热茶不要在过热时饮用。

2）救助措施

①脱离危险环境。如发生火焰烧伤时应尽快离开火区，脱离密闭和通风不良的现场，采取脱去身上着火的衣物，就地打滚、用水浇灭身上的火焰、用湿棉被覆盖燃烧部位等方式进行灭火。发生热液或强酸强碱化学烫伤时应立即脱去被热液浸渍的衣服，动作要轻柔，切忌粗暴撕扯，以免将水泡皮擦破或剥脱，若衣服被粘住了，不可硬脱，可用剪刀小心将其剪开或撕破。当发生电烧伤时应立即关闭电源，或使用干燥绝缘的木棒、竹竿等物品使伤者脱离电源，切忌用手拉扯伤员或接触电线，以免急救者自身发生触电。

②正确处理创面，防止感染。在脱离烧烫伤现场后，应立即为伤员进行创面处理。首先，检查危及伤员生命的各项指标是否正常（心跳呼吸停止、窒息、有无吸入性损伤等），若窒息，需保持呼吸道通畅并实施人工呼吸，心跳呼吸停止应立即进行心肺复苏。其次，立即用清洁的水冲洗伤处或将伤处浸入水中，也可以将用水打湿的布料

敷于伤处，及时冷却并防止创面加深和减轻疼痛。最后，用身边的材料如清洁的被单、衣服等覆盖创面，以防污染，也可使创面在搬运过程中得到保护，同时可起到保温作用，防止体温过度流失。

③及时送往医院救治。现场处理烧烫伤后，要及时将伤员送往医院急诊科进行专业的创面清理治疗，同时根据情况给予防治感染及破伤风主动和 / 或被动免疫。

3）注意事项

①救治烧烫伤伤员前首先要检查危及伤员生命的一些情况（心跳呼吸停止、窒息、有无吸入性损伤等），若窒息，需保持呼吸道通畅并实施人工呼吸，若心跳呼吸停止应立即进行心肺复苏。

②在救治过程中避免用有色药物（碘酊、龙胆紫等）涂抹创面，也避免用酱油、牙膏、蜜糖涂抹伤口等偏方，以免增加伤口处理难度。

③烧烫伤手臂时，应及时去掉手表、手镯、戒指等，防止伤处肿胀，影响血液循环而发生肢体坏死。

（4）交通意外

1）防护措施。作为驾驶员需自觉遵守交通法规，不超速、不超载、不疲劳驾驶，文明开车。作为行人，需进行交通安全课程普及，熟悉各种交通信号和标志。教育儿童不要在大车附近玩耍，不要在马路上踢球、嬉戏打闹等；注意乘车安全，系好安全带，坐稳且握紧扶手，不要在车里跑跳，不要将头、手臂伸出窗外等。

2）救助措施。一旦发生交通意外，驾驶员需立即停车，打开应急灯，设置警示标志，预防后车追尾。若无人员受伤或仅为轻微伤，人员及时撤离至安全地带后协商或拨打 122 电话报警。若有人员重伤，需及时拨打 120 及 122 电话，等待救援。

（5）扭伤

1）预防措施。扭伤在日常生活中很常见，常由于运动、地滑等导致。针对这些情况，增强安全意识、采取措施可有效预防此类伤害。例如，运动前充分热身，穿着合适的运动装备，改变不良运动习惯，纠正错误发力方式，不做难度较大的动作；平时坚持体育锻炼，尤其是膝关节和髋关节部位，需要做好肌肉力量的训练；在下雨天等路滑地面，行走时小心谨慎，可借助拐杖等支具，预防摔倒扭伤。

2）救助措施。轻度的关节扭伤，仅表现为轻度的疼痛，扭伤关节的活动和行走功能不受影响，此时可以局部冰敷（肿胀不再增加时转为热敷，一般在 24 ~ 48 h 内）、固定受伤的关节、抬高患肢。疼痛明显影响日常生活时可口服消炎止痛、活血化瘀药物，同时外敷消肿止痛贴膏控制和缓解症状。若关节扭伤后肿胀疼痛经过上述处置持续加重，需送至医院进行检查以明确病情。

如果扭伤严重，例如，扭伤后除了局部明显青紫、肿胀、疼痛外，还伴有扭伤关节的活动障碍，此时就可能合并有韧带、肌腱甚至骨骼的损伤，需及时送往医院进行影像学检查，根据具体病情需要进行石膏夹板固定或手术治疗。

三、常见意外伤害的风险及预防

1. 居家意外伤害预防

家常常是意外伤害最容易被忽视的地方，尤其是家里有儿童和老人时。识别家中常见意外伤害、知晓其预防措施并提前干预，可大大减少意外伤害的发生。

（1）卫生健康风险

平时养成良好卫生习惯，饭前便后勤洗手，不要吃未洗干净的蔬菜和瓜果。日常生活中安全规范用电，避免触电；加强危险源的管理，对农药、灭鼠药和其他各种药品要注意妥善保管，以免误食中毒。

（2）厨房区域风险

教育儿童不要到厨房玩耍，以免被热油、热汤、开水烫伤；厨房刀具归纳整理，置于儿童接触不到的地方，避免划伤等。

（3）浴室区域风险

地面要平整、防滑，家有老人或行走不便者需尽量使用坐便器，且需安置护手或使用拐杖等助行设备等。

（4）居家环境风险

嘱咐老人夏季要经常开窗通风，避免中暑；冬季避免使用热水袋、电暖器等直接接触皮肤取暖，以免烫伤；窗户（消防救援通道除外）应该安装窗栏，防止儿童从窗户坠落，楼梯设计应该符合人体生理特点；房间安装夜灯。

2. 户外意外伤害预防

户外活动最易发生意外伤害，且发生人群不分年龄，常见户外意外伤害事件有跌倒、交通事故、蚊虫叮咬等，需根据不同场合提前干预。

（1）在马路上无论是行人还是驾驶员，均要遵守交通规则，发生交通事故时，要先撤离现场，到达安全场所时再报警，避免二次伤害。

（2）体育锻炼时，需提前进行充分热身，避免关节扭伤或肌肉拉伤；骑车、玩滑板时要提前佩戴护具，避免摔伤；高空作业人员需系安全带。

（3）在野外活动时，不单独到江河、鱼塘边玩耍戏水，以免溺水；建议携带同伴出行，不要去人少的野外，以防走失；需随身携带防蚊虫药物，以防蚊虫叮咬。

（4）雷雨天切忌在树下躲雨，以免遭到雷击；炎热夏季重体力劳动者注意补水补盐，以免中暑；寒冷季节需防寒保暖，避免冻伤等。

四、常见意外伤害信息查询及咨询服务

1. 拨打120医疗急救电话

无论何种意外伤害，只要有人员受伤，均可拨打120医疗急救电话等待救援或接受专业指导。

2. 拨打110公安报警电话

发生以下情况时，须拨打110紧急求助：

（1）发生溺水、坠楼、自杀等状况，需要公安机关紧急救助的。

（2）老人、儿童以及智障者、精神疾病患者等人员走失，需要公安机关在一定范围内查找的。

（3）公众遇到危险，处于孤立无援状况，需要立即救助的。

（4）涉及水、电、气、热等公共设施出现紧急险情，需要公安机关先期紧急处置的。

（5）需要公安机关紧急救助的其他事项。

3. 拨打119消防报警电话

发生以下情况时，须拨打119消防报警电话：

（1）火灾、危险化学品泄漏、道路交通事故、地震、建筑坍塌、重大安全生产事故、空难、爆炸、恐怖事件、群众遇险事件。

（2）洪水、干旱、气象、地质灾害，森林、草原火灾等自然灾害。

（3）矿山、水上事故。

（4）重大环境污染、核辐射事故和突发公共卫生事件。

4. 拨打122交通事故报警电话

发生以下情况时，须拨打122交通事故报警电话：

（1）发生交通事故。

（2）发生其他紧急危难事件需要救助。

第二部分 社群健康助理员（三级）

第一章

健康档案管理

第一节　健康档案建立

一、健康档案建立中几种常见问题

1. 内容不全

如健康档案编码未填写或者填写不全，性别、疾病史等内容未填写或填写不全等。

2. 信息不实

如社群成员性别为男性，而健康档案中记录的为女性；社群成员的实际年龄为 65 岁，但其健康档案中的年龄为 35 岁；等等。

3. 逻辑错误

如社群成员的性别为女性，但在疾病史中却记录有前列腺疾病；正常心率范围一般在 60 ~ 120 次 / 分，但在某一调查表中所记录的心率是 1 200 次 / 分等。

二、识别健康档案常见问题的方法

1. 人工查看

社群健康助理员直接审阅所收集的健康记录表。

2. 计算机逻辑校验

（1）在建立计算机数据库结构时对相应变量进行逻辑设计，包括设置合理的数据范围（设定范围或合法输入值）、逻辑跳转、自动编码、输入警告提示等。

（2）在数据录入完成后应用计算机进行逻辑差错识别。可通过编写简单的计算机程序找出不合逻辑的变量值。

三、健康档案常见问题的纠正

社群健康助理员在发现健康档案中内容不全、信息不实等问题后，需要尽快纠正。大致可分为以下几个步骤。

1. 列出清单

根据健康档案存在的问题，列出健康档案中缺少项目清单或信息不实项目清单。

2. 逐一核查

通过电话、微信、面对面访谈等多种调查形式，逐一核实项目清单中的每一项内容。

3. 补充或修改

本着实事求是的原则，根据调查结果对健康档案进行补充或修改，确保健康档案的完整性、真实性和准确性。

四、健康档案信息卡

1. 健康档案信息卡的内容

健康档案信息卡是由社群成员本人保管的个人健康信息卡片，样例见表 2–1–1。该卡由社群健康助理员在建立健康档案时填写制作，完成后发放给社群成员。健康档案信息卡的内容主要包括：个人基本信息、健康档案编码、患有的重要疾病、过敏史以及紧急情况下的联系人及联系方式，还有所属社群机构的责任社群健康助理员联系电话等。

2. 健康档案信息卡的功能

健康档案信息卡可用于社群成员在接受社群健康管理服务时方便社群健康助理员调取其健康档案；特殊疾病患者应随身携带健康档案信息卡，在出现紧急情况时，便于社群其他成员或救治者了解其基本情况，及时与其家属、社群健康助理员取得联系；实行计算机系统化管理的社群，使用身份证可以进行身份识别，调取个人档案信息。

表 2-1-1　健康档案信息卡

（正面）

<table>
<tr><td>姓名</td><td></td><td>性别</td><td></td><td>出生日期</td><td>年　　月　　日</td></tr>
<tr><td colspan="5">健康档案编号</td><td>□□□□□</td></tr>
<tr><td>ABO 血型</td><td colspan="3">□A　□B　□O　□AB</td><td>Rh 血型</td><td>□Rh 阴性　□Rh 阳性　□不详</td></tr>
<tr><td colspan="6">慢性病患病情况：
□无　□高血压　□糖尿病　□脑卒中　□冠心病　□哮喘
□职业病　□其他疾病</td></tr>
<tr><td colspan="6">过敏史：</td></tr>
</table>

（反面）

<table>
<tr><td>家庭住址</td><td colspan="3"></td></tr>
<tr><td>紧急情况联系人</td><td></td><td>联系电话</td><td></td></tr>
<tr><td>建档社群名称</td><td></td><td>联系电话</td><td></td></tr>
<tr><td>责任社群健康助理员</td><td></td><td>联系电话</td><td></td></tr>
<tr><td colspan="4">其他说明：</td></tr>
</table>

填表说明：

（1）健康档案信息卡为正反两面，根据社群成员信息如实填写，应与健康档案对应项目的填写内容一致。

（2）过敏史：过敏主要是指青霉素、头孢、磺胺、链霉素过敏，如有其他药物、食物或其他物质（如花粉、酒精、油漆等）过敏，请写明过敏物质名称。

3. 健康档案信息卡的发放

社群健康助理员负责向社群成员发放健康档案信息卡。

五、健康卡

1. 健康卡的概念

健康卡是计算机可识别的 CPU 卡，主要用于社群成员在社群健康管理服务活动中的身份识别、基础健康信息存储、费用结算等应用，是实现社群成员与社群之间信息互通共享的纽带和关键。

2. 健康卡的主要功能

（1）身份识别

档案序列号应作为社群成员身份识别的优先依据，以匿名标识符的形式作为临时身份标记。社群成员在社群建立电子健康档案时，将获得与其身份唯一对应的档案序列号，该序列号即为其身份识别依据。当发生紧急情况无法获得或识别社群成员身份时，社群健康助理员可通过给予临时身份标记，首先对其实施救治并将相关信息录入临时档案。在获得或能够识别其确切身份后，再将其临时档案资料合并入其原先已设立的电子健康档案中，建档完成后临时标识符即失效。

（2）存储信息

存储基础健康与主要诊疗信息，实现社群成员健康管理。健康卡作为社群成员健康档案的载体，支持健康档案的更新。

（3）费用结算

有条件的社群可采用具有费用结算等金融功能的健康卡，提高社群成员接受健康管理服务的体验感和效率。

3. 健康卡的制作和发放

健康卡的制作和发放可参考健康档案信息卡。

第二节　健康档案使用

一、信息的统计分析

1. 信息统计分析的概念

信息统计分析是指运用适当的统计分析方法对收集来的大量信息分类汇总，转换成数据，再对数据加以详细研究和概括总结，提取有用信息和形成结论的过程。

按照所采用的计量尺度不同，可以将数据分为分类数据、顺序数据和数值型数据。分类数据是指只能归于某一类别的非数字型数据，如性别中的男、女就是分类数据。顺序数据是只能归于某一有序类别的非数字型数据，如肿瘤的分级。数值型数据是按数字尺度测量的观察值，它是使用自然或度量衡单位对事物进行测量的结果。

按照统计数据的收集方法，可以将其分为观测数据和实验数据。观测数据是通过调查或观测而收集到的数据，是在没有对事物进行人为控制的条件下得到的，有关社会经济现象的统计数据几乎都是观测数据。在实验中控制实验对象而收集到的数据则称为实验数据。

按照被描述的对象与时间的关系，可以将统计数据分为截面数据和时间序列数据。在相同或近似相同的时间点上收集到的数据称为截面数据，在不同时间上收集到的数据称为时间序列数据。

2. 统计分析的基本原则

（1）客观性原则

实事求是，防止弄虚作假。统计出的数据如果不真实，不但浪费人力、物力和财力，还会对决策产生误导。

（2）量化原则

分析工作的前提是指标量化，以数据说话。

（3）规范性原则

规范性原则是统一口径和要求。如文化程度，有划分成大学本科以上、大专、中专、高中和初中以下的，也有分为大专及以上、高中或中专、初中及以下的，这样没有规范统一的划分原则，无法统计相关数据。统计时一定要规范统一，才能汇总出想要的数据。

（4）制度性原则

各项统计内容应该相对固定，统计数据设计要同时兼备需要和可能两个方面，这样便于同一地区、同一人群不同年份之间进行健康状况的比较。

3. 统计分析的工作要求

统计分析工作容易出现误差，主要环节包括登记性误差和统计性遗漏等。消除误差的方法主要有：

（1）注意培训与统计口径的一致性，防止对指标的误解。

（2）统计的基础数据来源，是社群日常管理中的各种健康记录，应加强对日常各类登记的管理，保证统计数据源的准确可靠。

（3）注意对统计数据的质量检查。

4. 常用的几种统计分析方法

（1）列表法

将数据按一定规律用列表方式表达出来是记录和处理数据最常用的方法。表格的设计要求对应关系清楚、简单明了，有利于发现相关量之间的物理关系；在标题栏中注明类目名称、符号、数量级和单位等；根据需要还可以列出除原始数据以外的计算栏目和统计栏目等；写明表格名称、主要健康状况指标等。

（2）作图法

作图法可以最醒目地表达物理量间的变化关系。从图线上还可以简便求出实验需要的某些结果（如直线的斜率和截距值等），读出没有进行观测的对应点（内插法）或在一定条件下从图线的延伸部分读到测量范围以外的对应点（外推法）。此外，还可以把某些复杂的函数关系，通过一定的变换用直线图表示出来。

（3）数据分析

数据分析是将收集的数据通过加工、整理和分析使其转化为信息。主要包含简单数学运算、统计、基线和峰值分析等。Excel 作为常用的分析工具，可以实现基本的分析工作。典型的数据分析可能包含以下三个步骤。

1）探索性数据分析。当数据刚取得时，可能杂乱无章，看不出规律，通过作图、制表、用各种形式的方程拟合、计算某些特征量等手段探索规律性的可能形式，揭示往什么方向和用何种方式去寻找以及隐含在数据中的规律性。

2）模型选定分析。在探索性分析的基础上提出一类或几类可能的模型，然后通过进一步的分析从中挑选一定的模型。

3）推断分析。通常使用数理统计方法对所定模型或估计的可靠程度及精确程度作出推断。

5. 健康档案中可进行统计分析的主要资料

包括定量资料，如年龄、身高、体重等信息；定性资料，如性别、文化程度、患病种类、满意程度等信息。

二、健康危险因素相关知识

1. 健康危险因素的定义

健康危险因素是指机体内外存在的疾病发生和死亡概率增加的诱发因素，包括个人特征、环境因素、生理参数、疾病或亚临床疾病状态等。个人特征包括不良的行为（如吸烟、酗酒、运动不足、膳食不平衡、吸毒、迷信、破坏生物节律等）、疾病家族史等；环境因素包括暴露于不良的生活环境和生产环境等；生理参数包括有关实验室检查结果（如血脂紊乱）、体型测量（如超重）和其他资料（如心电图异常）等。

2. 健康危险因素的分类

（1）环境因素

1）自然环境危险因素，包括生物性危险因素（如细菌、真菌、病毒、寄生虫等）、物理性危险因素（如噪声、振动、电离辐射等）、化学性危险因素（如毒物、农药、废气、污水等）。

2）社会环境危险因素，包括政治、经济收入、文化教育、就业、居住条件、家庭关系、心理刺激、工作紧张程度及各类生活事件等。

（2）行为生活方式因素

行为生活方式因素主要是指由于自身行为生活方式而产生的健康危险因素，称为自创性危险因素。行为生活方式与常见的慢性病或社会病密切相关。不良的行为生活方式有吸烟、酗酒、熬夜、药物滥用、不合理饮食、缺乏锻炼、不合理驾驶等。

（3）生物遗传因素

生物遗传因素主要包括直接与遗传有关的疾病以及遗传与其他危险因素共同作用的疾病，如年龄、性别、种族、疾病遗传史、身高、体重等。

（4）医疗卫生服务因素

医疗卫生服务因素主要是指医疗卫生服务系统中存在的各种不利于保护和增进健康的因素，包括医疗质量低、误诊漏诊、院内交叉感染、医疗制度不完善等。

3. 健康危险因素的特点

（1）潜伏期长

人长期、反复接触危险因素之后才能发病，而且潜伏期不易确定。

（2）联合作用

多种危险因素常同时存在，可明显增加致病危险性。

（3）特异性弱

一种危险因素往往与多种疾病有联系，也可能是多种危险因素引起一种慢性病。

（4）广泛存在

危险因素广泛存在于人们日常生活之中，还没有引起足够重视。

4. 与健康危险因素相关的疾病

（1）冠心病

一般与体力活动、吸烟、体重、家族遗传史、高血压等有关。

（2）肺癌

吸烟是肺癌的一个重要危险因素。

（3）肝硬化

饮酒是肝硬化的一个重要危险因素。

（4）糖尿病

糖尿病与年龄、体重、家族史等有关。

（5）高血压

高盐摄入是诱发高血压的危险因素。

（6）肥胖

肥胖主要与饮食不规律、缺乏运动以及遗传有关。

（7）脑血管病

脑血管病的主要危险因素有高血压、高血脂、糖尿病、吸烟等。另外，年龄、紧张、缺乏运动等也是诱发脑血管病的危险因素。

（8）自杀

抑郁、应激突发事件与家族史是自杀的重要危险因素。

三、健康风险评估的基本方法

常见的健康风险评估方法有两种：第一种是建立在单一危险因素与发病率的基础上，将这些单一因素与发病率的关系以相对危险性来表示其强度，得到各相关因素的加权分数即为患病的危险性。由于这种方法简单实用，不需要大量的数据分析，是健康管理发展早期的主要危险性评价方法。比较典型的有美国卡特中心及美国糖尿病协会的评价方法。第二种是建立在多因素分析基础上，采用统计学概率理论的方法得出患病危险性与危险因素之间的关系模型。除常见的多元回归外，还有基于模糊数学的神经网络方法及基于 Mote Carlo 的模型等。典型代表是 Framingham 的冠心病模型，它是在前瞻性研究的基础上建立的，因而被广泛使用。

四、健康风险评估结果的应用

1. 帮助社群成员综合认识健康危险因素。
2. 鼓励和帮助社群成员修正不健康的行为。
3. 帮助社群健康助理员为社群成员制定个性化的健康干预措施。
4. 评价干预措施的有效性。
5. 对健康管理人群进行分类。
6. 其他应用，如保险的核保及服务管理等。

第三节　健康档案维护

一、健康档案的登记与分类

1. 健康档案的登记

社群成员的健康档案应指定专人保管，借用必须登记，用后及时收回放于原处，逐步实现档案数字化管理。社群健康助理员应及时登记已经获取的各种信息，并进行分析统计，及时反馈。

2. 健康档案的分类

社群成员的健康档案要按编号顺序摆放，可根据不同人口学特征，按照 65 岁及以上老年人、儿童、孕产妇、慢性病患者及重性精神病患者等进行分类，专册登记，档案盒要设目录和分类登记信息。数字化管理的健康档案分类方法相同。

二、健康档案保存的基本要求

1. 遵守保密纪律

社群健康助理员应严格遵守保密纪律，确保社群成员的健康档案安全。

2. 注重隐私保护

为保障社群成员的隐私权，未经准许不得随意查阅和外借健康档案。

3. 禁止擅自销毁

达到保管期限的健康档案，销毁时应严格执行相关程序和办法，禁止擅自销毁。

三、电子健康档案系统运行的常见问题及对策

1. 常见问题

（1）系统无法打开。

（2）部分档案信息不全。

（3）人员账号、权限不匹配。

（4）系统主机崩溃。

2. 对策

（1）检查网址是否输入正确。

（2）将纸质档案与系统数据再次核对，并对发现的问题进行更改；检查数据格式是否符合规范要求，规范格式。

（3）联系上级机构管理员，由上级机构管理员分配具体账号、权限。

（4）通知计算机工程技术人员，最大限度抢救档案数据；联系档案软件维保单位，进行软件恢复、数据导入；查明原因，及时总结改进。

第二章

健康科普教育

第一节　重点人群健康教育

一、青少年健康教育的内容

青少年处于儿童向成人过渡的阶段，生理和心理发生着巨大变化。体格生长迅速，内脏器官功能逐步完善，两性的第二性征更加明显，男孩出现遗精，女孩出现月经，到青春期晚期已具备生殖功能。处于过渡期的青少年，自我意识逐渐增强，渴望独立，人生观、价值观逐渐形成，性意识觉醒和发展，但生理和心理尚未完全成熟，需要关注和正确引导。

1. 科学运动

保证充足的体育活动，减少久坐和视屏（观看电视，使用电脑、手机等）时间。课间休息，要离开座位适量活动。每天累计至少 1 h 中等强度及以上的运动，培养终身运动的习惯。

2. 注意用眼卫生

主动学习科学用眼护眼等健康知识，养成健康用眼习惯。保持正确读写姿势，握笔的指尖离笔尖一寸，胸部离桌子一拳，书本离眼一尺。读写要在采光良好、照明充足的环境中进行。白天学习时，充分利用自然光线照明，避免光线直射在桌面上。晚上学习时，同时打开台灯和房间大灯。读写连续用眼时间不宜超过 40 min。自觉减少电子屏幕产品使用时间。避免不良用眼行为，不在走路、吃饭、躺卧时，或在晃动的车厢内、光线暗弱或阳光直射下看书或使用电子屏幕产品。自我感觉视力发生明显变化时，及时告知家长和教师，尽早到眼科医疗机构检查和治疗。

3. 保持健康体重

学会选择食物和合理搭配食物的生活技能。每天吃早餐，合理选择零食，在两餐之间可选择适量水果、坚果或酸奶等食物作为零食。足量饮水，首选白开水，少喝或不喝含糖饮料。自我监测身高、体重等生长发育指标，及早发现、科学判断是否出现超重、肥胖等健康问题。

4. 预防传染病

了解传染病防控知识，增强体质，预防传染病，特别是预防常见呼吸道传染病。

5. 掌握科学的应对方法促进心理健康

保持积极向上的健康心理状态，积极参加文体活动和社会实践。了解不良情绪对健康的影响，掌握调控情绪的基本方法。正确认识心理问题，学会积极暗示，适当宣泄，可以通过深呼吸或找朋友倾诉、写日记、画画、踢球等方式，将心中郁积的不良情绪，如痛苦、委屈、愤怒等发泄出去，可向父母、老师、朋友等寻求帮助，还可主动接受心理辅导（心理咨询与治疗等）。

6. 合理、安全使用网络

增强对互联网信息的辨别力，主动控制上网时间，抵制网络成瘾。

7. 养成良好的个人习惯

保证充足的睡眠，不熬夜。科学用耳，注意保护听力。早晚刷牙、饭后漱口，采用正确的刷牙方法，每次刷牙不少于 2 min，发生龋齿及时提醒家长陪同就医。不吸烟，拒吸二手烟，帮助家长戒烟。增强自身安全防范意识，掌握伤害防范的知识与技能，预防交通伤害、校园暴力伤害、溺水、性骚扰、性侵害等。远离不安全性行为。不以任何理由尝试毒品。

二、妇女健康教育内容

1. 积极准备，孕育健康新生命

主动了解妇幼保健和出生缺陷防治知识，充分认识怀孕和分娩是人类繁衍的正常生理过程，建议做到有计划、有准备。积极参加婚前、孕前健康检查，选择最佳的生育年龄，孕前 3 个月至孕后 3 个月补充叶酸。预防感染、戒烟戒酒、避免接触有毒有害物质和放射线。

2. 定期产检，保障母婴安全

发现怀孕要尽早到医疗卫生机构建档，进行妊娠风险筛查与评估，按照不同风险管理要求主动按时接受孕产期保健服务，掌握孕产期自我保健知识和技能。孕期至少接受5次产前检查（孕早期1次，孕中期2次，孕晚期2次），有异常情况者建议遵医嘱适当增加检查次数，首次产前检查建议做艾滋病、梅毒和乙肝检查，定期接受产前筛查。35岁以上的孕妇属于高龄孕妇，高龄高危孕妇建议及时到有资质的医疗机构接受产前诊断服务。怀孕期间，如果出现不适情况，建议立即去医疗卫生机构就诊。孕妇宜及时住院分娩，提倡自然分娩，减少非医学需要的剖宫产。孕妇宜保证合理膳食，均衡营养，维持合理体重。保持积极心态，放松心情有助于预防孕期和产后抑郁。产后3 ~ 7天和42天主动接受社区医生访视，并结合自身情况，选择合适的避孕措施。

3. 关爱女性，促进生殖健康

建议女性提高生殖健康意识和能力，主动获取青春期、生育期、更年期和老年期保健相关知识，注意经期卫生，熟悉生殖道感染、乳腺疾病和宫颈癌等妇女常见疾病的症状和预防知识。建议家属加强对特殊时期妇女的心理关怀。掌握避孕方法知情选择，知晓各种避孕方法，了解自己使用的避孕方法的注意事项。认识到促进生殖健康对个人、家庭和社会的影响，增强性道德、性健康、性安全意识，拒绝不安全性行为，避免意外妊娠、过早生育以及性相关疾病传播。

三、老年人健康教育内容

1. 改善营养状况

主动学习老年人膳食知识，精心设计膳食，选择营养食品，保证食物摄入量充足，吃足量的鱼、虾、瘦肉、鸡蛋、牛奶、大豆及豆制品，多晒太阳，适量运动，有意识地预防营养缺乏，延缓肌肉衰减和骨质疏松。老年人的体重指数（BMI）以在全人群正常值偏高的一侧为宜，消瘦的老年人可采用多种方法增加食欲和进食量，吃好三餐，合理加餐。消化能力明显降低的老年人宜制作细软食物，少量多餐。

2. 加强体育锻炼

选择与自身体质和健康状况相适应的运动方式，量力而行地进行体育锻炼。在重视有氧运动的同时，重视肌肉力量练习和柔韧性锻炼，适当进行平衡能力锻炼，强健骨骼肌肉系统，预防跌倒。参加运动期间，建议根据身体健康状况及时调整运动量。

3. 定期参加体检

经常监测呼吸、脉搏、血压、大小便情况，发现异常情况及时做好记录，必要时就诊。积极配合家庭医生团队完成健康状况评估、体格检查、辅助检查，了解自身脑、心、肺、胃、肝、肾等主要器官的功能情况，接受家庭医生团队的健康指导。

4. 做好慢病管理

患有慢性病的老年人应树立战胜疾病的信心，配合医生积极治疗，主动向医生咨询慢性病自我管理的知识、技能，并在医生指导下做好自我管理，延缓病情进展，减少并发症，学习并运用中医知识进行饮食调养，改善生活质量。

5. 促进精神健康

了解老年是生命的一个过程，坦然面对老年生活、身体和环境的变化。多运动、多用脑、多参与社会交往，通过健康的生活方式延缓衰老、预防精神障碍和心理行为问题。老年人及其家属要了解阿尔茨海默病等疾病的有关知识，发现可疑症状及时到专业机构检查，做到早发现、早诊断、早治疗。一旦确诊老年人患有精神疾病，家属应注重对患者的关爱和照护，帮助患者执行治疗训练方案。对认知退化严重的老年人，要照顾好其饮食起居，防止走失。

6. 注意安全用药

老年人共病发病率高，且药物代谢、转化、排泄能力下降，容易发生药物不良反应。生病及时就医，在医生指导下用药。主动监测用药情况，记录用药后主观感受和不良反应，复诊时及时向医生反馈。

7. 注重家庭支持

提倡家庭成员学习了解老年人健康维护的相关知识和技能，照顾好其饮食起居，关心关爱老年人心理、身体和行为变化情况，及早发现异常情况，及时安排就诊，使家居环境保证足够的照明亮度，地面采取防滑措施并保持干燥，在水池旁、马桶旁、浴室安装扶手，预防老年人跌倒。

四、残疾人健康教育内容

1. 残疾人应该享受的政策及福利

宣传国家有关保护残疾人的政策以及社会关爱、帮助、不歧视残疾人的内容，告知残疾人如何利用这些政策去争取自己的合法权益。

2. 残疾人心理健康方面的知识

例如，残疾人如何正确评价自己的能力，从事力所能及的工作；如何建立自信、自立和自强的信心，等等。

3. 残疾人康复以及功能训练常识

例如，功能训练的有效方法、频率、时间、误区以及注意事项等。

五、0 ~ 6 岁儿童监护人健康教育内容

1. 科学养育，促进儿童健康成长

强化儿童家长为儿童健康第一责任人的理念，提高儿童家长健康素养。母乳是婴儿理想的天然食物，孩子出生后尽早开始母乳喂养，尽量纯母乳喂养 6 个月，6 个月后逐渐给婴儿补充富含铁的泥糊状食物，1 岁以下婴儿不宜食用鲜奶。了解儿童发展特点，理性看待孩子间的差异，尊重每个儿童自身的发展节奏和特点，理解并尊重儿童的情绪和需求，为儿童提供安全、有益、有趣的成长环境。避免儿童因压力过大、缺乏运动、缺乏社交等因素影响大脑发育，妨碍心理成长。发现儿童心理行为问题，不要过于紧张或过分忽视，建议及时向专业人员咨询、求助。避免儿童发生摔伤、烧烫伤、窒息、中毒、触电、溺水、动物抓咬等意外伤害。

2. 加强保健，预防儿童疾病

做好儿童健康管理，按照免疫规划程序进行预防接种。接受苯丙酮尿症、先天性甲状腺功能减退症和听力障碍等新生儿疾病筛查和视力、听力、智力、肢体残疾及孤独症筛查等 0 ~ 6 岁儿童残疾筛查，筛查阳性者需主动接受随访、确诊、治疗和干预。3 岁以下儿童应到乡镇卫生院或社区卫生服务中心接受 8 次健康检查，4 ~ 6 岁儿童每年应接受一次健康检查。

3. 科学预防接种

我国对儿童实行预防接种证制度，婴儿出生 1 个月内应办理预防接种证，每次接种疫苗时均应携带预防接种证，儿童在入托、入学时需要查验预防接种证。预防接种是儿童的基本权利，儿童监护人应按照免疫程序按时带孩子接种疫苗，因故错过接种的要尽快补种。

4. 科学用碘

儿童缺碘可影响智力发育，严重缺碘会造成生长发育不良、身材矮小、痴呆等。

5. 科学睡眠

儿童青少年需要更多的睡眠，长期睡眠时间不足有害健康。

6. 科学使用儿童座椅

儿童乘车时应使用安全座椅，安全座椅要与儿童的年龄、身高和体重相适应。汽车发生碰撞时，儿童安全座椅可使婴幼儿死亡率降低 54% ~ 71%。

7. 预防儿童溺水

溺水是我国儿童意外伤害死亡的第一位原因，要加强对儿童的看护和监管。儿童游泳时，要有成人带领或有组织地进行，不要让其单独下水。游泳的场所，最好是管理规范的游泳池，不提倡在天然水域游泳，下雨时不宜在室外游泳。下水前，应认真做准备活动，以免下水后发生肌肉痉挛等问题。在水中活动时，要避免打闹、跳水等危险行为，如有不适应立即呼救。家长带领儿童进行水上活动时，应有专职救生员全程监护，并为儿童配备合格的漂浮设备。对于低龄儿童，家长要重点看护。不能将儿童单独留在卫生间、浴室、开放的水源边，家中的储水容器要及时排空或加盖。

8. 重视儿童早期发展

0 ~ 3岁儿童的身心健康是发展的基础，应把儿童的健康、安全和养育工作放在首位。家长、抚养人和学前教育工作者，应成为儿童生活的照顾者、情感的关爱者、行为的榜样和活动的引导者。重视儿童的情感关怀，强调以亲为先、以情为主，赋予亲情和关爱。尊重儿童意愿，创设宽松、温馨的家庭式氛围，满足儿童成长的需求。尊重儿童身心发展规律，顺应儿童天性，把握每个阶段的发展特点和水平。从日常生活中选择儿童感兴趣的、富有价值的教育内容，将教育贯穿在一日生活之中，丰富儿童的认识和经验。开展丰富多样的、符合儿童发展阶段特点的游戏活动，让儿童在快乐的游戏中开启潜能、推进发展。重视儿童的发展差异，提倡更多地实施个性化教育，促进每个儿童富有个性地发展。经常与儿童沟通、交流，关注儿童日常行为，及时发现心理行为问题，予以引导和干预。培养儿童健康的心智和人格，促进儿童社会性和情感的健康发展。

六、职业人群健康教育内容

1. 倡导健康工作方式

积极传播职业健康先进理念和文化。国家机关、学校、医疗卫生机构、国有企业等单位的员工率先树立健康形象，争做“健康达人”。

2. 树立健康意识

积极参加职业健康培训，学习和掌握与职业健康相关的各项制度、标准，了解工作场所存在的危害因素，掌握职业病危害防护知识、岗位操作规程、个人防护用品的正确佩戴和使用方法。

3. 强化法律意识，知法、懂法

遵守职业病防治法律、法规。接触职业病危害因素的劳动者，应定期参加职业健康检查；罹患职业病的劳动者，建议及时诊断、治疗，保护自己的合法权益。

4. 加强劳动过程防护

劳动者在生产环境中长期接触粉尘、化学危害因素、放射性危害因素、物理危害因素、生物危害因素等可能引起相关职业病。建议接触职业病危害因素的劳动者注意对各类危害的防护，严格按照操作规程进行作业，并自觉、正确地佩戴、使用个人职业病防护用品。

5. 提升应急处置能力

学习掌握现场急救知识和急性危害的应急处置方法，能够做到正确地自救和互救。

6. 采取防暑降温措施

建议高温作业、高温天气作业等劳动者注意预防中暑。可佩戴隔热面罩和穿着隔热、通风性能良好的防热服，注意使用空调等防暑降温设施进行降温。建议适量补充水、含食盐和水溶性维生素等防暑降温饮料。

7. 长时间伏案低头工作或长期前倾坐姿职业人群的健康保护

应注意通过伸展活动等方式缓解肌肉紧张，避免颈椎病、肩周炎和腰背痛的发生。在伏案工作时，需注意保持正确坐姿，上身挺直；调整椅子的高度，使双脚刚好合适地平踩在地面上。长时间使用电脑的，工作时电脑的仰角应与使用者的视线相对，不宜过分低头或抬头，建议每隔 1 ~ 2 h 休息一段时间，向远处眺望，活动腰部和颈部，做眼保健操和工间操。

8. 教师、交通警察、医生、护士等以站姿作业为主的职业人群的健康保护

站立时，建议两腿重心交替使用，防止静脉曲张；建议通过适当走动等方式保持腰部、膝盖放松，促进血液循环；长时间用嗓的，注意补充水分，常备润喉片，预防咽喉炎。

9. 驾驶员等长时间固定体位作业职业人群的健康保护

建议合理安排作业时间，做到规律饮食，定时定量；保持正确的作业姿势，将座位调整至适当的位置，确保腰椎受力适度，并注意减少震动，避免颈椎病、肩周炎、骨质增生、坐骨神经痛等疾病的发生；作业期间注意间歇性休息，减少憋尿情况，严禁疲劳作业。

七、基本健康常识

1. 食品标签

直接向消费者提供的预包装食品标签应包括食品名称、配料表、净含量和规格、生产者和（或）经销者的名称、地址和联系方式、生产日期和保质期、储存条件、食

品生产许可证编号、产品标准代号及其他需要标示的内容。预包装食品标签须向消费者提供食品营养信息和特性说明，包括营养成分表、营养声称和营养成分功能声称。营养成分表以一个“方框表”的形式标有食品营养成分名称、含量和占营养素参考值（NRV）百分比，强制标示的核心营养素包括蛋白质、脂肪、碳水化合物和钠。

保健食品标签和说明书不得有明示或者暗示治疗作用以及夸大功能的文字，不得宣传疗效作用。必须标明主要原（辅）料，功效成分或标志性成分及其含量，保健作用和适宜人群、不适宜人群，食用方法和适宜的食用量，规格，保质期，储藏方法和注意事项，保健食品批准文号，卫生许可证文号，保健食品标志等。

2. 药品标签及说明书

（1）药品标签

药品标签是指药品包装上印有或者贴有的内容，分为内标签和外标签。药品内标签是指直接接触药品的包装的标签，外标签是指内标签以外其他包装的标签。药品的内标签应当包含药品通用名称、适应证或者功能主治、规格、用法用量、生产日期、产品批号、有效期、生产企业等内容。药品外标签应当注明药品通用名称、成分、性状、适应证或者功能主治、规格、用法用量、不良反应、禁忌、注意事项、储存条件、生产日期、产品批号、有效期、批准文号、生产企业等内容。麻醉药品、精神药品、医疗用毒性药品、放射性药品、外用药品和非处方药的标签，必须印有规定的标识。

（2）药品说明书

药品说明书应当包含药品安全性、有效性的重要科学数据、结论和信息，用以指导安全、合理使用药品。药品说明书的具体格式、内容和书写要求由国家食品药品监督管理总局制定并发布。药品说明书上必须注明药品的通用名称、成分、规格、生产企业、批准文号、产品批号、生产日期、有效期、适应证或者功能主治、用法、用量、禁忌、不良反应和注意事项。

（3）非处方药标签

非处方药是可以自行判断、购买和使用的药品。非处方药分为甲类非处方药和乙类非处方药，分别标有红色或绿色 OTC 标记。甲类非处方药须在药店执业医师或药师指导下购买和使用；乙类非处方药既可以在社会药店和医疗机构药房购买，也可以在经过批准的普通零售商业企业购买。乙类非处方药安全性更高，无须医师或药师的指导就可以购买和使用。

3. 温度计的使用

（1）腋下体温测量方法

先将体温计度数甩到 35 ℃以下，再将体温计水银端放在腋下最顶端后夹紧，

10 min 后取出读数。

（2）正确读取方法

用手拿住体温计的玻璃端，即远离水银柱的一端，使眼睛与体温计保持同一水平，然后慢慢转动体温计，从正面看到很粗的水银柱时就可读出相应的温度值。读数时注意不要用手碰体温计的水银端，否则会影响水银柱读数而造成测量不准。成年人正常腋下体温为 36 ～ 37 ℃。

4. 血压计的使用

（1）水银柱血压计

1）检查血压计，先检查水银柱是否在“0”点。

2）将肘部置于心脏同一水平。

3）将血压计气袖均匀紧贴皮肤缠于上臂，其下缘在肘窝以上 2 ～ 3 cm、肱动脉表面，松紧度适宜。

4）将听诊器胸件放置于肱动脉搏动处（不能塞在气袖下）。

5）向气袖内充气，边充气边听诊，待肱动脉搏动声消失，水银柱再升高 20 ～ 30 mmHg 后，缓慢放气，双眼观察汞柱，根据听诊和汞柱位置读出血压值。

（2）电子血压计

建议使用袖戴式的血压计，尽量选择同一个部位，如电子血压计测量血压时双手均需测量，其差值不应太大，正常为 10 ～ 20 mmHg。此外，血压的波动受多种因素影响。从时间上分为短期影响和长期影响。短期影响，即在一天当中，血压存在比较明显的变化。一般人的血压是白天高、夜间低，因此通常血压需尽可能在白天测量。长期影响包括心理状态、季节、气温的变化等因素的影响。

第二节　健康信息传播

一、社群健康信息传播策略与方法

1. 社会动员

社会动员包括政府部门、卫生专业人员、社区、非政府组织等多部门的动员，基层健康教育常用的动员方式是行政动员和社区动员。

行政动员是指动员领导层及社群内部成员达成行动共识及协作分工机制。行政动员包括领导倡导、公众倡导、系统动员及政策倡导等。常见的做法包括播放宣传片、邀请媒体采访，举行启动会、培训会等。

社区动员是指通过宣传倡导动员社区机构、民间力量支持并参与健康促进、教育工作，包括社区宣传动员、建立社区合作伙伴关系、发展工作网络与队伍三个方面。常见做法包括举行宣讲会、报告会、文艺演出等。

2. 媒介传播

利用公共传播媒介传播信息、营造健康教育的氛围，可以达到传递健康教育核心信息、传播与倡导健康教育理念、引发公众关注与参与的目的。媒介传播的媒介包括社群自身的广播、期刊、电视播放系统等，海报、横幅、公告板、宣传栏、电子屏等，微信、微博、QQ 群等。

3. 人际传播

人际传播是信息在个人与个人之间的传播，其主要形式是面对面地传播。与其他交流方式相比，人际传播往往是最有效的促进与激励目标人群接受健康观念与行为的方法。人际传播有多种形式，如个人咨询、入户指导、讲座与示范、同伴教育、小组讨论等。

入户指导是指到居民家中面对面交流的方式。入户指导既是了解目标人群健康需求、探寻不利于健康行为改变的因素的常用方法，也是传播健康信息、培养健康技能的有效途径。

讲座是指针对某一健康主题，进行系统、全面的健康知识、技能的讲解，促进目标人群的行为改变。示范是针对行为的一些技巧进行实操性示范与演练，可结合实物、模型等直观教具和具体的操作方法向目标人群演示，指导参与者按照要求和操作步骤练习并掌握这一操作技能的过程。

同伴教育是指鉴于人们通常愿意听取年龄相仿、知识背景和兴趣爱好相近的同伴、朋友的意见、建议和经验分享，利用有影响力和号召力的个人向其周围的同伴传播健康知识与技能，激励同伴改变行为的过程。

二、宣传材料制作策略

1. 图文类传播材料制作

（1）内容编写

1）政策会议稿件

①挖掘亮点法。将文章中受众可能会关注的点挖掘出来，站在受众的角度表达，

引发共鸣。例如，围绕城乡医疗保险整合、全面放开三孩儿等重大政策，解析政策给公众带来的利益。文章的亮点要重在写实，重在对比政策前后的不同。

②列举数据法。文章的内容以展示数据为主，数据与数据之间独立性强，内容均为干货，这样比较符合受众口味。

2）健康知识稿件

①整合内容法。将两个或多个方面的内容凑成同一个主题，发掘内容之间的联系，可以采用“新闻加点料”“知多点”等类似新闻综合报道的形式进行关联。例如：“最低 6 ℃！强冷空气携大雨来袭！超实用养生食谱帮你抵御寒湿！”

②热点提醒法。留意社会热点事态的最新发展，持续关注本地政务服务、医疗机构公众号，紧跟社会热点事态的最新发展，及时向公众发布使用健康提醒。

③名人效应法。通过参与活动的名人来提升活动影响力，例如，世界卫生组织结核病和艾滋病防治亲善大使彭丽媛将出席宣传活动，以此提升活动的号召力。

（2）标题制作

标题是文章的眼睛，是决定读者是否打开文章的第一要素。不同型号的手机标题字数和呈现样式不同，为保证视觉效果，标题每行应尽量控制在 17 个字以内。

1）设置悬念，构建矛盾。通过间接的方式，在读者心中引起好奇心，具体内容留在文章中讲清楚。或构建矛盾，给读者构成认知冲突，让读者形成一种跟自己所知不一样的感觉。例如：“为什么你总觉得累？原因是……很多人第一条就中招。”

2）设置场景，增强代入感。人们喜欢一切跟自己有关的事务，所以标题设计的一个技巧就是将读者代入进去，“以为”文章内容跟自己有关。要与其经历、情感产生关联，与其所见所闻、行为动作产生关联。标题越逼真，读者就越能将自己代入其中。

3）巧蹭热度，植入热词。写标题时可以紧跟当下的热点，植入一些热门话题、热门事件等吸引读者。

4）善用数字、标点提兴趣。符号有很强的识别度，在标题中使用数字或标点符号可以起到很好的效果。比较以下标题：权威专家首次公开私家“健康经”，80 岁院士首次公开 7 条私家“健康经”，显然后者更吸引读者眼球。

（3）排版美化

1）中规中矩排版。使用唯美图片，配合文字、小标题、插图和分点等对文章进行排版美化。

2）危言警惕型排版。配合文章内容使用警示性较强的图片以及文字对话方式，加深读者印象。此外还要善于使用图表，对关键字要给予提醒。

3）黑白双色排版。对重大事故、灾难或令人悲伤、难过的重大选题采取黑白版面排版。

4）音视频结合排版。文章中涉及音视频内容的排版，首先需要考虑与图文的融合度并权衡轻重。如果以音视频为主，建议把音视频放在文字前；如果以图文内容为主，音视频不影响核心内容，仅为背景音乐或文字花絮，建议音频放在文章开头，视频类放在文章结尾，最大程度保证读者阅读视听的完整性。

2. 视频的选题、制作及推广

视频选题、制作十分重要，是后期传播效果的先决条件。

（1）选题与表达

1）要做好选题，首先要根据受众的类型进行细分，根据不同人群的特点、需求寻找合适的选题，传播内容要体现出鲜明的对象化特征。例如，面向慢性病人群，可以设计慢性病防治中的常见误区、预防并发症、季节养生等选题。而对于儿童家长，则需要侧重于儿童合理用药、膳食平衡等相关健康信息。

2）视频表达尽量通俗易懂。避免使用晦涩难懂的医学术语，要用大多数受众能够理解的语言讲解健康知识，并进行适当转化。例如，某健康科普类视频栏目，除了专家问答以外，还有动画、演示等辅助，帮助受众更直观地理解健康知识。在栏目或专题设置上，可采用知识讲堂、名医访谈、专题短片、公益广告、动态新闻、动漫等形式生动活泼地传播卫生政策信息和健康保健知识。

3）传播内容要贴近日常生活。将健康知识有效地融入受众的日常生活中，对于疾病的科普也尽量选择覆盖人群比较广的疾病。尽量少一些“是什么、为什么”的内容，多教一些“怎么做”的内容，注重健康知识在日常生活中的可操作性，使受众能够便于实施，从而达到态度和行为的转变。

4）要避免传播内容同质化。很多媒体平台直接将其他平台的健康信息进行转载，或者稍作修改就发表在自身的平台上。缺乏原创性的信息看上去似曾相识，削弱了受众的信任感，降低了健康信息传播的预期效果。

例如，《大夫说》是由某传统健康媒体运作的一档健康科普类视频专访栏目，2015 年 8 月正式推出。每期节目时长约 3 min，采取主持人与专家一问一答的形式解读健康热点话题。为保证信息传播的权威性，受访专家均为国内三甲医院主任级医师，针对时下的健康热点进行有效、客观的解答，让观众轻松获取权威的健康指导。目前栏目受众年龄在 18 ~ 50 岁，其中 24 ~ 30 岁为主要受众群体。调查显示，用户主要分布在广东、江苏、上海、北京等地，受众对养生、防癌、中医、过敏、鼻炎、护肤、颈椎、抑郁等话题感兴趣，这些成为视频选题制作的重要参考和依据。

（2）制作流程及要点

下面以一档健康视频栏目为例介绍网络视频制作流程及要点。

该栏目每周二、周五各更新一次视频，每期 4 min。通常一期视频从策划到线上发布大概需 5 天。采用编导责任制，每期由一位编导、一位摄像和一位记者配合完成。编导负责协调各位成员完成以下工作：选题及采访提纲报送；邀请专家拍摄，沟通好时间、地点、选题及其他要求；现场拍摄；剪辑、包装；视频部负责人、总编、专家审核；全媒体平台发布。要保证视频传播的效果，应注意以下要点：

1）视频要短。纵观《今日头条》2018 年第一季度金秒奖视频，全部参赛作品平均时长 247 s，获得百万以上播放量的视频平均时长为 238.4 s。因此，4 min 是目前短视频最主流的时长，也是较适合播放的时长。如果制作健康科普类视频，也建议将长度控制在 4 min 以内。而且，自拍视频时长应更短。如在“抖音”“快手”两家短视频平台上，用户上传的视频平均长度均在 1 min 以内。而“丁香医生”在抖音平台目前已经获得 1 800 万点赞，其上传的视频基本上在 30 s 以内。

2）标题要“抓人”。新媒体传播环节中的一大重点就是标题，用户点开文章链接就能直接看到小标题和主要内容，可快速对全文的喜好做出一个判断；而视频是线性观看，通常来说，视频是否吸引受众、被点击打开，标题中传递的核心信息量起决定性作用。视频的标题要简洁而直观。视频摘要最好在 110 个字符内，将最重要、最吸引人的细节内容写在前面，让用户能够轻松理解。较长的摘要有可能没有办法完全在页面中显示，不能有效传达信息，并且会导致用户难以集中精神。

3）重视分享、评论、点赞。这些互动是影响视频播放量的重要因素，视频的播放量与用户的这些反馈行为成正比。如果想要取得更好的播放量，要在选题阶段就多参考用户的意见与反馈，并在推广过程中加强与受众互动。

3. 短视频制作策略

如何能够使自己制作的短视频在众多短视频中脱颖而出，这一问题不仅涉及内容和题材的选择，还涉及视频剪辑和叙事技巧的创新，更与传播策略息息相关。在短视频的制作和传播中，一定要利用新技术和新功能将创意与内容创作和传播营销相结合，使短视频能够更高效地传播。

（1）内容有创意、有干货

短视频虽然时长较短，但是可以呈现出丰富的内容和较大的信息量。从内容来看，虽然短视频相对于传统媒体来说，形式有了创新，但是内容定位仍具有较大的重合性，也就是传统意义上的“内容红海”。创新短视频的内容也就意味着要寻找“蓝海”领域，寻找稀缺的尚未充分竞争的领域，创造相对独特的价值。例如，现在竞争较小的旅游、母婴评估以及一些微型综艺节目和才艺节目领域，对原视频经过二次创作之后更受到青睐。除此之外，一些普通民众的生活和小角色也开始受到大众的关注，他们不仅可以诠释普通人创造性和独特的生活，而且采用个性化的叙事策略能够因其日常性迅速得到观众的认同。

（2）借力热点、创造热点、吸引流量

在短视频的传播策略中，热点的制造与借力是必不可少的。随着互联网越来越发达，热点几乎天天有。虽然热点是别人创造的，但是利用短视频进行传播或者加工，可以将热点身上的流量借过来，用到短视频的生产和传播过程中，使自己的内容具有天然的影响力和吸引力，增加点击量和打开率。对于短视频的创作者来说，需要随时关注热点，了解最新的趋势，保持高度的敏感性，当一个热点出现的时候，首先要开动脑筋，找到可以利用的地方，其次是要避开人云亦云的说法，进行短视频的策划和传播，吸引关注。

（3）充分依赖不同平台进行传播

任何短视频的制作和首次传播都是在相应的短视频平台上完成的，选择什么短视频发布 App 和视频网站，决定着首次传播的范围和力度。目前网络上短视频 App 较为火爆的有“快手”“西瓜”“火山”“抖音”等，这些短视频传播平台已经发展得非常完善。在考虑选择哪一个作为主要平台时，应该根据自己短视频的专业领域和相关内容进行匹配，充分利用短视频平台的首次传播和推荐功能。短视频虽然时间短，但仍然属于视频的领域。现在“土豆”“优酷”“芒果 TV”“人人视频”等传统的视频平台仍然具有较大的影响力，并且也越来越注重对于短视频用户的发掘和推广。将短视频发布在传统的视频平台上，能够避免与其他短视频用户的扎堆儿竞争，增加自己创作短视频的曝光量和被推广的可能性。同时，要充分利用微博、微信等社交平台进行短视频的“病毒式”传播。虽然传统的视频平台和新兴的短视频平台已经具备较强的传播和社交功能，但是，当代网民的社交仍然是主要通过微信和微博等社交平台进行。例如，利用微信可以进行短视频的再一次制作和传播，既可以将短视频发送给某个好友，也可以将其分享在自己的朋友圈或者转发到聊天群，制作微信的表情包，从而形成更大范围的传播。除此之外，微博作为公开的平台，具有更强的传播效果，传播度较好的短视频不仅会被“新浪”再次推荐，而且可以通过转发评论，将不同的人连接起来，形成热点，实现裂变式传播的效果。

第三节　健康科普活动

健康宣传是有计划、有组织、有目的地传播健康信息，提高公众健康素养，保护和促进健康的社会活动，既需要周密安排，也需要科学设计。做好健康传播活动策划是推动健康传播活动顺利实施的重要保障。

一、策划宣传活动

策划宣传活动主要包括七个步骤：

步骤 1　需求评估。

步骤 2　确定目的和目标。

步骤 3　确定传播策略。

步骤 4　形成传播信息与传播材料设计。

步骤 5　制定活动实施方案。

步骤 6　确定监测与评价方案。

步骤 7　经费预算。

具体来讲，就是在活动开始前明确以下几点：做什么，为什么做，对谁做，何时做，在哪里做，何人做，怎么做。

1. 需求评估

通过需求评估，收集社群健康相关信息，明确社群主要健康问题、健康危险因素及可利用资源，是策划健康宣传活动，乃至整个健康教育工作的前提和基础。

需求评估是指在面对社群健康问题时，通过系统收集各种与健康有关的资料，并对这些资料进行整理、分析，明确或推测与某种健康问题有关的行为和影响因素，以及健康教育资源可及性的过程。需求评估过程中主要涉及的工作包括：一是收集社群成员健康相关信息；二是对收集的健康相关信息进行整理、归纳、分析、评估；三是根据评估结果，明确社群成员的主要健康问题、健康相关行为生活方式及影响因素、健康教育资源等。

需求评估的步骤如下：

（1）健康问题分析及资源评估

1）健康问题分析。对所要解决的健康问题进行分析，明确、简洁地描述出健康问题。健康问题可定义为：用某些健康状况指标衡量的人群的现实健康状况与理想状况之间的差距。这些健康指标包括死亡、疾病、受伤和残疾，以及生理、心理、行为、社会和环境等相关的影响因素。通过主观或客观的方法收集相关信息，如利用卫生统计资料、社区健康档案等。

评估社群成员的主要健康问题。收集社群成员的疾病谱、死因构成，明确社群成员的常见病、多发病，明确社群成员的死因构成和死因顺位。明确社群成员季节性高发病，如冬春季流行性感冒（流感）、老年人慢性阻塞性肺病、儿童手足口病、夏季食物中毒、细菌性痢疾等的发病情况。

2）受众分析。掌握受众特征是确定传播信息、传播材料及传播渠道的必要前提，是需求评估的最重要的内容。从受众需求出发，通过调查研究，明确如下问题。

①社群成员健康相关行为与生活方式现状，尤其是对健康有危害的行为生活方式，如吸烟、饮酒、不合理膳食、缺乏体育锻炼、生活与工作压力、社会支持缺乏等。

②社群成员不健康行为生活方式的影响因素，如当地的社会文化、风俗习惯，居民的健康观念、健康知识和健康技能水平等。

③社群成员有关信息传播的需求。了解目标对象的学习需求，明确他们希望了解哪些信息、解除哪些困惑，他们喜爱的健康传播媒介、渠道、形式和方法有哪些，他们信赖的人是谁，他们对哪种所推荐的健康行为可能存在的困难和问题等。

3）资源分析。资源分析是对可能影响项目进展的因素进行评估，其核心内容是对执行健康传播活动的机构或组织的实际能力进行分析，找出影响开展健康传播工作的内部因素和外部因素。明确社群基本情况，包括社群性质、健康相关政策、经济水平、社群文化、风俗民情、卫生资源与设施、机关/企业/学校等单位构成。

①计划执行机构情况。包括经费来源、健康教育专业人员数量及构成、健康教育机构设备条件等。

②可利用的组织机构和人员。分析目标社群在健康传播中可利用的组织、机构与传播媒介和渠道。例如，共青团、妇联、工会、学校等，当地报纸、杂志、广播、电视等传统媒体及网络等新媒体的使用情况等。

③当地卫生保健网络及其人员情况。包括卫生保健人员对该健康问题的知识、态度和技能水平，以及目前针对目标人群是否已经开展健康保健工作，开展的方式、方法如何，当地医疗保健机构、人员的数量、分布及质量状况如何等。

（2）确定优先项目

确定优先项目就是要把有限的人力、物力和财力用到对社群成员健康影响大、危害严重、累及人群广泛、干预效果显著的疾病问题或公共卫生问题上来。确定优先项目时，主要考虑以下几个原则：

1）问题的重要性原则。发病率高、累及人群广泛、对健康危害严重的问题就是需要优先解决的健康问题。

2）行为的可变性原则。对重要的健康危险行为和高可变性的行为进行优先干预。

3）干预的可行性原则。干预措施要有利于促进健康问题的解决，目标人群容易接受，可行性好。

（3）目标人群需求分析

确定优先解决的健康问题后，受该问题影响最大、最严重，处在健康危险状态的群体，就是优先干预的目标人群。

分析目标人群的需求时，应重点关注以下内容：

1）了解目标人群的学习需求，如他们希望了解哪些知识、解除哪些困惑。

2）了解目标人群喜爱的健康教育媒介、形式和方法。

3）了解目标人群信赖的人是谁。

4）了解目标人群对采纳所推荐的健康行为存在什么困难和问题。

（4）需求评估的主要技术

需求评估主要技术包括资料收集、问卷调查、定性调查。

1）资料收集。通过收集文献、健康档案以及卫生统计年鉴、报告等相关资料，了解社群的特征、发病率、患病率等，明确影响社群成员健康的主要疾病。

2）问卷调查。问卷调查是需求评估常用的定量研究技术，是运用事先设计的调查问卷，对一定数量的目标人群通过询问、自填等方式获得量化资料。

①问卷调查的目的和意义。通过问卷调查了解社群成员的健康知识水平、态度、信念、行为生活方式、希望获得的健康知识和途径等，为开展健康干预提供依据。此外，也可以通过问卷调查，动态观察指标的逐年变化趋势。

②问卷构成。调查问卷通常由标题、前言、问卷主体、致谢及调查记录五部分构成。

标题：标题反映调查范围、调查对象和研究主题，例如，“××市常住居民结核病核心知识知晓调查”。

前言：包括调查目的、意义、填写要求、隐私保护、知情同意等，其中隐私保护、知情同意也可以单独呈现。

问卷主体：包括个人基本情况，关注的主要问题，如健康知识、态度、行为等。

致谢：对调查对象配合完成调查的感谢语。

调查记录：包括调查日期、调查员、质控员签名等。

③问卷编制原则。编制问卷时应把握三个基本原则：短、简、准。即问卷不宜过长，表达简单明确，调查的问题和指标要灵敏、准确。

调查内容紧紧围绕健康教育计划或活动主题设计，无须面面俱到。

3）定性调查。通过访谈、讨论等形式，收集社群成员对健康问题的深入想法，了解健康问题及行为问题的形成原因或影响因素。通常分为个人深入访谈和专题小组访谈。

①个人深入访谈。以一对一、面对面的方式进行，访谈者通过与访谈对象的深入交谈，了解其对特定问题的看法、认识、情感、行为及其原因。访谈者不必拘泥于访谈提纲的内容顺序按部就班地提问，应根据访谈对象的回答情况，按照逻辑调整问题顺序，还可以提出新问题，直至把想问的问题问清楚。

个人深入访谈的基本技巧是"深究"，即对重要线索进行深入的追问。

②专题小组访谈。根据工作需要，就某一特定问题召集有代表性的目标人群组成讨论小组，小组成员就特定问题进行深入讨论、交换意见。通过小组访谈，同时获得代表不同特征目标人群的大量反馈信息，小组成员之间也会互相提问质疑，使讨论更加充分、深入。专题小组访谈应事先准备访谈提纲；确定目标人群，一般 6 ~ 8 人一组，访谈 2 ~ 3 组；做好分工，安排主持人和记录员各 1 人。访谈过程以开场白开始，讨论由浅入深，最后由主持人进行小结并致谢。时间一般控制在 1 h 左右。

2. 确定目的和目标

目的是指健康传播活动完成之后预期达到的理想结果，通常是远期的、概括性的。例如，显著降低青少年吸烟率，保护下一代身心健康。

目标是为实现健康传播活动的目的提出的一系列相关的具体行动指标，目标应该是具体的、可测量的。例如，为达到"提高艾滋病的预防保健意识和知识水平"的目的，设立"大学生艾滋病病毒传播途径知晓率在原来的基础上提高 50%"的目标。

3. 确定传播策略

（1）传播对象

健康传播的对象由于存在着个体差异和群体特征，健康信息需求具有多样性，应根据个体和群体的特点进行受众细分，并有针对性地制定健康传播策略。

（2）传播内容

有效的健康传播应根据目标人群的需求、知识水平、接受能力和传播的目标开展。

（3）传播渠道

在综合选择传播媒介和渠道时，应注意考虑使用什么媒介，每个媒介起什么作用，不同渠道如何结合和相互支持，使用媒介所需的费用。

（4）传播材料

优先考虑现有材料是否可以利用，这样可以节约时间和资源。

（5）传播网络

健康教育机构和人员应在健康传播过程中起指导作用。广大医务人员是健康传播项目实施的核心力量，应接受统一的健康传播专业知识、技能等方面的培训，并尽可能调动他们参与的积极性。另外，应充分依靠社会力量。

（6）方案优选

到此阶段，往往已形成了几个可供选择的方案。要依据如下几项原则进行选择：

1）投入合理。

2）符合计划目标要求。

3）没有难以克服的障碍。

4）进度有把握。

4. 形成传播信息与传播材料设计

（1）确定核心信息

核心信息是指为实现特定传播目标，围绕某一传播主题而确定的关键信息。核心信息的开发是基于医学科学知识的创意、创新过程，需有医学相关理论的专家与健康教育专业人员密切合作。

（2）传播信息形成

设计传播信息的过程，是思考如何将核心信息进一步转化为以适宜的媒介承载的一系列信息表达形式的过程。

（3）传播材料制作与预试验

针对目标受众的特点和需求，进行健康信息设计和传播材料制作。

5. 确定活动实施方案

（1）提出活动日程

1）按时间顺序列出活动内容、活动地点、起始日期及期限。

2）将相关的活动组合在一起。

3）审查实现活动目标的可能性。

4）根据现有资源审查活动是否可行。

5）修订计划内容，必要时修改传播策略。

6）将监测评价活动纳入活动日程之中。

（2）确定计划执行人员，明确工作职责

在制订计划时，还应对计划执行人员进行明确分工，使其各司其职，必要时可制定工作任务书，明确其工作职责、工作内容、工作强度、质量要求，以便检查评价，也有利于各部门的良好协作。

同时，对上述活动依实施时间顺序作出日期、持续时间、次数、重复时间等日程安排，并注明活动的执行单位与负责人。

6. 监测与评价方案设计

监测与评价活动贯穿于整个计划及其实施的全过程。只有有计划地开展监测活动，及时发现问题，并予以纠正，才能保证传播活动不偏离预期目标。只有进行科学的评价，才能知道预期目标最终是否实现。在一个完整的传播计划中包括了明确的可测量的评价内容、评价指标、评价方法、评价时间和执行人员。

计划涉及的最后一个步骤是编制预算，进行资源分配，包括对人员、设施、材料、时间的统筹管理。在完成上述步骤后，将方案以计划书的形式呈现出来。

二、实施健康宣传活动

健康宣传活动的组织实施是按照计划设计的活动方案采取行动，实现活动目标、达到预期效果的过程。

1. 召开准备会议

在活动方案得到批准后，应按方案要求准备，召开参与机构、相关人员会议，由组织者详细介绍活动方案，明确主办、承办和支持单位的职责分工，内容包括流程、人员组织、场地管理、设备和传播资料准备、媒体宣传、安全引导等。

2. 落实各项准备工作

（1）落实活动场地

与活动地点所属单位、社区联系，现场考察场地形状、面积大小，估计容纳人数、停车场位置和容量，包括舞台大小、灯光、音响能否满足活动要求；明确交通路线，考察入口、出口及消防应急通道。必要时，通过当地政府部门协调活动场地。

（2）起草和发出活动通知

通知内容包括活动时间、活动地点、活动主题、活动内容、与会专家、针对的目标人群、活动现场路线图。

（3）联系和确定与会专家和领导

通过电话沟通或发邀请，发出时间一般提前 7 ~ 10 天，要有专人负责跟进。

（4）准备宣传活动资料

宣传活动资料包括健康传播材料、问卷调查资料。

（5）购置和准备设备

购置和准备设施及办公用品，如桌签、签到簿、小礼品等。在户外场地举办大型健康传播活动还需考虑背景墙、拱门、立柱、宣传条幅的设计和准备。

（6）准备主持词、领导发言稿和新闻通稿

新闻通稿是新闻发布的一种手段，其作用是提供新闻事实，供媒体转载和发布，内容包括活动的主题、意义、时间、地点、主承办单位、出席领导、专家和参加人员、活动规模、活动影响和效果等。其基本要求包括：严格保证信息的准确性；告知更新的或最新的信息；减少空洞的表述，增加数据和事实。

3. 组织现场活动

（1）组织活动前彩排

在活动现场布置完成后，模拟组织现场活动，估计各个环节的所需时间，发现可能存在的不足和纰漏，及时予以纠正，做好充分准备。

（2）活动组织与服务

活动当天，工作人员提前到达活动现场，按照职责分工各就各位。例如，放置和调试场地视频、音响设备：设立签到处，专人负责签到，掌握人员实际出席情况；由工作人员引导群众参与，维持秩序，发放传播材料等。

（3）现场安排或接受媒体采访

事先为媒体人员提供新闻通稿，活动过程中安排对相关领导、专家和现场目标人群进行采访，以扩大活动的社会影响。

三、落实科普活动场地和设备的注意事项

落实健康科普活动实施的场地与设备，应做到以下几点：

1. 寻找适合的场地。选择交通便利、大家熟知的场地，可以提高目标人群参与的积极性，一般情况下可选择在社区卫生服务中心、村委会、村民活动室等场所，足够

容纳培训对象，既不拥挤，也不要过分空旷。

2. 人数较多时，要有应急疏散措施和常见突发事件应对措施。

3. 做好会场的准备工作，如确定音响、电源、照明等设备以及多媒体、投影仪等教学辅助设备是否正常。

4. 根据活动内容和方式合理摆放座椅等。

第三章

健康咨询

第一节　健康咨询需求获取

一、健康咨询主题及边界确定

健康咨询的主题确定实质上是对咨询者的健康需求进行充分评估，了解其真实的健康需求。可以通过健康信息评估、社会评估、流行病学评估、行为与环境因素评估以及确定优先项目等步骤确定咨询主题。

1. 健康信息评估

通过对咨询者的健康信息采集、体格测量、问诊和病史采集，了解困扰咨询者健康问题的发生、发展和诊治经过，为后续健康干预策略奠定基础。

2. 社会评估

通过与咨询者的简短交流，从以下几个方面对咨询者进行社会评估：评估咨询者或目标人群的生活质量，并确定影响生活质量的主要健康问题；了解咨询者或目标人群的社会、经济、文化环境，与健康问题相关的政策，以及社区资源。

3. 流行病学评估

在社会学评估已经确定影响生活质量的主要健康问题之后，运用流行病学方法，进一步明确健康问题的严重性与危害，从而明确咨询者健康问题的主要危险因素，并最终确定应优先干预哪个健康问题。

4. 行为与环境因素评估

确定影响健康状况的行为与环境因素，以及应该优先干预的行为生活方式以及环境因素。

（1）环境因素

环境因素包括社会因素、物质条件因素，如法规制度、社会经济文化、医疗卫生、工作环境、生活条件等，这些因素大多超出个人可以控制或改变的范围，但会对人们行为生活方式的改善起到促进或阻碍作用，同时也会影响健康。

（2）行为因素

行为因素评估的步骤包括以下方面：

1）区分引起咨询者健康问题的行为和非行为因素。对已知的一个健康问题必须分析其是否因行为因素的影响所致。对于高血压来说，过量饮酒、高盐饮食是行为因素，而遗传倾向与年龄等是非行为因素。

2）区别主要行为因素与次要行为因素。若行为与健康问题密切相关，科学研究证明两者有明确的因果关系，且是咨询者经常发生的行为，即认为该行为是主要行为。如果行为与健康的关系不甚密切或者仅为间接关系，而且行为也很少出现，即可认为该行为是次要行为。如吸烟与心血管疾病的相关性极强，而且吸烟者为数众多，因此吸烟就成为心血管疾病重要的危险行为。是否吃早餐、是否喜欢喝茶等生活行为习惯，与心血管疾病一级预防关系并不十分密切，可认为此行为相对于吸烟来说是次要行为。

3）区别高可变性行为和低可变性行为，其标准是通过健康教育干预，某行为发生定向改变的难易程度。通常以下列几点作为判断高可变性行为和低可变性行为的标准。

高可变性行为是：

①正处在发展时期或刚刚形成的行为。

②与文化传统或传统的生活方式关系不大。

③在其他计划中已有成功改变的实证。

④社会不赞成的行为。

低可变性行为是：

①形成时间已久。

②深深地植根于文化传统或传统的生活方式之中。

③既往没有成功改变的实例。

由于许多危险因素与多种慢性病是多因多果的关系，大体而言，慢性病的危险因素中可改变的行为危险因素有吸烟、过量饮酒、不健康膳食、运动/身体活动不足、长期心理/精神紧张、心情郁闷，不可改变的因素有年龄、性别、种族、遗传，这些因素虽然不可干预，但对于疾病风险的预测与评估有很大参考意义。健康咨询就是要重点干预可改变的行为危险因素，认识不可改变的危险因素，在此基础上掌握管理中间危险因素（如肥胖、高血压、血脂异常等）的方法，同时理解、熟悉一些常见慢性病（如冠心病、糖尿病等）的临床过程和规律（早期识别、常见并发症等），以便开展疾病管理，提高患者对治疗方案的依从性，管理患者的健康相关行为以配合治疗。

5. 确定优先项目

随着咨询过程的深入，发现咨询者的需求有时是多方面、多层次的，然而，在现实中资源有限的情况下，不可能同时解决众多的健康问题，满足多方面的需求，为此，需要在众多的需求中，确定应优先解决的健康问题和优先干预的行为，并以此为基础，确定优先的健康教育项目。

在咨询过程中，通过上述一系列评估，社群健康助理员对于咨询者的需求有了一个准确的把握，便可围绕着咨询需求即咨询主题与咨询边界展开健康咨询。任何偏离上述内容的交流都属于偏离主题。

二、超范围咨询事项处置原则

对于超范围咨询事项，可以理解为超出本次咨询主题、超出个人能力、超出执业范围、超出人际关系等的事项。

1. 超出本次咨询主题的事项

如通过评估确定咨询者想来咨询关于戒烟的知识，本次的主题则是介绍戒烟的知识，包括吸烟的危害，了解咨询者的吸烟情况，制订戒烟的计划以及效果评估等，而关于其他的健康知识，如饮酒、饮食不规律等虽然也与健康相关，但并非本次咨询的主题。与本次咨询主题无关的信息尽量少提或不提，如果咨询者偏离主题，健康助理员可以礼貌性地引导说“那我们回到刚刚的主题上。”“言归正传，我们继续讲……”，自然而然地回到咨询主题上来。

2. 超出个人能力的事项

有时因为自己的知识储备不够，不能给予咨询者全面、专业的咨询意见，可直接告知自己能力不足或者找寻更高资质的人帮忙，不能不懂装懂，给出片面或错误的咨询意见。同时应该不断加强学习，增加自己的知识储备。

3. 超出执业范围的事项

社群健康助理员的目的是帮助咨询者改善健康危险因素，达到健康促进的目的，可以提供膳食建议、运动建议，以及如何改掉不良生活习惯的建议，但是对于需要药物干预、如何用药等方面的问题就需要专业医师或药师来解答。因此，时刻牢记自己的执业范围，既是保护自己，也是对咨询者负责。如遇到相关问题可直接说明这个不在自己的执业范围内，应咨询相关专业的人员。

例如，一位处在膝关节外伤康复中的张先生来咨询运动方式问题，下列处理可以借鉴。

张先生：你好，我之前膝盖受伤了，好久没运动了，想了解一下可以做哪些运动帮助恢复。

健康助理员（知识储备有限，确实不知道）：不好意思，张先生，您这个是膝关节受伤后的康复运动问题，需要到关节外科或康复科接受专业的康复指导。

张先生：好的，谢谢。我还以为你们也比较了解这一块呢！（可能会有不满）

健康助理员：确实不好意思，我目前只了解健康人群的运动方式，对于患有特定疾病人群不能做出专业建议。毕竟术业有专攻嘛！（笑脸）

不要怕说出来后让咨询者看不起，这样反而显得真实诚恳。

又如，患有高脂血症的张大妈来咨询药物调整的问题，健康助理员的处理就很恰当。

张大妈：你好，我吃降血脂药效果一直不好，想问下应该怎么调整药物呢？

健康助理员：你好，降脂药物应该同时配合低脂饮食和运动，效果才会更好。

张大妈：这些我都坚持得很好，就是想问一下可不可以换种降脂药物来吃？

健康助理员：张大妈，我这儿不做药物治疗相关的咨询，您需要到心内科或者内分泌科找专科医生调整治疗方案。

张大妈：好的，谢谢！

时刻牢记自己的执业范围，不提供超出自己能力和执业范围的咨询，做到安全执业，是对咨询者最大的负责。

4. 超出人际关系的事项

这主要是指咨询者询问社群健康助理员个人隐私或其他无关健康的问题，如咨询者想留健康管理员的私人电话，方便后续随访或者要求到不属于常规咨询场所的地方，如饭店、商场等进行交流。这些都属于超出咨询边界的问题，要果断拒绝，可以说："不好意思，这不在今天的咨询范围内，请回到我们的主题上来。"如果涉及咨询者的个人隐私，健康助理员的询问要恰当，如调查咨询者的生活习惯时，通常会问到其职业，这是可能涉及隐私的问题，因此可以礼貌地说："方便描述一下你的职业吗？"并作出解释："因为我们要评估你的工作性质，了解平时运动的情况。"如果咨询者不方便作答，也可以换一种方式询问，如以"你平时的工作是需要久坐的吗？""你的工作应酬多吗？"等问题来代替，尽量以一种让对方感到舒适的方式和咨询者交谈。

第二节　健康咨询的跟踪管理

一、咨询随访方案制定

1. 咨询随访方案制定的原则

通过对咨询者进行健康需求评估、确定咨询主题后，最终需要健康助理员为咨询者制定一套详尽完整的、有针对性的随访方案，要遵循以下原则：

（1）个体化原则

根据咨询者健康状况确定分类管理水平，同时考虑咨询者个人需求、心理及家庭等因素，制订个体化的随访计划。

（2）综合性原则

干预和管理应包括非药物治疗、药物治疗、相关指标和并发症监测、健康教育、咨询者自我管理及支持等综合性措施。

（3）参与性原则

开发咨询者的主动参与意愿，提高咨询者主动参与的能力，为咨询者提供咨询等健康指导。

（4）及时性原则

定期对咨询者进行生理指标、并发症和相关危险因素的评估，及时发现问题，并采取适当的干预措施。

（5）连续性原则

以机构常规随访、综合医院阶段性诊疗，结合咨询者日常自我管理等方式，对咨询者实施连续、动态的管理。

2. 咨询随访方案要点

（1）随访目标

任何健康咨询计划都必须有明确的目标，这是制定健康干预策略和活动的前提，也是计划实施和效果评价的依据，如果缺乏明确的目标，整个健康咨询及后续的管理将失去意义。

1）最终目标，是指按照干预策略执行后预期到达的最终结果，该目标是宏观的、长远的，描述总体努力的方向。

2）具体目标，是指对总体目标更加具体的描述，用以解释和说明计划总目标的具体内涵。因此，随访方案的具体目标需要包含具体的、量化的、可测量的指标。随访方案的具体目标，应该能够对以下问题做出回答：who（对谁）、what（实现什么变化，在知识、信念、行为等方面有什么变化）、when（多长时间出现这些变化）、where（在什么范围内实现这种变化）、how much（变化程度有多大）。

（2）干预策略

健康随访方案中的干预策略是实现健康咨询目标的方针、战略，是在一定高度上达到目标的途径和方法，是每一项具体干预活动的指导思想。在健康咨询过程中，已经了解影响咨询者健康和健康行为的因素很多，归纳起来包括咨询者的认知和技能、物质环境（包括生活条件、拥有的社会资源、服务等），因此随访方案也是从上述各方面进行综合衡量后制定的综合干预策略。

1）教育策略。健康咨询的核心是通过该过程教育人们形成有益于健康的认知和技能，从影响健康的因素角度来说，既作用于倾向因素，也作用于强化因素。针对个体咨询者，社群健康助理员可以通过健康教育、推荐科普文章、分发健康宣传册等方式让其接受健康观念，从而改变其影响健康的危险行为因素。针对团体咨询者，社群健康助理员可以通过义诊、科普讲座等方式起到大规模的宣传教育作用。具体措施包括生活方式指导、营养指导、运动指导、戒烟指导等。

2）改变环境策略。改变环境策略的目的是通过作用于影响咨询者行为的促成因素，即物质环境、条件，使人们采纳健康行为的意愿得到实现。这一策略对于企业、团队、社区咨询者应用较多，如建议企业建立适合员工的工作轮班制度、企业食堂为员工提供低盐低脂的食物，为员工提供便利的健身条件等。

（3）随访方式

根据咨询者的不同情况大致分为以下随访方式：门诊随访、家庭随访、电话随访或集体随访。

（4）健康监测

健康监测是健康咨询的重要环节，良好持续的健康监测可以帮助咨询者了解健康咨询的真实效果，同时可以帮助社群健康助理员客观了解自己的工作成绩或不足。主要包括过程监测、效应监测和结局监测。

1）过程监测。这是对健康随访过程进行的监测，始于计划开始实施之时，贯穿于方案实施的整个过程。重点关注咨询者是否按照制定的方案进行执行，包括数量和质量。同时还可能配有修正计划，使随访方案更符合咨询者的实际情况，有效保障本次健康咨询目标的实现。对于群体健康咨询者来说，过程监测更可以对社群健康助理员的工作进行评价，如对群体咨询者中的目标人群参与活动执行率、干预活动覆盖率、目标人群参与率、满意度等指标进行反馈。

2）效应监测。这主要是监测咨询者近期健康相关行为影响因素的变化，包括其对卫生保健知识了解程度、健康价值观、对健康相关行为的态度和信念、健康相关行为的变化等，采用的指标包括卫生知识均分、卫生知识知晓率、健康信念持有率、行为改变情况等。如对戒烟咨询者的随访方案中的效应监测，应包括吸烟危害相关知识的了解情况、戒烟信念、戒烟行为改变情况等。

3）结局监测。这主要是指通过行为改变后，健康状况相关的生理、心理健康指标，如身高、体重、体重指数、血压、血糖、尿酸、血脂等生理指标的变化情况。随着健康管理行业的发展，健康风险变化也成为健康管理者们重点关注的指标之一。

（5）就诊指导

健康咨询是通过收集咨询者的健康危险因素，与咨询者共同制订改变不良健康行为的计划，随访咨询者执行计划的情况等一系列有组织、有计划的教育活动，促使他们自觉采纳有益于健康的行为和生活方式，消除或减轻影响健康的危险因素，预防疾病、促进健康、提高生活质量。但是疾病发展有一定规律，一部分咨询者可能因为综合原因达到了临床诊治的标准，此时社群健康助理员应提醒咨询者及时就医，并进行相关的就诊指导。

二、健康咨询专题报告的编写

专题报告是针对某项专门的工作、某一特殊问题、某一时间或某一活动撰写的报告，在内容上具有专一性。健康咨询专题报告是就某一特殊健康咨询主题进行深入细致的调查、研究，形成的包括现状与问题、对策与建议等有关内容的研究报告。

1. 编写健康咨询专题报告的必要性

健康咨询专题报告不同于普通的工作汇报，它是针对某一特殊健康咨询情况做的总结汇报，一般包含健康咨询的全过程，包括其具体做法、措施及该项专题工作的主要经验。该专题报告具有以下作用：有助于卫生管理部门了解具体健康问题，有助于改进目前的医疗现状或加强同行之间的经验交流等。

2. 专题报告的编写要点

（1）标题

由事由、文种组成，如《关于 ×× 社区高血压咨询工作的专题报告》。标题要明显反映报告专题事由，突出其专一性。

（2）正文

以反映情况为主的专题工作报告主要写情况、存在的问题、今后的打算和意见；以总结经验为主的专题工作报告主要写情况、经验，有的还可略写不足之处和改进措施；因工作失误向上级写的检查报告主要写错误的事实、产生错误的主客观原因、造成错误的责任、处理意见及改进措施等。

（3）编写步骤

1）收集资料。对前期咨询过程中遇到的健康问题进行广泛的资料收集，主要通过平时积累和突击收集这两种方法。平时积累也就是人们平日阅读文献时随手而记的以及医学教育资料的收集、整理，内容比较广泛、分散而零碎，但有“汇流成河”的意义；突击收集是在选定题目后，短时间内集中精力突击查找资料，比较专一，针对性强。收集资料总的要求是齐全、规范、可靠（最好是知名专业杂志的前沿资料），并严格挑选、不断更新。

2）整理资料。运用逻辑和统计方法对广泛收集到的资料进行筛选、鉴别、分类、归纳等处理。通过阅读文摘，浏览标题、作者、出版单位、附录文献来识别文献资料与专题内容的相关性和可靠性，以确定具有实用意义的资料。分类的目的是使资料内容单元化，可从大到小逐层逐级划分。归纳的意义是使资料内容系统化并做出初步的判断，可依时间顺序、价值属性等不同情况分别进行。科学合理的文献检索、有序的资料整理，就等于完成了编写任务的一半。

3）组成文稿。这是撰写专题报告的中心环节，是运用技巧把经过处理的资料编撰成文的过程。一般从历史背景、目前状况、发展趋势、经验总结几个方面加以叙述。通常分为两个步骤：第一步是撰写提纲，第二步是按提纲将素材扩展成文。

三、健康咨询手册的编制

健康咨询手册大多由专业卫生机构编写、印刷，其形式类似于书籍，以文字为主，信息量大，内容丰富，系统完整，通常包含较多的健康知识、健康行为指导等，如《糖尿病预防手册》《高血压防治手册》。健康咨询手册用于较为系统全面地传播健康知识、信息技术，可发放到有阅读能力的个体手中，如社区医生、社群健康助理员等社区健康管理骨干。健康咨询手册的编制应遵循以下六个程序。

1. 分析需求和确定信息

在编制健康咨询手册之前，首先需要通过查阅文献、受众调查等方法了解目标人群所处的外部环境、有关政策、组织机构能力、媒介资源、文化背景、生活习俗、宗教信念和健康需求等信息，初步分析确定目标人群需求，从而保证手册的编制具有保证针对性和可行性，定好服务目标人群。

2. 制订计划

在需求分析基础之上，根据信息内容和技术、资源条件等，制订出详细的手册制作计划，一般应包括确定目标人群、手册的数量、使用范围、发放渠道、使用方法、预试验与评价方案、经费预算、时间进度等。

3. 形成初稿

要根据确定的信息内容和制作计划设计手册初稿，印刷手册的初稿包括文字稿和画稿。健康教育人员在初稿形成过程中要把好信息关，并根据目标人群的文化程度和接受能力决定信息复杂程度和信息量的多少。

4. 预试验

预试验是指在手册编写最终定稿和投入生产之前，编写人员在一定数量目标人群的典型代表中进行试验性使用，系统收集目标人群对该手册的反应，包括是否理解手册传播的信息内容、手册的视觉舒适度以及传达信息的易读性、实用性、可接受性、趣味性等，并根据反馈意见对材料进行反复修改的过程。方法主要包括重点人群专题小组讨论、可读性测试、个人访谈等，其中专题小组讨论应用比较广泛。

5. 手册的生产发放与使用

预试验结束后，将手册终稿交付有关负责人员审阅、批准，按照计划安排制作和生产，确定和落实手册的发放渠道，保证将足够的手册发放到目标人群手中，同时对手册的使用人员（社群健康助理员、社区医务人员、健康兼职人员等）进行必要的培训，使他们懂得如何有效地使用这些手册。

6. 监测与评价

在咨询手册使用过程中，监测手册的发放和使用情况，对手册的制作过程、制作质量、发放与使用状况、传播效果等做出评价，以便总结经验，发现不足。如此循环往复，形成健康手册制作不断循环发展的过程。参与评价的工作人员最好不是手册编写者和相关人员，以利于评价结果的公正性。

第四章

诊疗协助

第一节　导诊服务

一、医疗保健信息及就诊须知

1. 医疗保健信息

（1）常见药品信息

可通过国家医药信息平台进行查询，在输入药品名称（如乙酰水杨酸）或商品名（如阿司匹林）后可见药品的作用功效、主治疾病、适用症状、其他功效、联合用药功效、用前须知、禁用人群、慎用人群、特殊人群用药须知、相互作用、用法用量、主要剂型或规格、具体用法、用后须知、起效时间、药物维持时间、药物漏服 / 药物过量的不良反应、停药指征、就医指征等。药品的具体使用方法尚需要咨询医生，查询药品的说明书，不可仅仅通过网上查询贸然自行使用。

（2）常见医疗器械信息

可通过在手机上下载国家政务服务平台 App，在“服务”栏查找医疗卫生主题板块，根据需要在医疗器械查询平台上查找需要的医疗器械信息。更为具体的医疗器械信息需要根据查询到的备案号在生产厂家官网上查看，例如器械名称、型号规格、结构及组成、适用范围、产品储存条件、有效期、使用方法以及价格及咨询电话等。

2. 就诊须知

各医院就诊须知不一，在进入医院门前或通过线上预约就诊时可在指定位置（如公众号分栏、官网分栏处等）找到，常见的就诊须知如下。

（1）门诊就诊须知

1）挂号。在医院公众账号或 App 上预约挂号，请按约定时间携带有效身份证件和就诊卡前往医院，或在门诊挂号处排队或自助挂号机上自行挂号，缴纳挂号费用。如需更改就诊时间，请提前取消预约挂号或提前告知医院。

2）排队等候。根据挂号号码等候叫号。

3）就诊。请如实告知病情、病史及用药情况。医生根据病情进行诊断，给予治疗建议或开具药方。

4）取药。凭医生开具的药方到医院药房领取药品。

5）结算。根据就诊的费用进行结算，缴纳医药费用。

6）就诊期间请遵守医院的公共卫生和安全规定。

7）如需住院治疗请提前与医院安排好相关事宜，并缴纳住院押金。

8）如需转诊或转院治疗请与医生或医院协商并办理相关手续。

9）如需开具病假证明请向医院申请。

10）如需开具诊断证明或病案资料请按照相关规定向医院申请。

（2）住院患者及陪护须知

1）陪护人员须遵守医院的规章制度，服从管理。未经许可不得进入医疗场所及其他病房，不得私自翻阅病历及其他医疗护理文件，不得干扰医疗护理工作。

2）根据医嘱留陪，原则上允许留陪 1 人。

3）陪护人员请在病区护士站办理陪护证，凭证出入病区；取消陪护后，及时交回陪护证。陪护证专人专用，请勿转借，违反规定者工作人员有权予以没收。

4）每日 8：00—10：00 是医生查房、治疗及护理时间，陪护人员请暂离病房。特殊情况如 70 岁以上老人、18 岁以下及危重患者可留陪 1 人在床边。

5）医院是保障人民群众身体健康的公共场所，请您自觉遵守公民道德行为规范，爱护公物，节约水电，不随地吐痰，不在病房内吸烟、喝酒、打牌、下棋等，注意保持病房安静。

6）陪护人员不要占用患者病床，不要在房间地上、病区内外走廊及其他公共区域睡觉。

7）配合医护人员完成患者的各种检查和治疗工作。

二、就诊前咨询

1. 预检分诊中“号”的种类

普通号：一般由主治医师或高年资住院医师出诊。

专家号：一般由副主任（副教授）及以上医师出诊。

特需门诊：少数大医院开设，由国内知名专家出诊。

2. 预检分诊中门诊的分类

门诊可分为一般门诊、急诊门诊、专科门诊、特殊门诊。

（1）一般门诊

一般门诊主要是一些常设科室，如内科、外科、妇产科、儿科、眼科、口腔科、耳鼻咽喉科、感染科、中医科、皮肤科、保健科、门诊手术室等的门诊。

（2）急诊门诊

急诊门诊通常设内科和外科，其他科急诊由住院部二线医生应诊。

（3）专科门诊

专科门诊是根据各自医院发展的侧重点和医院综合实力不同而设置的，包括专科、专病门诊。其中专科方面，内科分为呼吸内科、消化内科、神经内科、心血管内科、肾内科、内分泌科等；外科分为泌尿外科、普外科、骨外科、神经外科等。专病门诊通常分为糖尿病、哮喘病、冠心病、风湿病、白内障等门诊。

（4）特殊门诊

如老年病门诊、心理咨询门诊、疼痛门诊、康复门诊等。

3. 诊前咨询服务

（1）掌握沟通技巧，注重行为礼仪。

（2）提醒患者就诊前首先咨询家庭医生，若没有签约家庭医生，应选择去社区卫生服务中心或乡镇卫生院咨询全科医生，了解疾病的大致情况、是否需要去上级医院进行诊疗、挂什么科室号以及注意事项等。

（3）若患者直接前往医院，应提醒患者前往导医门诊或导医台进行咨询，了解具体所需要挂号的科室，避免浪费患者时间以及引起不必要的纠纷。

（4）对涉及民事、刑事纠纷的患者，应及时向有关部门报告。

（5）对急危重患者，应立即拨打 120 医疗急救电话，及时送往急诊科进行抢救。

三、预约转诊

1. 转诊的概念

转诊分为横向转诊和纵向转诊两种。

横向转诊是指同级的综合医院与专科医院间，以及专科医院间患者的转诊。

纵向转诊也称双向转诊，是指由于社区卫生服务中心 / 乡镇卫生院在设备和技术条件方面的限制，对一些无法确诊及危重的病人转移到上一级的医疗机构进行治疗。上一级医疗机构对诊断明确、经过治疗病情稳定转入恢复期的病人，确认适宜者，将让患者重新返回所在辖区社区卫生服务中心 / 乡镇卫生院进行继续治疗和康复。其目标是建立“小病在基层，大病进医院，康复回社区”的就医新格局。

2. 协助预约转诊

（1）患者主动要求，或科室医生经诊断后认为需要转诊，首先联系转诊目标医院，告知患者情况，必要时获得急救指导，与目标医院医师沟通得到同意后，确认转院时间、程序、科室及需要准备的资料，签署转诊病情介绍单。

值得注意的是，有些患者比较抗拒被下转到基层医疗卫生机构继续治疗或康复，应注意情绪引导和转诊介绍。

（2）协助患者或家属办理相关出院手续，必要时帮助联系救护车护送患者出院，传染病或传染病疑似患者在转院过程中应当采取有效隔离防护措施。

（3）转诊须携带第一次诊疗的资料，包括病历、体温单、医嘱单、化验单（检查报告）、医学影像检查资料、手术及麻醉记录单、病理资料、护理记录等，到达目标医院后需要办理病情交接管理手续。需要注意异地转诊的医保报销问题，应提前告知患者及家属，避免引起纠纷。

四、二次诊疗

1. 二次诊疗的概念

二次诊疗也称第二诊疗，是指个人在罹患疾病，或者遭受意外伤害已经获得诊断（也就是第一诊疗意见），或者已经住院治疗的基础上，谋求国内外该领域专家的诊疗意见和专业书面医疗建议，从而获得下一步的诊断治疗方案。

二次诊疗服务主要针对危及生命或改变生命状态的重大疾病，如肿瘤、先天性心脏疾病等疑难重症。

2. 协助二次诊疗

在当下互联网信息技术迅速发展的时代，推荐通过互联网手段进行二次诊疗，不仅节约专家和患者的时间，防止病情的延误，也有助于节约医疗资源。

（1）协助患者与床位医师进行沟通，传达患者想要进行二次诊疗的想法及要求。

（2）协助医师整理有关资料，包括患者的基本信息、第一次诊断的材料、影像资料以及根据专家的要求整理补充相关材料。

（3）协助患者与二次诊疗的专家进行沟通。

（4）协助患者理解二次诊疗书面报告，患者有困惑的地方及时联系专家，进一步沟通与加深理解，同时需注意安慰患者的情绪，确保二次诊疗的顺利进行。

第二节 陪诊服务

一、既往健康信息资料

1. 健康档案的内容

健康档案的基本内容主要由个人基本信息和主要卫生服务记录两部分组成。

（1）个人基本信息

1）人口学信息，如姓名、性别、出生日期、出生地、国籍、民族、身份证号码、文化程度、婚姻状况等。

2）社会经济学信息，如户籍性质、联系地址、联系方式、职业类别、工作单位等。

3）亲属信息，如子女数、父母姓名等。

4）社会保障信息，如医疗保险类别、医疗保险号码、残疾证号码等。

5）基本健康信息，如血型、过敏史、预防接种史、既往疾病史、家族遗传病史、健康危险因素、残疾情况、亲属健康情况等。

6）建档信息，如建档日期、档案管理机构等。

（2）主要卫生服务记录

1）儿童保健方面：出生医学证明信息、新生儿疾病筛查信息、儿童健康体检信息、体弱儿童管理信息等。

2）妇女保健方面：婚前保健服务信息、妇科病普查信息、计划生育技术服务信息、孕产期保健服务与高危管理信息、产前筛查与诊断信息、出生缺陷监测信息等。

3）疾病预防方面：预防接种信息、传染病报告信息、结核病防治信息、艾滋病防治信息、寄生虫病信息、职业病信息、伤害中毒信息、行为危险因素监测信息、死亡医学证明信息等。

4）疾病管理方面：高血压、糖尿病、肿瘤、重症精神疾病等病例管理信息，老年人健康管理信息等。

5）医疗服务方面：门诊诊疗信息、住院诊疗信息、住院病案首页信息、成人健康体检信息等。

2. 既往健康信息资料整理

个人的健康信息可以通过健康档案得以体现，社群健康助理员可以依照健康档案的基本内容协助整理个人既往健康信息资料，主要包括六个方面。

（1）基本信息

个人基本信息：个人基本情况登记表。

（2）儿童保健

1）出生医学登记：出生医学证明。

2）新生儿疾病筛查：新生儿疾病筛查记录表。

3）儿童健康体检：0 ~ 6 岁儿童健康体检记录表。

4）体弱儿童管理：体弱儿童管理记录表。

（3）妇女保健

1）婚前保健服务：婚前医学检查表、婚前医学检查证明。

2）妇女病普查：妇女健康检查表。

3）计划生育技术服务：计划生育技术服务记录表。

4）孕产期保健服务与高危管理：产前检查记录表、分娩记录表、产后访视记录表、产后 42 天检查记录表、孕产妇高危管理记录表。

5）产前筛查与诊断：产前筛查与诊断记录表。

6）出生缺陷监测：医疗机构出生缺陷儿登记卡。

（4）疾病控制

1）预防接种记录：个人预防接种记录表。

2）传染病记录：传染病报告卡。

3）结核病防治：结核病患者登记管理记录表。

4）艾滋病防治：艾滋病防治记录表。

5）血吸虫病管理：血吸虫病患者管理记录表。

6）慢性丝虫病管理：慢性丝虫病患者随访记录表。

7）职业病记录：职业病报告卡、尘肺病报告卡、职业性放射性疾病报告卡。

8）职业性健康监护：职业健康检查表。

9）伤害监测记录：伤害监测报告卡。

10）中毒记录：农药中毒报告卡。

11）行为危险因素记录：行为危险因素监测记录表。

12）死亡医学登记：居民死亡医学证明书。

（5）疾病管理

1）高血压病例管理：高血压患者随访表。

2）糖尿病病例管理：糖尿病患者随访表。

3）肿瘤病病例管理：肿瘤报告与随访表。

4）精神分裂症病例管理：精神分裂症患者年检表、随访表。

5）老年人健康管理：老年人健康管理随访表。

（6）医疗服务

1）门诊诊疗记录：门诊病历。

2）住院诊疗记录：住院病历。

3）住院病案记录：住院病案首页。

4）成人健康体检：成人健康检查表。

上述信息应按照顺序整理成册，做好标记标识，以便于后续使用。

二、陪诊服务记录

1. 诊后材料

诊后材料主要由病历资料体现，病历资料主要从内容上进行分类，其中包括客观病历资料和主观病历资料。

（1）客观病历资料

客观病历资料是客观记载患者的病情、检查、治疗等情况的资料，主要包括门诊病历、住院志、体温单、医嘱单、化验单（检查报告）、医学影像检查资料、特殊检查同意书、手术及麻醉同意书及记录单、病理报告、护理记录、出院记录及其他病历等。

客观病历资料患者可以要求封存或复印保留。

（2）主观病历资料

主观病历资料是记录医务人员对患者病情、治疗进行分析、讨论的主观意见的资料，主要包括疑难病例讨论记录、死亡病例讨论记录、上级医师查房记录、会诊意见、病程记录等。

主观病历材料患者可以要求封存但是不能复印，由医疗机构保管。

2. 医嘱

医嘱是指医师在医疗活动中下达的医学诊疗指令。它是医师对患者的有关诊断、治疗、护理工作的决定和要求，是医疗信息传递的渠道。病房中采取的各种医疗方法，常以医嘱形式实施。

（1）医嘱的种类

医嘱分为长期医嘱、临时医嘱、备用医嘱。

（2）医嘱的执行

医嘱是关系患者生命安危的大事，因此执行医嘱必须十分严肃认真，确保万无一失。执行医嘱时要认真进行查对，严格执行相应的技术操作规程。

3. 陪诊记录的撰写

结束陪诊后须及时收集患者的诊后材料，撰写陪诊记录。陪诊记录的撰写应及时、简洁、属实、完整，且书写清楚，主要包括以下内容。

（1）患者的基本信息、医院的基本信息。

（2）患者的挂号信息、缴费信息。

（3）检查过程、医生与患者之间的沟通过程（由于涉及隐私问题，未经患者和家属允许，应当在诊室外等候）。

（4）预约检查或门诊手术、取药及缴费信息。

（5）若患者安排住院，应有住院登记信息和住院过程中的查房、与住院医师之间的谈话以及手术信息（会诊、转诊等信息视具体情况而定）、相关缴费信息。

三、意外事件处理

诊疗、体检过程中常见的意外事件包括与环境相关的意外，如跌倒伤、晕血晕针；慢病突发或急症发作，如心律失常、低血糖、高血压、心肌梗死、心绞痛、癫痫发作，以及突发呼吸心跳停止等。

当患者或体检者在就医过程中突发疾病时，应当首先通知呼救，做好抢救的准备，协助医师现场采取急救措施，协助安抚现场其他人员情绪，必要时通知相关部门，协助处理后续工作。此外，社群健康助理员应该具备心肺复苏技能，当有人出现意识丧失，呼吸心跳停止时可以在第一时间对患者实施抢救，为专业急救人员到场前争取时间。

相关突发疾病可在《社群健康助理员（基础知识）》第十一章急救基本知识中查询应对处理办法。

第三节　健康访视

一、编制动态信息表

1. 动态信息的概念

动态信息是指反映某项工作、活动的进程或某一事件发展变化的信息，针对健康访视而言，动态信息是指访视过程中发生的客观情况，包括访视人员、访视对象及其他人员的行为和谈话等。

2. 动态信息表的编制

（1）全面记录

编制动态信息表是为了描述健康访视的全过程及其每个重要细节的变化，因此要有头有尾，形成一个连续、完整的事件发展过程，样例见表 2–4–1。

表 2-4-1　健康访视动态信息表

被访人姓名		电话		患者档案号	
访问日期	患者目前情况			医生意见	访问记录人

（2）保持客观

动态信息表只是为了反映健康访视过程中的发展、变化，重在反映客观情况，不需要对整个过程进行分析和深度加工，更不能对没有发生的事情进行议论和预测，只需要如实记录客观情况，避免主观性。

（3）抓住重点

动态信息表包含整个健康访谈过程，在保证全面的基础上应适当有所侧重，抓住重点，特别是主访医师与访视对象之间的对话，对于不重要的信息，如一些客套话、场面话可以简单略过。

二、撰写阶段探访报告

阶段探访报告的内容一般包括以下几个方面。

1. 访视对象

访视对象的内容有姓名、性别、年龄、档案号、现住地址等。

2. 参加访视人员

访视人员的内容有参加访视人员的姓名、职务等。

3. 访视具体时间

访视时间应具体到年、月、日和时间点。

4. 访视目的

根据访视对象个人情况与需求，访视目的应由主访医师和访视团队共同确定。

5. 访视问题

访视之前根据访视对象个人情况与需求预设几个问题，并在访视过程中依据实际情况进行相应的增减。

6. 评估

根据访视结果，对访视对象的健康状况进行评估，并编制动态信息表。

7. 下一步计划

针对访视对象的情况，安排相应的改善计划，包括治疗计划、健康管理计划、下一步计划等。

8. 总结

对本次访视进行总结，对不足之处提出改进策略。

第五章

健康促进协助

第一节　生活方式健康促进

一、健康生活方式指导

生活习惯或生活方式与健康密切相关。健康的生活习惯，有益于促进健康；不健康的生活习惯，有可能加大健康风险，甚至危害健康。健康的生活方式包括合理平衡的膳食、经常性身体活动或运动、不吸烟、不饮酒或适量饮酒、保持健康体重、保持积极平衡的心理状态等。不健康的生活方式，主要包括膳食不平衡、身体活动不足、吸烟、过量饮酒等。不健康的生活方式可导致超重、肥胖、血脂异常、高血压等病理变化，也是导致恶性肿瘤、心血管疾病、糖尿病、呼吸系统疾病等慢性病的重要危险因素。

1. 合理膳食的指导

合理膳食又称合理营养，是指适合各种情况（年龄、性别、生理条件、劳动负荷、健康状态等）的食物、营养素的供给量和配比。合理营养可维持人体的正常生理功能，促进健康和生长发育，提高机体的劳动能力、抵抗力和免疫力，有利于某些疾病的预防和治疗。缺乏合理营养将使人体机能产生障碍，以至发生营养缺乏病或营养过剩性疾病（肥胖症和动脉粥样硬化等）。合理营养是健康的物质基础，而平衡膳食又是合理营养的根本途径。平衡膳食又叫合理膳食，是指选择多种食物，经过合理搭配做出的膳食，这种膳食能满足人们对能量及各种营养素的需求。

（1）合理膳食的基本卫生要求

满足机体对营养素和能量的需要；储存、加工、烹调方式合理：减少食物中各种营养素的损失，提高消化吸收率，同时具有良好的色、香、味，增进食欲。食用安全：食物本身无毒无害，不应有微生物污染、腐败变质、农药残留，加入的食品添加剂应符合国家有关卫生标准。

（2）健康膳食模式

膳食模式是指一个地区居民长期形成的膳食结构、饮食习惯及消费频率，包括食物的种类、数量、比例或不同食物、饮料等的组合。世界上典型的膳食结构有四种类型：

1）经济发达国家膳食结构。以动物性食物为主，是多数欧美发达国家的典型膳食，其缺点是存在易发胖和高血压等慢性病发病率高的风险。

2）东方膳食结构。以植物性食物为主，大多数发展中国家的膳食模式属此类型，肉、蛋、奶、鱼虾的人均消费较低，存在营养缺乏病的风险，但是有利于冠心病和高脂血症的预防。

3）日本传统膳食结构。以鱼虾等海产品、大米、蔬菜、豆类、绿茶摄入较多为特点，能量摄入也较为适中。此类膳食有利于避免营养缺乏病和营养过剩性疾病。

4）地中海膳食结构。这是居住在地中海地区的居民所特有的膳食模式，由蔬菜、水果、海产品、五谷杂粮、坚果和橄榄油以及少量的肉类及乳制品组成。

目前，地中海饮食、DASH 饮食模式是最具影响力的健康膳食模式的代表。DASH 饮食，是一种为预防高血压而设计的长期健康饮食方式，原本是由美国心脏、肺、血液研究所（NHLBI）为降低患者血压而推出的一种饮食法。它的原理是使用高钾、高镁、高钙、高膳食纤维、丰富的不饱和脂肪酸、少饱和脂肪酸饮食，有助于身体排走盐分（钠），从而降低血压。

（3）合理膳食的评估

通过营养状况评估，了解社群成员的营养状况。造成营养失调的主要原因是不良饮食习惯和不合理的饮食结构。所以，首先要养成良好的饮食习惯，其次要根据不同人群确定其合理膳食内容。

1）良好饮食习惯。一日三餐定时、定质、定量分配食用，且能量分配比例适宜，早餐、中餐、晚餐分别占全天热能的 30%、40%、30%；不偏食，不挑食，不暴饮暴食；饭后不立即进行剧烈运动；不盲目节食和减肥；不吃过冷或者过热的食物；少吃或不吃垃圾食品。

2）不同人群合理膳食的内容

①一般人群按照《中国居民平衡膳食宝塔》评估。

②孕妇的合理膳食。孕妇的膳食中应增加鱼、肉、蛋等含优质蛋白质的动物性食物，含钙丰富的奶类食物，含无机盐和维生素丰富的蔬菜、水果等。蔬菜、水果还应富含纤维素，它可促进肠蠕动，防止孕妇便秘。孕期营养不良会使孕妇机体组织器官营养缺乏，对母体和胎儿均不利，胎儿的生长发育缓慢，易引起流产，但营养过剩也会使母体体重过高，出现巨大胎儿，易引起难产。

③乳母的合理膳食。乳母每日膳食中热能的供给量需增加 3 300 kJ。乳汁中蛋白质含量为 1.2 g/100 mL，母体膳食蛋白转化为乳汁蛋白质的有效率仅为 40%，故每日泌乳 850 mL（一般乳母每日泌乳量为 500 ~ 1 000 mL）则需额外补充蛋白质 25 g。乳汁中含钙量为 34 mg/1 000 mL，保证每日供给钙 1 500 mg，每天补充 500 mL 牛奶则能达此要求。乳母应多食用动物性食物和大豆制品以供给优质蛋白质，同时还应多食用海产品和富含维生素的蔬菜和水果。

④儿童的合理膳食。食物应多样化，选择营养丰富的食物，注意主副食搭配，学龄前儿童除一日三餐外，还应适当增加餐次或餐间加餐；学龄儿童应注意早餐供给足够热能，并安排课间餐。要多选富含钙、铁、维生素 A、维生素 B_2 和维生素 C 的食物，选用碘盐来预防碘的缺乏。家长要注意培养儿童良好的饮食习惯，如定时、定量，不乱吃零食，不偏食，不暴食。

⑤青少年的合理膳食。青少年食欲旺盛，对摄取足够的热能和营养素十分重要，膳食的安排可与成人相同，但需注意膳食中的各种营养素要能满足青少年生理特点和学习的需要。因此，食物要多样化，荤素搭配，粗细结合，注意多选含蛋白质、钙、铁及维生素 A、维生素 B_2、维生素 C 丰富的食物，也要培养青少年养成良好的饮食习惯。

⑥老年人的合理膳食。膳食中的脂肪应以植物脂肪为主，少食胆固醇高的食物。碳水化合物的摄入量应随热能的减少相应减少，除淀粉外，应以进食以果糖为主的食物。老年人的膳食中应有足够的维生素 E、维生素 A、维生素 C、维生素 D、维生素 B_6，摄入适当的无机盐和微量元素，如钙、硒、锌、铬等，对调节和控制代谢、延缓衰老都有较为重要的作用。

此外还有婴幼儿、慢性病患者的合理膳食等。

2. 有效运动的指导

（1）有效运动的基本原则

身体活动对健康的影响取决于其方式、强度、时间、频度及总量。运动要讲究科学的方式方法。

1）运动强度。脂肪代谢对氧气要求很高，运动减肥应选择有氧代谢运动方式进行。长时间中等以下强度的有氧运动能有效地消耗脂肪，达到减肥目的。对于不同年龄、不同性别、不同体质的人应根据自身状况选择合适的运动强度，进行有氧代谢运动。

2）运动量。要有效地消化脂肪，就必须保证足够的运动时间。为达到理想的效果，有氧代谢运动至少要维持 30 min，时间越长效果越好，但要防止运动过度、疲劳积累。

3）运动频率。每周锻炼不少于 3 次，间隔不超过 2 天是适宜的。有条件的可坚持天天锻炼，也可一日锻炼数次，形成运动习惯化和运动生活化。

4）运动项目。运动减肥宜采用动力性、大肌肉群参与的有氧运动，如跑步、走路、游泳、骑自行车、舞蹈、打球、太极拳等。每个人可选择适合自身的运动项目。

（2）科学增肌运动指导

采用力量训练，运动项目以各种抗阻力量训练为主，进行复合练习，如负重深蹲、卧推、推举、俯卧撑等，运动强度为 6 ~ 12 rm 或 70% ~ 80% 最大力量，每组 6 ~ 8 次，做 3 ~ 6 组，组间休息 2 ~ 3 min，运动要偏慢。运动频度为每周 3 ~ 4 次，每次不少于 30 min。（注：rm 表示相对重量，6 ~ 12 rm 是指最多能够连续完成 6 ~ 12 次的重量。）

（3）运动处方指导

运动处方是由康复医师、康复治疗师或者体育教师、社会体育指导员、私人健身教练等，根据患者或者体育健身者的年龄、性别及一般医学检查、康复医学检查、运动试验、身体素质 / 体适能测试等结果，按其年龄、性别、健康状况、身体素质，以及心血管、运动器官的功能状况，结合主客观条件，用处方的形式给出的患者或者体育健身者适合的运动内容、运动强度、运动时间及频率，及运动中的注意事项，指导其科学地、有计划地进行康复治疗或预防健身。具体制定方法参考基础知识第十六章第二节。

3. 情绪管理指导

情绪管理是指通过研究个体和群体对自身情绪和他人情绪的认识、协调、引导、互动和控制，充分挖掘、培养个体和群体的情绪智商、培养驾驭情绪的能力，从而确保个体和群体保持良好的情绪状态，并由此产生良好的管理效果。情绪管理理论比较著名的是埃利斯的情绪管理 ABC 理论。

合理情绪疗法是美国心理学家埃利斯首创的心理治疗理论和方法，也称理性情绪疗法，通过纯理性分析和逻辑思维的途径改变求助者的非理性观念，以帮助他们解决情绪和行为上的问题。合理情绪疗法的目标就是降低求助者的不良情绪体验，使他们治疗结束后能带着最少的焦虑、抑郁和敌意去生活，帮助他们有一个较现实、理性和宽容的人生哲学。ABC 理论是这一疗法的核心理论，这里 A 代表 activating event（诱发事件），B 代表 belief（个体对这一事件的看法、评价），C 代表 consequence（这一事件发生后个体的情绪反应和行为结果）。埃利斯认为“人不是被事情本身所困扰，而是被其对事情的看法所困扰”。在这一疗法中，社群健康助理员是指导者、说服者、分析者，也是权威的信息提供者和求助者非理性观念对抗的辩论者。

合理情绪疗法分四个阶段：

（1）心理诊断阶段

这一阶段的主要任务是根据 ABC 理论对求助者的问题进行初步分析和诊断，找出 ABC 三个核心因素。还应向求助者解释情绪 ABC 理论，使求助者能够接受这种理论及其对自己问题的解释。

（2）领悟阶段

这一阶段的任务是深入寻找和确认求助者的不合理信念，且对理论进一步解释和证明，使求助者在更深的层次上领悟到他的情绪问题不是由于早年生活经历影响，而是由于他现在所持有的不合理信念造成的，因此他应该对自己的问题负责。在寻找求助者不合理信念时，可以抓住绝对化要求、以偏概全、糟糕至极的典型特征，并把它们与求助者不适应的情绪与行为反应联系起来。力求让求助者达到以下三种领悟：

1）认识到是信念引起了情绪及行为后果，而不是诱发事件本身。

2）应该对自己的情绪和行为反应负责任。

3）只有改变了不合理信念，才能减轻或消除目前存在的各种症状。

（3）修通阶段

这一阶段是合理情绪疗法中最主要的部分，是技术和方法运用的阶段。主要任务是运用多种技术，使求助者修正或放弃原有的不合理信念，并代之以合理信念，从而使症状得以减轻或消除。常用方法有：

1）与不合理信念辩论。从科学、理性的角度与求助者持有的关于他们自己、他人及周围世界的不合理信念假设进行辩论和质疑，以动摇他们的这些信念，主要围绕求助者信念的非理性特征积极主动地提问。如求助者对周围的人或环境存在绝对要求的时候，社群健康助理员可以运用“黄金法则”（像你希望别人如何对待你那样去对待别人）来反驳。这时由于他们可能存在着“反黄金法则”（我对别人怎么样，别人必须对我怎么样）而拒绝改变。

2）合理情绪想象技术。第一步，引导求助者想象置身于曾产生过的不适当情绪反应或自感难以忍受的情境，让他体验在这种情境下的强烈情绪反应。第二步，协助求助者改变这种不适当的情绪反应，并使他体验到适度的情绪反应。第三步，停止想象，让求助者讲述他如何想，自己的情绪又有哪些变化，是如何变化的，改变了哪些观念。对于求助者情绪和观念的积极转变，社群健康助理员要及时给予强化并巩固他新的良好的情绪反应。第四步，求助者按自己所希望的感觉和行动进行想象，进而确立一个积极的情绪和目标。

3）家庭作业。家庭作业是辩论的延伸，让求助者自己与自己的不合理信念进行辩论，可以通过 RET 自助表和合理自我分析报告进行。

（4）再教育阶段

这一阶段的任务是巩固前几个阶段治疗所取得的效果，帮助求助者进一步摆脱原有的不合理信念及思维方式，使新的观念得以强化，从而使求助者在咨询结束后能运用所学应对生活中遇到的问题，更好地适应现实生活。

除了以上几个阶段运用的方法外，还可以运用技能训练法，具体包括自信训练、放松训练、问题解决训练和社交技能训练等。本节仅简单介绍了情绪管理方法，如有需要请参考专业书籍。

二、推广良好的生活习惯

1. 推广戒烟

（1）吸烟的危害

长期吸烟或被动吸烟会导致肺癌、慢性支气管炎、慢性阻塞性肺病、冠心病、高血压等多种疾病。

（2）健康行为

了解吸烟的危害和戒烟的益处；不在室内公共场所、工作场所和公共交通工具上吸烟；抵制二手烟；向亲朋好友宣告戒烟，寻求周围人的帮助和支持；寻求戒烟门诊的咨询和帮助；通过各种有益的方式如锻炼、深呼吸、饮水、吃零食等克服烟瘾。

2. 推广限酒

（1）饮酒的危害

饮酒会使食欲下降，食物摄入量减少，以致发生多种营养素缺乏、急慢性酒精中毒、酒精性脂肪肝，严重时还会造成酒精性肝硬化。过量饮酒还会增加患高血压、脑卒中和某些癌症等疾病的风险，并可导致事故及暴力的增加，危害个人健康和社会安定，应该严禁酗酒。

（2）健康行为

儿童少年、准备怀孕的妇女、孕妇和哺乳期妇女应忌酒。患有某些疾病（如高血脂、高血压、冠心病、胰腺炎、肝脏疾病等）以及对酒精敏感的人都不应饮酒。头孢类抗生素与酒精相互作用，易导致严重后果，应避免同时服用。血尿酸过高的人不宜大量喝啤酒，以减少痛风症发作的危险。倡导文明饮酒，不提倡过度劝酒，杜绝不良饮酒习惯。如饮酒也要尽量少喝，最好是饮用低度酒（如啤酒、葡萄酒或黄酒），并限制在适当的饮酒量内。喜欢喝白酒的人要尽可能选择低度白酒，忌空腹饮酒。饮酒时不宜同时饮碳酸饮料。不建议任何人出于预防心脏病的目的开始饮酒或频繁饮酒。饮酒或者醉酒后驾驶机动车属于违法行为，要受到刑事行政处罚。

三、协助实施妇幼健康促进行动

1978 年，75 位诺贝尔奖获得者在巴黎聚会。有记者问其中一位获奖者："在您的一生里，您认为最重要的东西是在哪所大学、哪所实验室里学到的呢？"这位白发苍苍的老人平静地回答："是在幼儿园。"由此可见儿童早期发展的基础性与重要性。

1. 儿童健康促进的策略与方法

儿童的发展有身体发育、动作发展、语言发展、认知发展、个性发展、情感和社会性发展等。促进儿童早期发展服务一般包括两个阶段：孕产期母子健康促进阶段和婴幼儿健康促进阶段。

儿童早期是指人在 6 岁前，更重要的是在 3 岁以前，更广的范围则是 0 ~ 8 岁阶段。儿童早期发展为一个人的一生健康和发展奠定了重要的基础，可从营养、保健、疾病防治、环境支持和教育五个方面来促进儿童的健康发展。儿童早期发展具体干预措施有：

（1）适时提供良好的营养，以确保在大脑发育关键时期能够获得充分的营养供给。

（2）通过丰富多彩的早期启蒙活动刺激大脑各个脑区神经元网络的形成，促进大脑功能的发展。

（3）提供保护，创造安全环境，帮助儿童缓解压力，促进有效的营养吸收和大脑细胞生长。

2. 指导农村、社区、家庭开展儿童早期发展服务

目前，营养问题已经不是制约我国儿童发展的主要因素，较差的养育技能已成为制约儿童早期发展的主要原因。国务院办公厅于 2019 年下发《促进 3 岁以下婴幼儿照护服务发展的指导意见》（国办发〔2019〕15 号），对儿童早期发展任务提出了明确

要求。作为社群健康助理员应加强对家庭的婴幼儿早期发展指导，通过入户指导、亲子活动、家长课堂等方式，利用互联网等信息化手段，为家长及照护者提供婴幼儿早期发展指导服务，增强家庭的科学育儿能力；切实做好基本公共卫生服务、妇幼保健服务工作，为婴幼儿家庭开展新生儿访视、膳食营养、生长发育、预防接种、安全防护、疾病防控等服务；加大对农村和贫困地区婴幼儿照护服务的支持，协助推广婴幼儿早期发展项目。

3. 协助实施妇幼健康促进行动

妇幼健康是全民健康的基础。实施妇幼健康促进行动，是保护妇女儿童健康权益，促进妇女儿童全面发展、维护生殖健康的重要举措，有助于从源头和基础上提高国民健康水平。

（1）妇幼健康促进行动目标

《健康中国行动（2019—2030）》中第七项重大行动即为妇幼健康促进，其目标见表 2-5-1。

表 2-5-1　妇幼健康行动目标

指标	基期水平	2022 年目标值	2030 年目标值	指标性质
婴儿死亡率（‰）	6.8	≤ 7.5	≤ 5	预期性
5 岁以下儿童死亡率（‰）	9.1	≤ 9.5	≤ 6	预期性
孕产妇死亡率（1/10 万）	19.6	≤ 18	≤ 12	预期性
主动学习掌握出生缺陷防治和儿童早期发展知识				倡导性
主动接受婚前医学检查和孕前优生健康检查				倡导性
倡导 0 ~ 6 个月婴儿纯母乳喂养，为 6 个月以上婴儿适时合理添加辅食				倡导性
产前筛查率（%）	61.1	≥ 70	≥ 80	预期性
新生儿遗传代谢性疾病筛查率（%）	97.5	≥ 98		预期性
新生儿听力筛查率（%）	—	≥ 90		预期性
农村适龄妇女宫颈癌和乳腺癌筛查覆盖率（%）	52.6	≥ 80	≥ 90	预期性
说明：覆盖率以县为单位统计。				

（2）协助促进妇幼健康的措施

1）妇女生殖健康服务指导。针对妇女生理特点，大力普及生殖健康知识，提高妇女自我保健意识和能力。提供规范的青春期、育龄期、孕产期、更年期和老年期女性生殖保健服务，有针对性地解决女性特殊生理时期的健康问题。加大避孕知识宣传力度，提高妇女自我保护意识和选择科学合理避孕方式的能力，预防和控制非意愿妊娠和人工流产。强化男女共同承担避孕节育责任的意识。

2）妇女常见病指导。协助普及妇女常见病防治知识，针对重点人群加强宣传教育，推广有效干预措施。

3）孕产妇指导。大力开展健康与营养知识的宣传和普及教育，提倡科学、合理的膳食结构和习惯。为孕前、孕产期和哺乳期妇女等重点人群提供有针对性的营养指导和干预。

4）针对妇女生理和心理特点，开展咨询和服务。加大对流动妇女卫生保健知识的宣传力度。引导和鼓励妇女参加经常性的体育锻炼。

5）加强对妇女体育健身活动的科学指导，提高妇女健身意识。积极发展城乡社区体育，鼓励妇女参与全民健身运动，加强对老年妇女、残疾妇女体育活动的指导和服务。

第二节　职业健康促进

一、劳动防护基本知识

1. 劳动防护用品的概念

劳动防护用品又称个体防护用品，是用人单位为劳动者配备的个人防护装备，主要用于使劳动者在工作过程中免受或减轻事故伤害和职业伤害，保护劳动者安全和健康。

劳动防护用品分为特种劳动防护用品和一般劳动防护用品，特种劳动防护用品目录由原国家安全生产监督管理总局确定并公布，未列入目录的劳动防护用品为一般劳动防护用品。

在工作环境中不能消除职业病危害因素和存在事故隐患时，劳动防护用品是主要的防护措施，是职业卫生防护措施中的第一级预防。

2. 劳动防护用品的种类

按照劳动防护用品所防护人体的器官或部位，可将其分为八类。

（1）头部防护类

用于保护劳动者头部，防止受到物体打击、高处坠落、机械伤害等，如安全帽、防护头盔、防冲击面罩、防寒帽等。

（2）呼吸器官防护类

用于保护劳动者呼吸系统，防止受到生产性粉尘、生产性毒物、病毒感染等伤害，如防尘口罩、防毒面罩、过滤式呼吸器、通风式呼吸器、自给式呼吸器、医用口罩等。

（3）眼部防护类

用于保护劳动者眼部，防止受到冲击、灼伤、紫外线照射等伤害，如防护眼镜、焊接护目镜等。

（4）听觉器官防护类

用于保护劳动者听觉器官，防止受到噪声危害，如耳塞、耳罩、头盔等。

（5）躯体防护类

用于保护劳动者免受物理、化学因素的伤害，主要是指防护服，如防机械外伤服、防酸碱服、防静电服、阻燃服、防寒服等。

（6）手足防护类

用于保护劳动者手部和足部，防止受到振动、电击、化学灼伤、针刺伤、物体打击等伤害，如防振动手套、绝缘手套、防酸碱手套、医用乳胶手套、绝缘鞋、防酸碱鞋、防砸鞋等。

（7）防坠落护具类

用于保护劳动者高空作业安全，防止坠落伤害，如安全绳、安全带等。

（8）皮肤防护类

用于保护劳动者外露的皮肤，防止紫外线伤害等，可分为护肤膏和洗涤剂。

3. 呼吸防护器的种类和适用范围

根据作用原理，呼吸防护器可分为过滤式（净化式）呼吸器和隔离式（供气式）呼吸器两类。

（1）过滤式呼吸器

过滤式呼吸器是以佩戴者自身呼吸为动力，将工作环境空气中有毒物质予以过滤净化，适用于空气中有毒物质浓度不太高，且空气中含氧量不低于 18% 的场所。分为机械过滤式和化学过滤式。

机械过滤式呼吸器主要用于防御各种粉尘和烟雾，如防尘口罩。化学过滤式呼吸器主要是用于防御空气中的各种有毒物质，包括简易防毒口罩（以浸入药剂的纱布为滤垫）和防毒面具等。也有将两种功能合在一起的复合式呼吸器，如防尘防毒口罩。

（2）隔离式呼吸器

隔离式呼吸器是指通过另行供气的方式，供给氧气（空气）。根据供气方式分为自带式与外界输入式两类。工作场所比较常见的是自带式呼吸器。

4. 职业病危害警示标识

职业病危害警示标识是指在工作场所中设置的可以提醒劳动者对职业病危害产生警觉并采取相应防护措施的图形标识、警示线、警示语句和文字说明以及组合使用的标识等。

（1）可能产生职业病危害的工作场所，应当在入口处及产生职业病危害的作业岗位或设备附近的醒目位置设置警示标识。

（2）产生粉尘的工作场所，应设置“注意防尘”“必须戴防尘口罩”“注意通风”等警示标识；对皮肤有刺激性或经皮肤吸收粉尘的工作场所，还应设置“必须穿防护服”“必须戴防护手套”“必须戴防护眼镜”等警示标识；产生含有毒物质的混合性粉（烟）尘的工作场所，应设置“必须戴防尘/毒口罩”等警示标识。产生粉尘工作场所职业病危害警示标识如图 2-5-1 所示。

（3）放射工作场所应设置“当心电离辐射”等警示标识，在开放性同位素工作场所设置“当心裂变物质”警示标识，如图 2-5-2 所示。

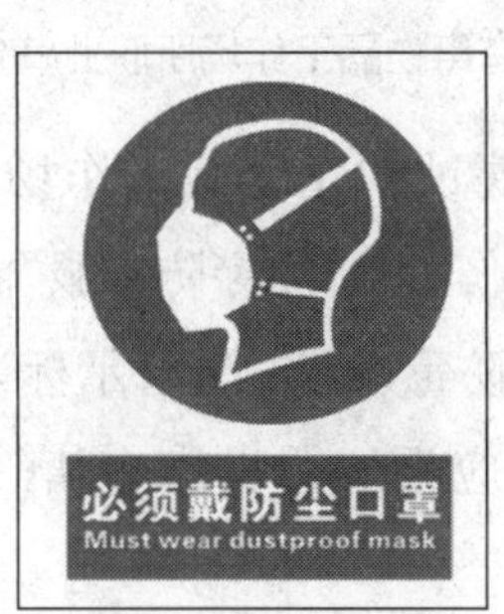

图 2-5-1 产生粉尘工作场所职业病危害警示标识

图 2–5–2　放射工作场所职业病危害警示标识

（4）有毒物品工作场所应设置“禁止入内”“当心中毒”“当心有毒气体”“必须洗手”“必须穿防护服”“必须戴防毒面具”“必须戴防护手套”“必须戴防护眼镜”“注意通风”等警示标识，并标明“紧急出口”“救援电话”等警示标识，部分标识如图 2–5–3 所示。

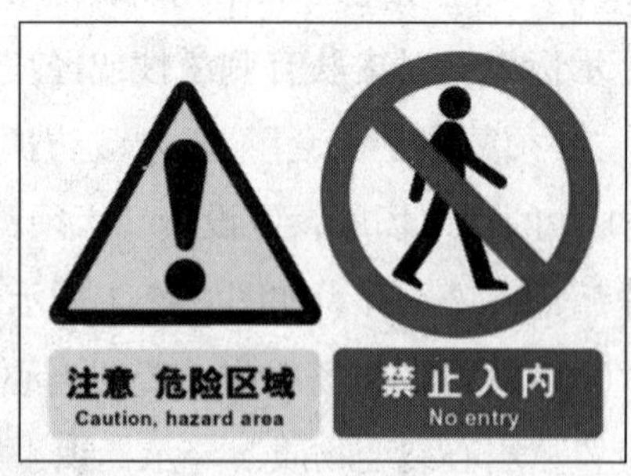

图 2–5–3　有毒物品工作场所职业病危害警示标识

（5）易引起职业性灼伤或腐蚀的化学品工作场所，应设置“当心腐蚀”“腐蚀性”“遇湿具有腐蚀性”“当心灼伤”“必须穿防护服”“必须戴防护手套”“必须穿防护鞋”“必须戴防护眼镜”“必须戴防毒口罩”等警示标识，部分标识如图 2–5–4 所示。

（6）产生噪声的工作场所应设置“噪声有害”“戴护耳器”等警示标识，如图 2–5–5 所示。

图 2–5–4　化学品工作场所职业病危害警示标识

图 2–5–5　噪声作业场所警示标识

（7）高温工作场所应设置“当心中暑”“注意高温”“注意通风”等警示标识，如图 2–5–6 所示。

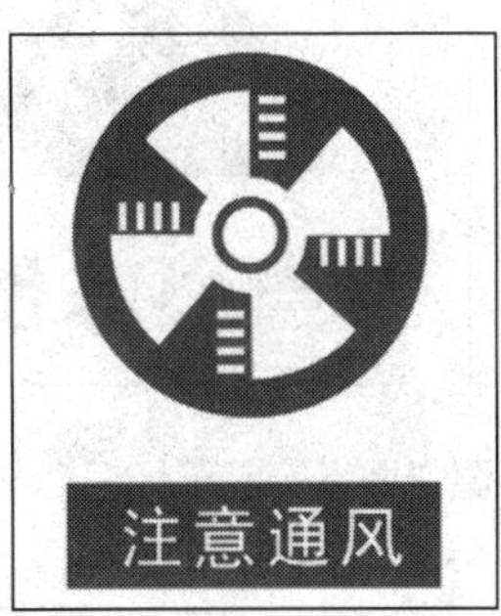

图 2–5–6　高温作业场所职业病危害警示标识

（8）能引起电光性眼炎的工作场所应设置“当心弧光”“应戴防护镜”等警示标识，部分标识如图 2–5–7 所示。

（9）有生物因素所致职业病风险的工作场所应设置“当心感染”等警示标识，如图 2–5–8 所示。

图 2–5–7　当心弧光警示标识

图 2–5–8　当心感染警示标识

（10）存在低温作业的工作场所应设置“注意低温”“当心冻伤”等警示标识，如图 2–5–9 所示。

（11）密闭空间作业场所出入口应设置“密闭空间作业危险”“受限空间进入需许可”等警示标识，部分标识如图 2–5–10 所示。

（12）产生手传振动的工作场所应设置“振动有害”“使用设备时必须戴防振手套”等警示标识。

（13）能引起其他职业病危害的工作场所应设置“注意 ×× 危害”等警示标识。

（14）对产生严重职业病危害的作业岗位，除设置警示标识外，还应当在其醒目位置设置职业病危害告知卡，如图 2–5–11 所示。

图 2–5–9　低温作业场所警示标识

图 2–5–10　密闭空间作业场所警示标识

<table>
<tr><th colspan="3">工作场所存在苯，对人体有损害，请注意防护！</th></tr>
<tr><td rowspan="8">苯（皮）
Benzene（skin）</td><td>理化特性</td><td>健康危害</td></tr>
<tr><td>具有特殊芳香气味的无色油状液体，相对分子质量 78，易燃、易挥发。不溶于水，可与乙醚、乙醇、丙酮、汽油和二硫化碳等有机溶剂混溶；遇氧化剂或卤素剧烈反应；苯蒸气与空气形成爆炸性混合物，遇明火、高热极易燃烧爆炸。</td><td>可经皮肤、呼吸道进入人体。
主要损害神经和造血系统。
短时间大量接触可引起头晕、头痛、恶心、呕吐、嗜睡、步态不稳，重者发生抽搐、昏迷。长期过量接触可引起白细胞减少、再生障碍性贫血、白血病。</td></tr>
<tr><td colspan="2">应急处理</td></tr>
<tr><td colspan="2">抢救人员穿戴防护用具；立即将患者移至空气新鲜处，去除污染衣物；注意保暖、安静；皮肤污染时用肥皂水清洗，溅入眼内时用流动清水或生理盐水冲洗，各至少 20 分钟；呼吸困难时给予吸氧，必要时用合适的呼吸器或进行人工呼吸；立即与医疗急救单位联系抢救。</td></tr>
<tr><td colspan="2">防护措施</td></tr>
<tr><td colspan="2">禁止明火、火花，高热，使用防爆电器和照明设备。工作场所禁止饮食、吸烟。</td></tr>
<tr><td colspan="2">必须戴防毒面具，注意通风，必须戴防护手套，必须戴防护眼镜，必须穿防护服。</td></tr>
<tr><td colspan="2"></td></tr>
<tr><td colspan="2">标准限值：×××</td><td>检测数据：×××
检测日期：×××× 年 × 月 × 日</td></tr>
<tr><td>急救电话：120</td><td>消防电话：119</td><td>职业卫生咨询电话：××××××××</td></tr>
</table>

图 2–5–11　职业病危害告知卡示例

（15）用人单位提供对可能产生职业病危害的设备或可能产生职业病危害的化学品、放射性同位素和含有放射性物质材料的，应当依法在设备或者材料的包装上设置警示标识和中文警示说明，如图 2–5–12 所示。

<table>
<tr><td colspan="2">甲醛
分子式：HCHO　　　分子量 30.03</td></tr>
<tr><td>理化特性</td><td>常温为无色、有刺激性气味的气体，沸点：−19.5 ℃，能溶于水、醇、醚，水溶液称福尔马林，杀菌能力极强。15 ℃以下易聚合，置空气中氧化为甲酸。</td></tr>
<tr><td>可能产生的危害后果</td><td>低浓度甲醛蒸气对眼、上呼吸道黏膜有强烈刺激作用，高浓度甲醛蒸气对中枢神经系统有毒性作用，可引起中毒性肺水肿。
主要症状：眼痛流泪、喉痒及胸闷、咳嗽、呼吸困难、口腔糜烂、上腹痛、吐血、眩晕、恐慌不安、步态不稳甚至昏迷。皮肤接触可引起皮炎，有红斑、丘疹、瘙痒、组织坏死等。</td></tr>
<tr><td>职业病危害防护措施</td><td>1．使用甲醛设备应密闭，不能密闭的应加强通风排毒。
2．注意个人防护，穿戴防护用品。
3．严格遵守安全操作规程。</td></tr>
<tr><td>应急救治措施</td><td>1．撤离现场，移至新鲜空气处，吸氧。
2．皮肤黏膜损伤，立即用 2% 的碳酸氢钠（$NaHCO_3$）溶液或大量清水冲洗。
3．立即与医疗急救单位联系抢救。</td></tr>
</table>

图 2–5–12　中文警示说明示例

二、常见劳动防护用品的使用、管理与维护

1．常见劳动防护用品的使用

（1）安全帽

安全帽的使用应一看、二戴、三检查。

1）使用前应检查外观。如图 2–5–13 所示，安全帽由帽壳、帽衬、帽箍、下颏带、后箍组成，其形式、颜色、耐冲击性、耐燃烧性、佩戴尺寸等应符合国家标准要求，质量不超过 400 g。外观应无裂痕、碰伤、凸凹不平等，调节带无损坏，如存在影响性能的问题、经受过一次冲击或做过性能试验的安全帽应及时报废。

2）佩戴时要调整系紧下颏带，确保安全帽戴正、戴牢。头顶与帽体内顶应保持一定距离，严禁使用帽内无缓冲层的安全帽。

3）使用安全帽要保持整洁，不得随意损伤、拆卸安全帽或添加附件，不得随意碰撞安全帽或将其当凳子坐。

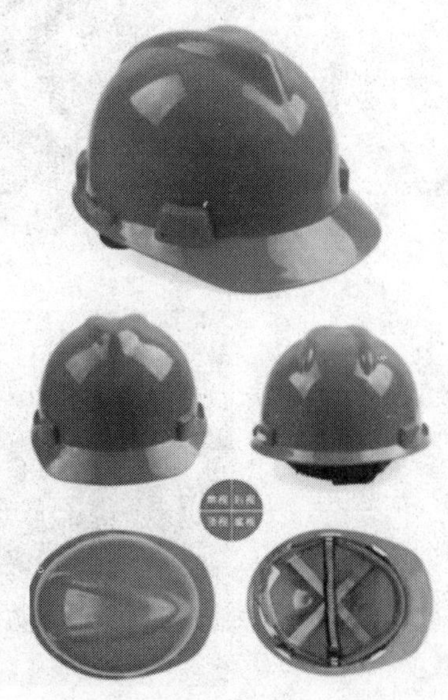

图 2–5–13　安全帽结构示例

（2）呼吸防护器

1）根据工作环境空气中有害物质的性质和危害程度选用呼吸防护器。

2）当缺氧（空气氧含量低于 18%）、有害物质种类或浓度未知或过高、有毒物质不能过滤消除等情况下，必须使用隔离式呼吸防护器。

3）呼吸防护器的尺寸要适合使用者的脸型，经气密性检查，确认气密性良好后再进入工作场所。

4）在使用较为复杂的呼吸防护器时，要事先进行相关专业培训。

（3）防护眼镜和防护面罩

1）防护眼镜和防护面罩均有多个种类，分别适用于不同的作业类型，如防激光镜片会针对不同波长的激光采用不同的镜片，具有不同颜色，并注明所防激光的光密度值和波长，应根据实际需要选用，不得错用。

2）要选用经产品检验机构检验合格的产品，如有镜片磨损粗糙、镜架损坏等情况应及时更换。

3）防护眼镜和防护面罩的尺寸要适合使用者的脸型。

4）防护眼镜应专人专用，防止传染眼疾。

5）注意清洁和保护，防止重摔重压，防止坚硬的物体摩擦镜片和面罩。

（4）耳塞

应选用适合个人外耳道的构型，如图 2-5-14 所示，确保隔音性能好、佩戴舒适、不易滑脱等。

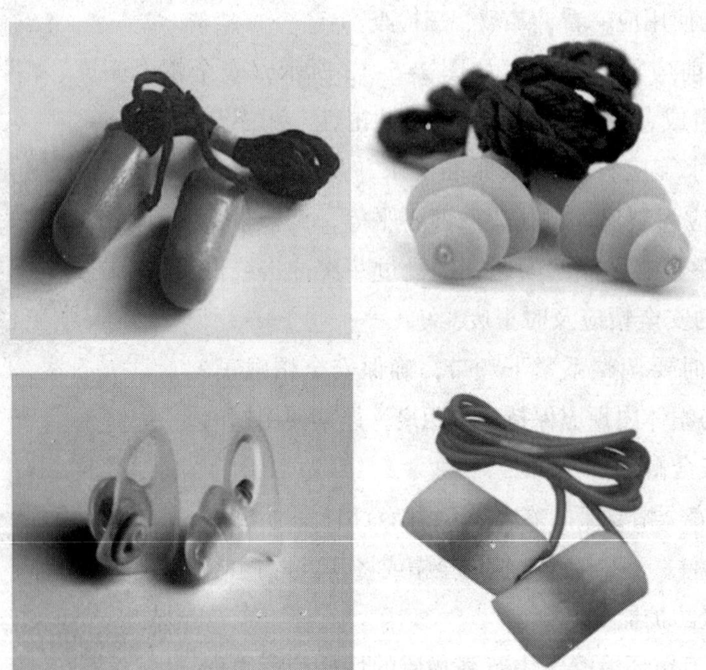

图 2-5-14　不同构型耳塞

泡棉型耳塞佩戴方法：如图 2-5-15 所示，洗净双手，用拇指、食指和中指（或用双手）将耳塞搓细，用另一只手绕过头后捏住耳朵上方，将耳朵向外拉起以打开耳道，然后迅速将搓细的耳塞圆头部分塞入耳朵（耳朵外保留足够部分以便于取出耳塞，1/2 ~ 3/4 的耳塞应塞入耳道）。

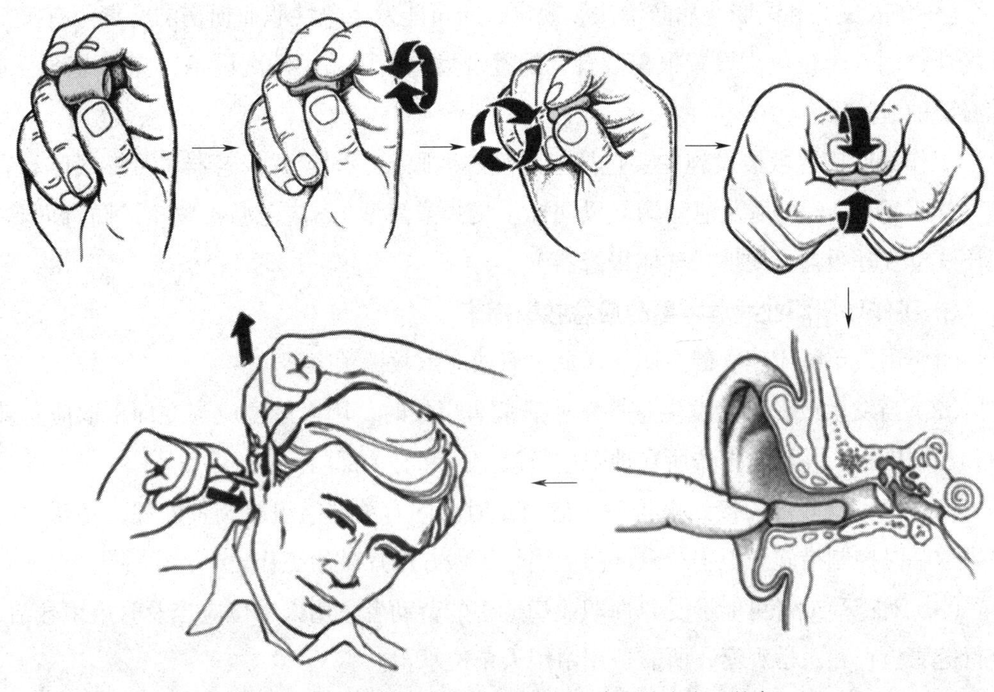

图 2-5-15 泡棉型耳塞佩戴方法（图片来自网络）

2. 劳动防护用品的管理和维护

（1）社群健康助理员可指导服务对象管理、维护自身所使用的劳动防护用品，且提示相关劳动防护用品必须符合国家标准或者行业标准，不得超过使用期限。如枝条编制安全帽使用期限不能超过两年，塑料纸胶安全帽使用期限不能超过两年半，玻璃钢安全帽使用期限不能超过三年半。

（2）社群健康助理员可提示指导服务对象正常使用劳动防护用品。如劳动者可能会因感觉不适而不能规范佩戴耳塞或口罩，导致劳动防护用品不能真正发挥作用，从而罹患职业病。

三、现场急救和急性危害的应急处置

1. 现场急救的概念

现场急救也称第一时间紧急救护，是指在危害事故发生时，应用简单的急救技术，及早进行就地及院前的紧急救护，最大程度稳定伤（病）员的伤（病）情，如在现场维持伤（病）员的呼吸、心跳、血压等生命体征。现场急救是减少死亡和伤残的关键措施。

2. 职业病危害事故应急救援措施

《中华人民共和国职业病防治法》规定，对可能发生急性职业损伤的有毒、有害工作场所，用人单位应当设置报警装置，配置现场急救用品、冲洗设备、应急撤离通道和必要的泄险区。

工作场所应急救援设施主要包括应急喷淋洗眼器、固定式报警器（可燃气体和有毒气体报警器）、围堰及泄险沟、风向标（袋式或箭型）、应急救援物资（防毒面具、正压式空气呼吸器、便携式气体报警器）。

3. 工作场所职业病危害事故应急救援措施

（1）用人单位应建立健全职业病危害事故应急救援预案。

（2）当发生或者可能发生急性职业病危害事故时，用人单位应当立即采取应急救援和控制措施，并及时报告所在地卫生行政部门和有关部门。

（3）卫生行政部门接到报告后，应当及时会同有关部门组织调查处理，必要时可以采取临时控制措施。卫生行政部门应当组织做好医疗救治工作。

（4）对遭受或者可能遭受急性职业病危害的劳动者，用人单位应当及时组织救治，进行健康检查和医学观察，所需费用由用人单位承担。

4. 协助开展现场急救

（1）协助专业应急处理人员迅速将伤（病）员移至安全空间，使之脱离危险场所。

（2）协助医疗人员初步检查伤（病）情，判断伤（病）员神志是否清醒，呼吸循环是否顺畅。

（3）必要时立即协助医护人员开展现场急救和监护，使伤（病）员保持呼吸道通畅，采取有效的止血、防止休克、包扎固定、预防感染等措施。对于突发心肌梗死患者，应让患者保持仰卧平躺姿势，如患者失去意识，应立刻帮助打开气道，实施人工呼吸和胸外按压等急救措施。

（4）如无医护人员在场，社群健康助理员应首先呼叫救护车，同时可对伤（病）员施救，施救应持续到救护人员到达现场为止，并向其反映伤（病）情况和救治过程。

5. 指导职业病危害事故应急处置

（1）粉尘导致的职业病危害事故应急处置

1）作业场所粉尘浓度超过接触浓度限值 10 倍以上时，应立即停止作业并及时向指挥中心汇报。

2）煤矿发生职业病危害事故，应及时向所在地卫生行政部门和驻地煤矿安全卫生监察机构报告，同时积极采取有效措施，减少或者消除职业病危害因素，防止事故扩大。对遭受或者可能遭受急性职业病危害的劳动者，应当及时组织救治，并承担所需费用。

（2）化学毒物导致的职业病危害事故应急处置

1）有毒有害气体导致的职业病危害事故

①在专业应急救援人员进入现场前，应先判定风向，要站在上风口，避免接触有毒有害气体。在专业人员的指导下佩戴防毒面具、正压式呼吸器、气密性防护服等个体防护用品，做好个人防护，培训合格后方可开展救援工作。

②专业救援人员到达现场后应立即了解现场情况，掌握被困人员、毒物性质、泄漏量等情况，并对被困人员位置、泄漏扩散区域和浓度、周围环境等进行侦查。确定警戒区域，设置警戒标识，在上风、侧风方向选择救援路线。社群健康助理员可协助专业救援人员安放警戒标识，对相关区域实施警戒，防止无关人员进入救援现场。

③现场急救时，专业应急救援人员应迅速将被困人员撤离现场，转移到空气无污染区域，同时进行呼吸道及全身防护；立即脱去被污染的衣物，用流动的清水或肥皂水彻底清洗；眼睛被污染者，社群健康助理员可协助应急救援人员用大量流动清水冲洗患者；呼吸、心搏骤停者，应立即进行人工呼吸和心肺复苏，严重者立即送往医院治疗。

2）化学性皮肤灼伤

①立即协助专业应急救援人员将伤者移离现场，脱去被污染的衣物、鞋袜等。

②迅速用大量清水冲洗创面 10 ~ 15 min。如被硫酸、盐酸等酸性物质灼伤，应先用布擦拭干净患处，再用清水冲洗，否则会造成局部受伤面积扩大。

③视情况送医院治疗。

3）化学性眼灼伤。协助专业应急救援人员采取迅速急救操作，如用大量流动清水冲洗眼睑；视情况送医院治疗等。图 2-5-16 所示为工作场所喷淋洗眼装置。

（3）高温导致职业病危害事故应急处置

协助专业应急救援人员迅速将伤者移离高温作业环境，到通风良好处，给予清凉饮料，症状明显者可服用消暑药物。重症中暑者应立即送医院治疗。

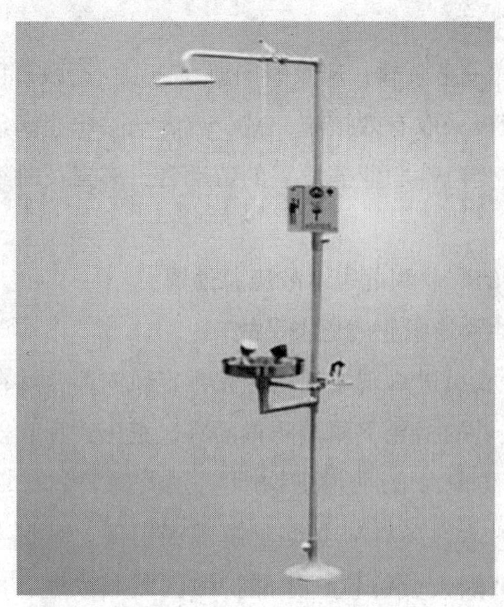

图 2-5-16 工作场所喷淋洗眼装置

四、协助职业病防治

1. 职业健康检查项目

职业健康检查项目包括常规医学检查项目和特殊医学检查项目。

常规医学检查项目是指作为一般健康检查和大多数职业病危害因素的健康检查都需要进行的检查项目，包括一般医学生理指标的检测（血压、心率、呼吸频率、身高、体重和营养状况等）、症状询问（针对不同职业病危害因素及其可能危害的靶器官，有重点地询问是否具有临床症状）、内科常规检查（皮肤黏膜、浅表淋巴结、甲状腺、呼吸系统、心血管系统、消化系统等）、神经系统常规检查（意识、精神状况、腱反射、浅感觉、深感觉等）、其他专科的常规检查（眼、耳、鼻、喉、口腔、皮肤等），以及实验室常规检查（血常规、尿常规、肝功能、胸部 X 射线摄片、心电图、肺功能、肾功能等）。

特殊医学检查项目是指在常规医学检查项目之外，针对特定的职业病危害因素进行的其他医学检查。如噪声环境作业的人员需做听力检查，接触有害射线的人员需做染色体检查等。

2. 识别职业病

（1）职业病发病条件

劳动者直接或间接接触职业病危害因素时，并不一定都发生职业病。职业病的发病取决于三个主要条件：一是有害因素的性质，有害因素的基本结构和理化性质决定是否能够导致健康人群发生职业健康损害，以及损害的严重程度。二是有害因素的浓度和强度，物理和化学因素对人的损害都与量或强度有关。三是个体的健康状况，劳动者的个体差异可能导致在同一作业环境中受到的损害程度不同。

（2）职业病发病特点

职业病发病一般有五个特点：一是职业病病因有特异性，只有在接触职业病危害因素后才可能患职业病。二是职业病病因大多可以检测，可通过对职业病危害因素的接触程度进行检测评估，判定是否存在剂量—反应关系。三是不同接触人群的发病特征不同，主要是由于接触人群的个体差异导致的。四是早期诊断，及时处理的预后较好。五是大多数职业病目前没有特效治疗手段，主要靠保护劳动者健康的预防措施。

3. 职业病诊断

（1）职业病诊疗机构

职业病诊断是指经批准的医疗卫生机构就劳动者是否罹患职业病而采取的医疗诊断措施。《中华人民共和国职业病防治法》规定，职业病诊断应当由省级以上人民政府卫生行政部门批准的医疗卫生机构承担，目前大部分省市均开设职业病防治专科医院，设职业病科门诊，可为劳动者职业病诊断提供服务。劳动者可以在用人单位所在地或者本人居住地依法承担职业病诊断的医疗卫生机构进行职业病诊断。

（2）职业病诊断所需资料

所需资料包括职业史、现场职业卫生调查、相应的临床表现和必要的实验室检测，并排除非职业因素所致的类似疾病，只有对以上资料进行综合分析才能做出准确合理的诊断。

（3）国家法定职业病患者均可通过工伤保险进行就医

在劳动者被诊断、鉴定为职业病后，所在单位应当自被诊断、鉴定为职业病之日起 30 日内，向统筹地区社会保险行政部门提出工伤认定申请。遇有特殊情况，经报社会保险行政部门同意，申请时限可以适当延长。用人单位未按规定提出工伤认定申请的，工伤职工或者其直系亲属、工会组织在被诊断、鉴定为职业病之日起 1 年内，可以直接向用人单位所在地统筹地区劳动保障行政部门提出工伤认定申请。

提出工伤认定申请应当提交工伤认定申请表、与用人单位存在劳动关系（包括事实劳动关系）的证明材料、医疗诊断证明或者职业病诊断证明书（或者职业病诊断鉴定书）。

工伤认定申请表应当包括事故发生的时间、地点、原因以及职工伤害程度等基本情况。工伤认定申请人提供材料不完整的，社会保险行政部门应当一次性书面告知工伤认定申请人需要补正的全部材料。申请人按照书面告知要求补正材料后，社会保险行政部门应当受理。

4. 女职工职业健康法规相关规定

（1）女职工特别待遇

1）用人单位不得因女职工怀孕、生育、哺乳降低其工资、予以辞退、与其解除劳动合同或者聘用合同。

2）女职工在孕期不能适应原劳动的，用人单位应当予以减轻劳动量或者安排其他能够适应的劳动。

3）对怀孕7个月以上的女职工，用人单位不得延长劳动时间或者安排夜班劳动，并应当在劳动时间内安排一定的休息时间。

4）怀孕女职工在劳动时间进行产前检查，所需时间计入劳动时间。

5）女职工生育享受98天产假；难产的增加15天产假；生育多胞胎的，每多育一个婴儿，增加产假15天。

6）女职工怀孕未满4个月流产的，享受15天产假；怀孕满4个月流产的，享受42天产假。

7）女职工产假期间的生育津贴和医疗费用，对已经参加生育保险的，按照用人单位上年度职工月平均工资的标准，由生育保险金支付；对未参加生育保险的，按照女职工产假前的工资标准由用人单位支付。

8）对哺乳未满1周岁婴儿的女职工，用人单位不得延长劳动时间或者安排夜班劳动。

9）用人单位应当在每天的劳动时间内为哺乳期女职工安排1小时的哺乳时间。

（2）女职工一般时期禁忌从事的劳动范围

1）矿山井下作业。

2）体力劳动强度分级标准中规定的第四级体力劳动强度的作业。

3）每小时负重6次以上、每次负重超过20 kg的作业，或者间断负重、每次负重超过25 kg的作业。

（3）女职工在经期禁忌从事的劳动范围

1）冰冷作业分级标准中规定的第二级、第三级、第四级冷水作业。

2）低温作业分级标准中规定的第二级、第三级、第四级低温作业。

3）体力劳动强度分级标准中规定的第三级、第四级体力劳动强度的作业。

4）高处作业分级标准中规定的第三级、第四级高处作业。

（4）女职工在孕期禁忌从事的劳动范围

1）作业场所空气中铅及化合物、汞及化合物、苯、镉、铍、砷、氰化物、氮氧化物、一氧化碳、二氧化碳、氯、已内酰胺、氯丁二烯、氯乙烯、环氧乙烷、苯胺、甲醛等有毒物质浓度超过国家职业卫生标准的作业。

2）从事抗癌药物、乙烯雌酚生产，接触麻醉剂气体等的作业。

3）非密封源放射物质操作，核事故与放射事故的应急处理。

4）高处作业分级标准中规定的高处作业。

5）冷水作业分级标准中规定的冷水作业。

6）低温作业分级标准中规定的低温作业。

7）高温作业分级标准中规定的第三级、第四级作业。

8）噪声作业分级标准中规定的第三级、第四级作业。

9）体力劳动强度分级标准中规定的第三级、第四级作业。

10）在密闭空间、高压室作业或者潜水作业，伴有强烈振动的作业，或者需要频繁弯腰、攀高、下蹲的作业。

（5）女职工在哺乳期禁忌从事的劳动范围

1）孕期禁忌从事的劳动范围的第一项、第三项、第九项。

2）作业场所空气中锰、氟、溴、甲醇、有机磷化合物、有机氯化合物等有毒物质浓度超过国家职业卫生标准的行业。

（6）职业健康相关法律、法规

1）主要法律:《中华人民共和国职业病防治法》《中华人民共和国劳动法》《中华人民共和国基本医疗卫生与健康促进法》。

2）其他相关法律:《中华人民共和国劳动合同法》《中华人民共和国安全生产法》《中华人民共和国精神卫生法》《中华人民共和国社会保险法》《中华人民共和国传染病防治法》《中华人民共和国环境保护法》《中华人民共和国工会法》。

3）法规:《中华人民共和国尘肺病防治条例》《使用有毒物品作业场所劳动保护条例》《放射性同位素与射线装置安全和防护条例》《女职工劳动保护特别规定》。

4）规章:《放射诊疗管理规定》《放射工作人员职业健康管理办法》《职业病诊断与鉴定管理办法》《职业健康检查管理办法》《工作场所职业卫生监督管理规定》《职业病危害项目申报办法》《用人单位职业健康监护监督管理办法》《职业卫生技术服务机构监督管理暂行办法》《煤矿作业场所职业病危害防治规定》《建设项目职业病防护设施“三同时”监督管理办法》。

5）规范性文件：《国务院办公厅关于印发国家职业病防治规划（2016—2020 年）的通知》（国办发〔2016〕100 号）、《卫生计生委等 4 部门关于印发〈职业病分类和目录〉的通知》（国卫疾控发〔2013〕48 号）、《关于印发〈职业病危害因素分类目录〉的通知》（国卫疾控发〔2015〕92 号）、《关于印发加强农民工尘肺病防治工作的意见的通知》（国卫疾控发〔2016〕2 号）、《国家安全生产监督管理总局 卫生部 人力资源和社会保障部 中华全国总工会关于印发防暑降温措施管理办法的通知》（安监总安健〔2012〕89 号）、《国家安全监管总局办公厅关于印发职业卫生档案管理规范的通知》（安监总厅安健函〔2013〕171 号）、《国家安全监管总局办公厅关于印发用人单位职业病危害告知与警示标识管理规范的通知》（安监总厅安健函〔2014〕111 号）、《国家安全监管总局办公厅关于加强用人单位职业卫生培训工作的通知》（安监总厅安健〔2015〕121 号）、《国家安全监管总局办公厅关于修改用人单位劳动防护用品管理规范的通知》（安监总厅安健〔2018〕3 号）。

5. 协助职业健康检查

（1）帮助服务对象了解职业病健康体检知识，为其推荐职业健康体检机构。

（2）协助服务对象咨询职业健康体检要求或预约职业健康体检服务，若服务对象需要，可为其提供陪检服务。

（3）可依据服务对象的职业健康体检结果及建议，为其推荐职业病医院以进行后续诊疗。

（4）如服务对象为女职工或孕期、哺乳期妇女，可对其宣传职业健康知识与权益。其工作如有接触职业危害风险因素，应提示其远离风险因素，必要时为其推荐专业职业健康体检或医疗机构，开展咨询、体检、问诊服务。

6. 协助进行职业病诊断

（1）提示或协助服务对象整理相关职业史资料，协助服务对象做职业病诊断前准备工作。

职业史资料包括：现职工种、工龄、接触职业病危害因素的种类、生产工艺、操作方法、防护措施等，既往职业史，含部队服役史、再就业史、兼职史等。

（2）协助服务对象整理当前症状和体征，以便其就诊时作出清晰表述。

（3）按照诊断医院要求，协助服务对象配合诊断医院开展现场调查，深入作业现场了解服务对象所在岗位的生产工艺过程、劳动过程、职业病危害因素强度、预防措施，了解同一或相似接触条件下其他劳动者的发病情况等。

7. 协助就医和康复

服务对象被诊断为患职业病后，应协助其采取积极治疗和促进康复的措施。

（1）如服务对象已出现健康损害，应立刻要求其调离原工作岗位。

（2）协助服务对象向统筹地区社会保险行政部门提出工伤认定申请。

（3）积极引导服务对象配合治疗，及时对服务对象心理情况进行评估，并采取适当的心理疏导措施，在精神上给予鼓励。

第三节　环境健康促进

一、环境健康促进与健康公约

1. 环境健康促进的概念

环境健康促进是指促使人们维护和提高自身健康的全过程，是协调人类与环境的战略，它规定了个人与社会对环境健康的责任。

2. 健康公约的概念

健康公约是指为提升公众健康素养，促进公众长期坚持、自觉遵守健康理念和行为的约定，是参与制定的单位和个人共同信守的行为规范。

3.《健康中国行动（2019—2030年）》

《健康中国行动（2019—2030年）》由国家卫生健康委负责制定，围绕疾病预防和健康促进两大核心，提出将开展15个重大专项行动，促进以治病为中心向以人民健康为中心转变，努力使群众不生病、少生病。

4. 健康公约制定原则

（1）坚持基本健康理念

公约遵循世界卫生组织提出的合理膳食、适量运动、戒烟限酒、心理平衡健康四大基石和中国公民环境与健康素养等基本健康理念，体现健康促进的整体策略。

（2）坚持改变健康陋习

公约聚焦影响公共环境和市民健康的主要问题，既针对传统顽症，又关注新的陋习。

（3）坚持引领健康风尚

发挥爱国卫生运动移风易俗、传递新风的作用，发动广大市民积极参与。

二、常见环境污染与疾病关系

1. 空气污染与疾病

（1）PM2.5（细颗粒物）

PM2.5 会使呼吸道防御机能受到破坏，肺功能受损；引起心血管疾病发病率和死亡率增高；对神经、免疫系统，出生缺陷都存在不同程度的影响。

（2）臭氧

臭氧会刺激上呼吸道，引起上呼吸道炎症、肺气肿、哮喘等。

（3）氮氧化物

城市大气中的氮氧化物大多来自燃料燃烧，即汽车尾气、工业窑炉等。氮氧化物可刺激肺部，使人较难抵抗感冒之类的呼吸系统疾病，呼吸系统有问题的人如哮喘病患者，较易受二氧化氮影响。对于儿童，氮氧化物可能会造成肺部发育受损。

（4）二氧化硫

二氧化硫是一种常见的和重要的大气污染物，是一种无色有刺激性的气体。主要来源于含硫燃料（如煤和石油）的燃烧，含硫矿石的冶炼，化工、炼油等的生产过程。二氧化硫会刺激人的呼吸道，影响新陈代谢，影响机体生长发育，并具有一定的促癌作用。

（5）一氧化碳

一氧化碳属于内窒息性毒物。空气中一氧化碳浓度到达一定高度，就会引起多种中毒症状，甚至导致死亡。一氧化碳是煤、石油等含碳物质不完全燃烧的产物。一些自然灾害如火山爆发、森林火灾、矿坑爆炸和地震等灾害事件，也能造成局部地区一氧化碳的浓度增高。吸烟也被认为是一氧化碳的来源之一。

2. 水污染与疾病

各种污染物进入水体，最直接的危害是降低和破坏了水体质量。人饮用了被污染的水或食用了被水污染的食物，就会直接对人体健康产生危害。因水污染而引起的常见疾病有腹泻、蛔虫病、血吸虫病、疟疾、霍乱等。

3. 室内环境污染与疾病

室内环境污染主要由化学污染和放射性污染构成。

化学污染主要来源有：装修材料中油漆、胶合板、刨花板、内墙涂料等（含有的甲醛、苯、甲苯、氯仿等），以及建筑施工中加入的化学材料（如冬季施工加入的防冻液）；放射性污染主要来源于大理石、花岗岩、砂、水泥、粉煤灰制品（产生氡及其子体）。

装修材料释放的苯系物甲醛和放射性污染物等是导致白血病的危险因素。甲醛能刺激呼吸道黏膜，导致肺功能降低，低剂量的接触者会出现慢性呼吸道疾病。长期接触会引起鼻腔、口腔、鼻咽癌的发生。氡随呼吸进入人体，损害人体呼吸器官，严重者可导致肺癌，附着在皮肤黏膜和眼结膜上，能产生刺激和炎症，减弱人体对疾病的抵抗力，从而诱发其他疾病。

三、健康风险预警信息

1. 空气质量指数（air quality index，AQI）

AQI 的数值越大、级别和类别越高、表征颜色越深，说明空气污染状况越严重，对人体的健康危害也就越大。一般不需要记住 AQI 的具体数值和级别，只需要注意优（绿色）、良（黄色）、轻度污染（橙色）、中度污染（红色）、重度污染（紫色）、严重污染（褐红色）这六种评价类别和表征颜色即可。当类别为优或良、颜色为绿色或黄色时，一般人群都可以正常活动；当类别为轻度污染以上，颜色为橙色、红色、紫色或褐红色时，提醒各类人群就需要关注建议采取的措施，在安排生活与出行时作为参考。表 2-5-2 为空气质量指数（AQI）分级相关信息，选自《环境空气质量指数（AQI）技术规定》（HJ 633—2012）。

表 2-5-2　空气质量指数（AQI）分级相关信息

空气质量指数	空气质量指数级别	空气质量指数类别及表示颜色		对健康影响情况	建议采取措施
0 ~ 50	一级	优	绿色	空气质量令人满意，基本无空气污染	各类人群可正常活动
51 ~ 100	二级	良	黄色	空气质量可接受，但某些污染物可能对极少数异常敏感人群健康有较弱影响	极少数异常敏感人群应减少户外活动
101 ~ 150	三级	轻度污染	橙色	易感人群症状有轻度加剧，健康人群出现刺激症状	儿童、老年人及心脏病、呼吸系统疾病患者应减少长时间、高强度的户外锻炼

续表

空气质量指数	空气质量指数级别	空气质量指数类别及表示颜色		对健康影响情况	建议采取措施
151 ~ 200	四级	中度污染	红色	进一步加剧易感人群症状，可能对健康人群心脏、呼吸系统有影响	儿童、老年人及心脏病、呼吸系统疾病患者避免长时间、高强度的户外锻炼，一般人群适量减少户外运动
201 ~ 300	五级	重度污染	紫色	心脏病和肺病患者症状显著加剧，运动耐受力降低，健康人群普遍出现症状	儿童、老年人和心脏病、肺病患者应留在室内，停止户外运动，一般人群减少户外运动
>300	六级	严重污染	褐红色	健康人群运动耐受力降低，有明显强烈症状，提前出现某些疾病	儿童、老年人和病人应当留在室内，避免体力消耗，一般人群应避免户外活动

2. 寒潮预警信号

寒潮为高纬度的冷空气大规模地向中、低纬度侵袭造成剧烈降温的天气活动。根据《冷空气等级》（GB/T 20484—2017），寒潮指日最低气温 24 h 内降温幅度大于或等于 8 ℃，或 48 h 内降温幅度大于或等于 10 ℃，或 72 h 内降温幅度大于或等于 12 ℃，而且使该地日最低气温下降到 4 ℃或以下，48 h、72 h 内降温的日最低气温连续下降。按照《寒潮预警信号及防御指南》规定，寒潮预警信号分四级，见表 2-5-3。

表 2-5-3 寒潮预警信号

预警等级	预警信号	分级标准
寒潮蓝色预警	℃ 寒潮 蓝 COLD WAVE	48 h 内最低气温将要下降 8 ℃以上，最低气温小于等于 4 ℃，陆地平均风力可达 5 级以上；或者已经下降 8 ℃以上，最低气温小于等于 4 ℃，平均风力达 5 级以上，并可能持续
寒潮黄色预警	℃ 寒潮 黄 COLD WAVE	24 h 内最低气温将要下降 10 ℃以上，最低气温小于等于 4 ℃，陆地平均风力可达 6 级以上；或者已经下降 10 ℃以上，最低气温小于等于 4 ℃，平均风力达 6 级以上，并可能持续

续表

预警等级	预警信号	分级标准
寒潮橙色预警	℃ 寒潮 橙 COLD WAVE	24 h 内最低气温将要下降 12 ℃以上，最低气温小于等于 0 ℃，陆地平均风力可达 6 级以上；或者已经下降 12 ℃以上，最低气温小于等于 0 ℃，平均风力达 6 级以上，并可能持续
寒潮红色预警	℃ 寒潮 红 COLD WAVE	24 h 内最低气温将要下降 16 ℃以上，最低气温小于等于 0 ℃，陆地平均风力可达 6 级以上；或者已经下降 16 ℃以上，最低气温小于等于 0 ℃，平均风力达 6 级以上，并可能持续

针对寒潮预警信号等级不同人群防护措施建议见表 2-5-4。

表 2-5-4 不同人群防护措施建议

预警信号	分级标准	
	通用防护建议	重点人群注意事项
寒潮蓝色预警	1. 做好房屋保暖检查及保暖用品储备 2. 关注病原体感染，特别是经呼吸道传播的病原体感染，建议及时接种疫苗 3. 室内保持适宜的温度和湿度，适时通风换气。使用取暖设备时，避免发生烫伤和煤气中毒等意外事故 4. 出入温暖的室内时，注意温度的缓冲，不宜忽冷忽热 5. 外出时避免意外伤害及事故发生。雨雪天气外出时注意防滑防跌倒，尽量避免在冰面行走或骑行。大风天气外出时注意高空坠物。开车出行时注意驾驶安全，及时了解路况，制定合理的出行计划，保持良好视野，关注油箱或电瓶状态，必要时安装防滑链	婴幼儿：不宜长时间外出。外出时尽量选择在一天中较温暖的时段，避开早晚气温较低时段；注意防寒保暖，尤其加强头部、胸腹部、足部的保暖 学龄儿童：开展户外体力活动时，应适量增减衣物；关注儿童衣袜是否被汗水浸湿，及时更换潮湿衣物。及时补充水分 孕妇：外出时宜选择在一天中较温暖的时段，尽量避开早晚气温较低时段。户外体力活动时及时补充水分，注意防滑防摔倒 老年人：不宜长时间外出；不宜开展户外活动或在室外停留坐卧。外出时宜选择在一天中较温暖的时段，尽量避开早晚气温较低时段；注意防寒保暖，尤其是头部和胸腹部；使用手杖、轮椅等助行器的老年人注意设备的防滑。独居老人注意与家人，朋友或社区工作人员保持联系 慢性基础性疾病人群：不宜长时间外出；不宜开展剧烈的户外活动或在室外停留坐卧。外出时宜选择在一天中较温暖的时段尽量避开早晚气温较低时段；注意防寒保暖，尤其是头部和胸腹部的保暖；出现胸闷、胸痛、心悸、头晕、冷汗等症状应立即休息，服用急救药物，如果持续不能缓解，应立即拨打医疗急救电话，并尽快进入温暖场所。提前储备一定量的常用药，服药需遵医嘱 户外作业人员：户外作业时，注意防寒保暖，避免长时间暴露在寒风中。了解周围的救援设施和联系方式，如出现紧急情况及时寻求帮助，并停止作业，尽快进入温暖场所。夜间作业应保证良好的照明

续表

预警信号	分级标准	
	通用防护建议	重点人群注意事项
寒潮黄色预警	1. 外出活动时尽量选择在一天中较温暖的时段，避开早晚气温较低时段。外出注意防寒保暖 2. 避免进行剧烈的户外体力活动 3. 关注失温症状。若出现寒颤，及时测量体温，若出现体温低于 35 ℃、虚脱、记忆丧失、言语不清等症状，应立即就医；若无法就医，宜进入温暖的场所或躲避在防风挡雨的地方，减少热量散失；若衣物潮湿，需及时换上干燥衣物；温暖身体的核心区域，如头部、颈部、胸部和腹股沟，补充热饮（避免酒精及咖啡饮品） 4. 保持通信畅通，如出现紧急情况及时寻求帮助	婴幼儿：不宜长时间外出。外出时，特别注意头部、胸腹部、足部的保暖 学龄儿童：不宜在室外停留坐卧。外出时需穿着防寒衣物。8 岁以下儿童外出应由成年人陪伴。及时补充热饮或热汤 孕妇：不宜长时间外出，不宜在室外停留坐卧，外出注意防滑防摔倒 老年人：不宜外出。确需外出时，特别注意头部和胸腹部的保暖，需穿着防寒衣物，外出时宜有人陪伴。使用手杖、轮椅等助行器的老年人注意设备的防滑。独居老人注意与家人、朋友或社区工作人员保持联系 慢性基础性疾病人群：不宜外出。确需外出时，特别注意头部和胸腹部的保暖。出现胸闷、胸痛、心悸、头晕、冷汗等症状应立即休息，服用急救药物，如果持续不能缓解，应立即拨打医疗急救电话，并尽快进入温暖场所。提前储备一定量的常用药，服药需遵医嘱 户外作业人员：合理安排户外作业时间，尽量选择在一天中较温暖的时段作业，避开早晚气温较低时段。户外作业时，穿戴防寒工作服，并避免潮湿。衣物潮湿时，及时更换潮湿衣物。了解周围的救援设施和联系方式，如出现紧急情况及时寻求帮助，并停止作业，尽快进入温暖场所。夜间作业应保证良好的照明
寒潮橙色预警	1. 不宜长时间户外逗留 2. 尽量减少户外体力活动 3. 确需外出活动时，尽量选择在一天中较温暖的时段，避开早晚气温较低时段。特别注意头部和胸腹部的保暖	婴幼儿：不宜外出。确需外出时，特别注意头部、胸腹部、足部的保暖 学龄儿童：不宜长时间外出。确需外出，应由成年人陪伴，穿着防寒衣物。密切关注冻伤和失温症状的发生 孕妇：外出时宜有人陪伴，注意防滑防摔倒，如出现紧急情况及时就医。密切关注冻伤和失温症状的发生 老年人：不宜外出。外出时宜有人陪伴使用手杖、轮椅等助行器的老年人注意设备的防滑。独居老人注意与家人、朋友或社区工作人员保持联系 慢性基础性疾病人群：不宜外出。出现胸闷、胸痛、心悸、头晕、冷汗等症状应立即休息，服用急救药物，如果持续不能缓解，应立即拨打急救电话，并尽快进入温暖场所。提前储备一定量的常用药，服药需遵医嘱 户外作业人员：尽量减少户外作业时间。户外作业时，宜使用便携式取暖物品，穿戴防寒工作服，并避免潮湿。衣物潮湿时及时更换潮湿衣物。了解周围的救援设施和联系方式，如出现紧急情况及时寻求帮助，并停止作业，尽快进入温暖场所。夜间作业应保证良好的照明

续表

预警信号	分级标准	
	通用防护建议	重点人群注意事项
寒潮红色预警	1. 不宜长时间户外逗留 2. 如确需外出，注意防寒保暖，尤其加强头部和胸腹部的保暖	婴幼儿：不宜外出。确需外出时，注意防寒保暖，尤其加强头部、胸腹部、足部的保暖 学龄儿童：不宜外出。确需外出，应由成年人陪伴，穿着防寒衣物。密切关注冻伤和失温症状的发生 孕妇：外出时宜有人陪伴，注意防滑防摔倒，如出现紧急情况及时就医。密切关注冻伤和失温症状的发生 老年人：不宜外出。外出时宜有人陪伴，使用手杖、轮椅等助行器的老年人注意设备的防滑。独居老人注意与家人、朋友或社区工作人员保持联系 慢性基础性疾病人群：不宜外出。出现胸闷、胸痛、心悸、头晕、冷汗等症状应立即休息，服用急救药物，如果持续不能缓解，应立即拨打急救电话，并尽快进入温暖场所。提前储备一定量的常用药，服药需遵医嘱 户外作业人员：尽量避免长时间户外作业，确需长时间户外作业时，宜使用便携式取暖物品，穿戴防寒衣物，并避免潮湿。衣物潮湿时，及时更换潮湿衣物。了解周围的救援设施和联系方式，如出现紧急情况及时寻求帮助，并停止作业，尽快进入温暖场所。夜间作业应保证良好的照明

3. 霾预警信号

霾预警信号是指气象主管机构所属的气象台站向社会公众发布的霾预警信息。霾预警信号分二级，分别以黄色、橙色表示，提醒对应人群做好防护，见表 2-5-5。

表 2-5-5　霾预警信号

图例	含义	防御指南
霾 黄 HAZE 黄色预警	12 h 内可能出现能见度小于 3 000 m 的霾，或者已经出现能见度小于 3 000 m 的霾且可能持续	1. 驾驶人员小心驾驶 2. 因空气质量明显降低，人员需适当防护 3. 呼吸道疾病患者尽量减少外出，外出时可戴上口罩

续表

图例	含义	防御指南
霾 橙 HAZE 橙色预警	6 h内可能出现能见度小于2 000 m的霾，或者已经出现能见度小于2 000 m的霾且可能持续	1. 机场、高速公路、轮渡码头等单位加强交通管理，保障安全 2. 驾驶人员谨慎驾驶 3. 空气质量差，人员需适当防护 4. 人员减少户外活动，呼吸道疾病患者尽量避免外出，外出时可戴上口罩

四、环境健康防护及干预

1. 环境健康防护的概念

环境健康防护是指采用局部环境质量改善和个体暴露干预的综合措施，对主要受影响人群和敏感个体实施综合防控。其主要意义是控制各种环境危险因素对健康的不利影响。

2. 环境健康防护措施

（1）空气污染防护

关注气象环保部门的空气质量预报，了解当天及近期的大气污染状况，根据空气质量情况安排出行。在出现高浓度的大气污染时，可采取关闭门窗、减少室外活动、使用空气净化器和佩戴防护口罩等个体防护措施。

（2）正确佩戴口罩

1）戴口罩前要洗手。

2）戴口罩前将口罩鼻夹侧朝上、深色面朝外，如口罩无颜色区别，可根据口罩褶皱判断，褶皱处向下的为外侧。

3）戴口罩时，用手指置于金属鼻夹中部，一边向内按压一边顺着鼻夹两侧移动指尖，直至将鼻夹完全按压成鼻梁形状为止；快速吸气，检查空气是否从口罩边缘包裹鼻梁处泄漏，再次调整鼻夹。

4）摘下口罩前后要洗手，并将口罩弃于垃圾桶内。

（3）正确选择空气净化器

1）购买前选择净化器要有针对性。物理型空气净化器是通过过滤除去悬浮颗粒物。化学型空气净化器是利用中和、催化和分解作用除去有害气体。离子化型空气净化器则是采用电离放电、等离子体和紫外线除臭、杀灭细菌。

2）购买时能效指标要注意三高一低。

①高洁净空气量：洁净空气量（CADR）是净化器的净化效果指标，CADR 值越大，净化器的净化能力越强，净化效果越好。

②高累计净化量：累计净化量值越高，净化的污染物越多，滤网寿命越长。

③高能效值：能效值越高，越省电。

④低噪声量：仪器工作噪声低于 50 dB 属于相对安静的，选购时可以观察样机进行直观感受。

3）一些净化技术可能会产生臭氧，臭氧具有鱼腥味，可以作为一个参考指标。超标的臭氧对人体具有一定的危害。

（4）健康饮水

1）对水质的要求。生活饮用水水质应符合下列基本要求：

①生活饮用水中不应含有病原微生物。

②生活饮用水中化学物质不得危害人体健康。

③生活饮用水中放射性物质不得危害人体健康。

④生活饮用水的感官性状应良好。

⑤生活饮用水应经过消毒处理。

2）对饮水习惯的要求。应保持良好的饮水习惯，饮水适量。除了代谢和食物之外，在温和气候条件下生活的轻体力活动的成年人，每日最少饮水 1 500 ~ 1 700 mL。按照普通杯子 200 ~ 250 mL 的大小来算，每天应喝 7 ~ 8 杯水。此外，还应注意在喝水时不要大口吞咽；不要感到口渴时再饮水；剧烈运动后不要马上喝水；睡前少喝，起床后多喝；不要将饮料代替水。

（5）住宅卫生防护

1）通风换气。为了保证居室空气的清洁，应使新鲜空气经常流入室内，污浊空气不断排出室外。居室必须进行适当的通风换气以改善室内小气候，降低室内空气中二氧化碳和室内来源的有害气体的浓度，减少病原微生物和灰尘的数量，以及促进氡等有害物质的排出。

2）防潮。居室潮湿，会使室内相对湿度升高，炎热季节妨碍机体的蒸发散热，寒冷季节则加速体温的散失，使机体的生理功能减弱，抵抗力下降，容易发生风湿性疾病和上呼吸道疾病。可采取居室建筑用地选择地下水位低、土壤干燥、地势高爽的地段；防止建筑物墙基与地下水接触；加强居室管理和维修，防止屋顶漏雨和墙面淋雨；居室建筑周围应有完善的排水系统。

3）隔声。为了保持居室环境的安静，提高工作和学习效率，保证良好的睡眠与休息，必须采取必要的措施以控制噪声传入室内。主要措施有：采取控制声源和声传播方面的工艺技术措施；采用吸声、隔声、隔振等技术以及安装消声器等控制声源的辐射。

4）住宅装饰的卫生防护。首先，在材料选择上，要选用甲醛及其他 VOCs、氡及其子体等含量少或无的装饰材料，以及不含铅等其他有害物的材料，选用耐用和表面光滑易于清洁的材料。其次，要减少释放，如含有氡及其子体的装饰材料表面可涂上涂料，以防止或减少其释放，含甲醛及其他 VOCs 的装饰材料可选用已在室外放置过一段时间的产品，进入室内后可大大减少释放量。最后，要加强排出，采用通风换气措施，以便及时有效地排出室内空气中的有害物质。

第六章

公共卫生事务协助

第一节　公共卫生风险管理

一、公共卫生风险相关概念

1. 公共卫生风险

公共卫生风险是指可能会引发突发公共卫生事件的风险，即在突发公共卫生事件发生前的事实隐患，如果任其发展，可能演变为事件。

2. 公共卫生风险管理

公共卫生风险管理是指协调各项活动以指挥和控制一个组织去处理和应对风险。具体来讲，就是发现、筛选和实施可用于降低风险水平措施的过程。

3. 公共卫生风险应急管理

公共卫生风险应急管理是指通过实施风险管理来控制、降低甚至消除突发公共卫生事件发生的风险。实施突发公共卫生风险应急管理的本质是减少损失概率或降低损失程度。

二、突发公共卫生事件

突发公共卫生事件是指突然发生，造成或者可能造成社会公众健康严重损害的重大传染病疫情、群体性不明原因疾病、重大食物和职业中毒以及其他严重影响公众健康的事件。

1. 突发公共卫生事件等级划分

根据事件性质、危害程度、涉及范围，突发公共卫生事件可划分为特别重大（Ⅰ级）、重大（Ⅱ级）、较大（Ⅲ级）和一般（Ⅳ级）四级。

其中，特别重大突发公共卫生事件主要包括：

（1）肺鼠疫、肺炭疽在大、中城市发生并有扩散趋势，或肺鼠疫、肺炭疽疫情波及两个以上的省份，并有进一步扩散趋势。

（2）发生传染性非典型肺炎、人感染高致病性禽流感病例，并有扩散趋势。

（3）涉及多个省份的群体性不明原因疾病，并有扩散趋势。

（4）发生新传染病或我国尚未发现的传染病发生或传入，并有扩散趋势，或发现我国已消灭的传染病重新流行。

（5）发生烈性病菌株、毒株、致病因子等丢失事件。

（6）周边以及与我国通航的国家和地区发生特大传染病疫情，并出现输入性病例，严重危及我国公共卫生安全的事件。

（7）国务院卫生行政部门认定的其他特别重大突发公共卫生事件。

2. 突发公共卫生事件的特点

突发公共卫生事件近年来受到广泛的社会关注，其特点可概括为以下 10 条。

（1）成因的多样性。许多公共卫生事件与自然灾害有关。公共卫生事件与事故灾害也密切相关，如环境的污染、生态的破坏、交通事故等。社会安全事件也是形成公共卫生事件的一个重要原因，如生物恐怖等。

（2）分布的差异性。在时间分布差异上，不同季节传染病的发病率也会不同。分布差异性还表现在空间分布差异上，传染病的区域分布不一样。此外还有人群的分布差异等。

（3）传播的广泛性。某一种疾病可以通过现代交通工具跨国流动，而一旦造成传播，就会成为全球性的传播。

（4）危害的复杂性。重大的公共卫生事件不但对人的健康有影响，而且对环境、经济乃至政治都有很大的影响。

（5）治理的综合性。治理需要四个方面的结合，一是技术层面和价值层面的结合；二是直接任务和间接任务相结合；三是责任部门和其他部门相结合；四是国际和国内相结合。

（6）新发的事件不断产生。

（7）种类的多样性。引起公共卫生事件的因素多种多样，如生物因素、自然灾害、食品药品安全事件、各种事故灾难等。

（8）食源性疾病和食物中毒的问题比较严重。

（9）公共卫生事件频繁发生。

（10）公共卫生事件的危害严重。公共卫生事件不但影响健康，还影响社会的稳定，影响经济的发展。

三、突发事件公共卫生风险评估

1. 突发事件公共卫生风险评估的基本原则

突发事件公共卫生风险评估应当遵循属地管理、分级负责、多方参与、科学循证的原则，确保评估工作科学、规范、及时开展。

2. 突发事件公共卫生风险评估的责任主体

各级卫生行政部门负责建立健全突发事件公共卫生风险评估工作制度和工作机制，负责风险评估工作的组织管理、督导检查以及评估结果信息的通报和发布。

各级疾病预防控制机构负责职责范围内的突发事件公共卫生风险相关信息的监测、分析和风险评估，并指定专人负责做好相关技术保障。

其他相关医疗卫生机构依据职责开展相关突发事件公共卫生风险评估。

3. 突发事件公共卫生风险评估的主要内容

突发事件公共卫生风险评估是对可能引发突发公共卫生事件的风险进行识别、描述和评估的一个系统和循序的过程，风险评估是整个风险管理过程的核心部分，包括风险识别、风险分析和风险评价。

风险识别就是要识别可能存在的风险、引发这些风险的因素以及风险可能导致的后果等。

风险分析就是要判定风险等级，包括不确定事件发生的概率和后果，为风险评价和处理提供数据。

风险评价是根据风险分析的结果与确定的风险评价准则进行比较，综合确定风险水平的等级及优先顺序，判断特定的风险是否可接受或需要采取其他措施加以处置。

4. 突发事件公共卫生风险评估的分类

可以分为日常风险评估和专题风险评估。

（1）日常风险评估

日常风险评估是根据常规监测收集的信息、部门通报的信息、国际组织及有关国家（地区）通报的信息等，对突发公共卫生事件风险或其他突发事件的公共卫生风险开展初步、快速的评估。

（2）专题风险评估

专题风险评估是针对国内外重要突发公共卫生事件、大型活动、自然灾害和事故灾难等，开展全面、深入的专项公共卫生风险评估。具体情形包括：日常风险评估中发现的可能导致重大突发公共卫生事件的风险；国内发生的可能对本辖区造成危害的突发公共卫生事件；国外发生的可能对我国造成公共卫生风险和危害的突发事件；可能引发公共卫生危害的其他突发事件；大型活动等其他需要进行专题评估的情形。

5. 突发事件公共卫生风险评估的方法

《突发事件公共卫生风险评估管理办法》提出的建立统一的风险评估体系和突发公共卫生事件风险评估的方法，分别是专家会商法、德尔菲法、风险矩阵法和分析流程图法。风险评估方法具有极强的专业性，需要专业人士来完成，在此仅作简单介绍。

（1）专家会商法

专家会商法是指通过专家集体讨论的形式进行评估。会商前将评估资料提供给专家，会商时根据评估的内容及相关证据，专家提出风险评估的意见和建议。专家人数一般控制在 3 ~ 30 人，专家须有一定的代表性。此方法是突发公共卫生事件风险评估的首选方法。因为会商组织实施相对简单、快速，不同专家可以快速交换意见，评估时考虑的问题会更加全面。但是在会商时可能会受到“权威”专家的影响，这种情况需要尽量避免。

（2）德尔菲法

德尔菲法是按照确定的风险评估框架，采用专家独立发表意见的方式，使用统一的问卷，将各位专家第一次的评估意见汇总列表，再分发回各位专家进行修改，重复多次后直到每位专家不再修改自己的意见或各位专家的意见基本趋于一致为止。此方法的优点是相对独立，涉及专业领域较广泛，受时空限制小，结论较为可靠，缺点是评估过程复杂，周期较长。

（3）风险矩阵法

风险矩阵法是由有经验的专家对确定的风险因素发生的可能性和后果的严重性进行量化评分，将评分结果列入二维矩阵表中（见表 2–6–1），最终得出风险等级。专家人数一般在 10 ~ 20 人。实施过程针对的风险因素相对确定，并且参与的专家对其非常了解，有一定的权威性和代表性。

表2-6-1　风险评估矩阵分类表

事故（事件）发生可能性	事故（事件）发生后果严重性				
	极高（5）	高（4）	中等（3）	低（2）	极低（1）
极高（5）	10	9	8	7	6
高（4）	9	8	7	6	5
中等（3）	8	7	6	5	4
低（2）	7	6	5	4	3
极低（1）	6	5	4	3	2

注：风险分值范围为 2 ~ 10，其中低风险为 2 ~ 4，中等风险为 5 ~ 6，高风险为 7 ~ 8，极高风险为 9 ~ 10。

（4）分析流程图法

分析流程图法根据逻辑推断原理，综合层次分析法、故障树法、决策树模型等方法，将可能出现的问题、可能性大小、产生的后果、相关的解决方案等通过形象的结构图形展示出来，直观表达主要相关因素，对各个环节的决策相关问题进行定量或定性表达。参与评估的专家人数无明确的限定。评估目标可以是特定危险因素，也可以是特定事件。

6. 突发事件公共卫生风险评估的职能部门

（1）对于日常风险评估中发现的可能导致重大突发公共卫生事件的风险，由疾病预防控制机构或其他医疗卫生机构开展专题风险评估。

（2）对于国内发生的可能对本辖区造成危害的突发公共卫生事件，由当地疾病预防控制机构或其他相关医疗卫生机构开展专题风险评估。

（3）对于国外发生的可能对我国造成公共卫生风险和危害的突发事件，由国家级疾病预防控制机构开展专题风险评估。必要时，有关省份或地市也应当组织开展专题风险评估。

（4）对于自然灾害、事故灾难等可能引发公共卫生危害的其他突发事件，由当地疾病预防控制机构组织开展专题风险评估。

（5）对于大型活动，根据大型活动组织管理部门的统一安排或实际需要，由举办地疾病预防控制机构组织开展专题风险评估。

四、公共卫生风险干预与应对

1. 建立公共卫生事件应急管理体系

突发公共卫生事件因其多样性、复杂性和严重的社会危害性等，在防控工作上既是重点也是难点。此外，突发公共卫生事件往往具有突发性和不可预测性，一旦发生，可能在短时间内造成人员的伤亡和财产的损失。只有在具有事前准备的情况和机制下，制定详尽的应急预案，做好充分准备，才能在事件发生时及时、准确应对，减少伤亡与破坏。这就需要建立较为完善的公共卫生事件应急管理体系。

所谓公共卫生事件应急管理体系，是指为了有效预防、及时控制和消除突发公共卫生事件的危害，保障公众身体健康与生命安全，维护正常的社会秩序，依据《突发公共卫生事件应急条例》采取一系列应对措施的综合。

例如，《北京市突发公共卫生事件应急条例》于 2020 年 9 月 25 日颁布实施，对处置原则、应急准备、监测预警、应急措施、应急保障、法律责任等进行了详细的要求，对应对措施、四方责任、监督落实等进行了明确规定，这也是指导工作的重要参考。

2. 公共卫生事件的长期性应对措施

（1）应急预案要有可操作性

突发事件的处置往往需要协调多部门参与，应急预案要兼顾效率和可操作性，保证在突发公共卫生事件发生的第一时间快速、准确地进行应急处置。

（2）应急培训与演练要建立长效机制

应急培训与演练是应对公共卫生事件的重要基础工作。应急演练需尽可能模拟实际情况，不能流于形式，以发现问题、锻炼队伍为主要目的，切忌“作秀式”的演练。

（3）建立训练有素的应急队伍

突发事件复杂多变，不仅需要政府部门、医疗和疾控中心人员，还需要公安、交通、民航、社区等工作人员的通力配合，因此提升突发公共卫生事件的处置能力，建立一支训练有素的应急队伍是非常重要的。

（4）应急物资需储备充足

新冠疫情初期暴露的应急防护物资等严重不足、复工生产能力不足等问题严重制约了疫情的防控。因此，日常要增强居安思危意识，制定应急准备计划、管理制度，建立与应急储备模式，并使之制度化。

3. 常态化下的公共卫生策略

（1）普及公共卫生事件应对的知识和技能

有组织、系统和有重点地向公众和不同人群普及公共卫生事件的应对知识和技能，包括在自然灾害和人为事故中的现场急救、互救和自救、应急避险和自我防护的知识和技能等。例如，地震引起的外伤消毒、包扎、骨折固定、人工呼吸、胸外心脏按压等，以及洪涝灾害中的饮水与食品安全知识等。这些知识和技能，既可通过大众媒介进行传播，也可以开展主题健康传播活动、学校教育和工作场所培训，以及现场演练等。

（2）帮助人们树立公共卫生事件的防范意识

帮助公众树立公共卫生事件防范意识，可消除安全隐患，主动做到防患于未然。突发公共卫生事件看起来是突发的，但大多数并非不可预防，加强防范能够把损害或影响控制在较低水平。

（3）开发完善的公共卫生事件健康教育信息、工具、材料，建立储备库

应分门别类地开发和整理自然灾害、重大事故等突发公共卫生事件的健康教育信息、工具和材料，例如，容易暴发流行的传染病的健康教育核心信息，常见自然灾害急救、自救指南等。

4. 突发公共卫生事件时的应急措施

公共卫生事件发生后的应对工作分为三个阶段，分别为初期（0 ~ 4天）、持续期（4天至4周）和恢复期（4周之后）。

（1）初期

1）培训急救知识和技能。公共卫生事件发生的初期，主要任务是抢救生命、救治伤员或患者。此时，健康教育的重点是对人们进行救治技能的现场指导，如急救和止血、伤口消毒和包扎、心肺复苏、水净化和急救防护等。

2）风险传播。公共卫生事件发生的初期，各种情况复杂、多变、敏感，适时开展风险传播，通过大众媒体与公众保持密切的沟通，及时全面提供风险信息，传播减少不确定性危害的方法，公布救援或救治工作进展信息，帮助公众做出明智的决策和行动都是十分重要的。

3）社群联防联控。做好防病知识宣传、居民个人科学防护、环境卫生整治、出租房屋和集体宿舍、外来人员的管理，以及来自高风险地区人员、入境人员、治愈患者和解除医学观察人员等的健康监测。

会同社区做好主动排查、密切接触者追踪、环境消毒等相关工作，落实限制人员聚集、封闭管理等防控措施。向居家医学观察者及其共同居住的人员进行日常卫生与防护知识及隔离期间相关要求等的培训。

对居家医学观察人员情况进行摸底，如其为单独居住或孤寡老人等脆弱群体，应当对其提供生活上必要的帮助。

（2）持续期

1）对受到公共卫生事件影响者进行心理疏导。可对志愿者、义工和企事业单位工作人员进行快速培训，或建立同伴教育小组，使之掌握劝慰、倾听、陪伴等心理支持技能，对受到公共卫生事件影响者进行心理疏导和心理支持。

2）防止疫情扩大或病情加重。对传染病暴发流行事件来说，健康教育的主要任务

是帮助人们掌握疫源地消毒、自我防护，发现、隔离和治疗传染源的技术和常识，以及切断传播途径的方法和措施，避免疫情进一步扩大。对于自然灾害，重点是帮助人们掌握预防滑坡、泥石流等次生灾害的技术，确保食物和饮水安全为主的知识和技能，动物咬伤的预防和处理技能，虫媒控制和虫媒传染病的预防技能。

（3）恢复期

1）以公共卫生事件为主题开展系统的健康教育。从公共卫生事件中总结经验，吸取教训，针对本次公共卫生事件，对人们进行系统的知识和技能普及。可系统开展个人卫生、生活环境消毒、预防动物咬伤、预防接种、胃肠道传染性疾病的预防、心理安慰和创伤后应激障碍的干预等。

2）心理—社会支持。心理—社会支持不仅能帮助居民建立安全感，而且能促进受灾者的心理恢复。

可联合组建心理疏导和社会工作服务队伍，通过心理援助热线服务、网络心理服务平台和在出入境口岸、隔离点、医院、社区、学校、企事业单位等场所提供现场咨询服务等方式，为患者、隔离人员及家属、病亡者家属、一线工作人员、特殊困难老年人、困境儿童等开展心理疏导和关爱帮扶等工作，促进身体与心理同步康复，回归正常生活和工作，营造相互关爱的社会环境，促进社会稳定。

第二节　公共卫生事件服务

一、公共卫生事件物资管理

1. 物资储备与库存管理

防疫物资主要是用于疫情防护与救治所需的防护物资，是专门应对这类疫情的紧急物资。物资的储备和库存管理要做到专人管、品种全、物资清。

（1）专人管

单位（社群）要有专人进行物资的采购、储备与管理，建立严格的管理制度。所有物资进出库都要进行详细的登记，建立专门的台账。最好录入专门的管理软件系统以备随时查询。

物资的采购通过单位内部的采购程序严格进行，务必采购物优价廉、符合国家相关要求、在有效期内的防护物资。

（2）品种全

突发公共卫生事件涉及诸多类型，应急物资也需要根据突发事件应急预案的要求进行储备，包括应急设施、设备、救治药品、医疗器械及其他物资等。例如，疫情防控期间防疫物资的储备可包括以下几类。

1）清洁消毒用具：地面、物体表面的专用清洁消毒剂及清洁工具。拖布和抹布等清洁消毒工具应分区使用，避免引起交叉污染。配备香皂、洗手液、快速手消毒剂等手卫生用品。

2）防护用品：一次性医用帽子、一次性使用医用口罩或医用外科口罩、医用防护口罩、一次性隔离衣、一次性鞋套或靴套、一次性面屏、一次性使用乳胶手套或丁腈手套、一次性使用医用防护鞋套、护目镜、医用防护服等防护用品。一次性使用医用口罩或医用外科口罩按照员工 1 个 /（4 小时 · 人），一次性使用乳胶手套或丁腈手套按照员工 2 双 / 班储备。

3）基本医疗用品：用于常见病、多发病、慢性非传染性疾病的诊断、治疗、预防、院前急救、康复治疗。设备器械类，如测温枪、体温计、血压计等；药品，如急救类、感冒类、缓解便秘类、眼药水、抗病毒类、抗流感类、解热镇痛类、抗生素类、常用降压降糖类、止痛类、皮肤外用类、镇静安眠类、跌打损伤类药品等。

4）废弃物收集存放设施：足够的垃圾袋、黄色医疗废物收集袋、医疗废物专用容器、带盖垃圾桶等。

5）其他物资：根据需要另行采购。

（3）物资清

入库前要进行严格的验收，核实物资的品名、规格型号、品牌、生产日期、有效期和注册证号。验收合格的防疫物资逐笔进行登记，样例见表 2–6–2。在每批次的防疫物资包装盒上标明到货时间、厂家、批号、效期，与送货单一致，同一类防疫物资分类摆放。

表 2-6-2　防疫物资登记表（样例）

制表部门：　　　　　　　　　　　　　　　　　　　　　　时间：

序号	类别	品名	规格型号	单位	单价	金额	品牌	供应商	生产批号	生产日期	有效期	联络人	经办人	来货时间	发票号码	是否入库	发放科室

在输入计算机入库前，需对每批次的防疫物资根据登记顺序给进行编号，方便各个时间段查找。

领用时必须办理出库手续，对每一笔防疫物资出库做详细登记记录，对防疫物资进行库存管理。注意储备物资的有效使用期限，定期检查物资库存情况，清点库存数量，形成防疫物资日（月）报表，随时监控库存，及时备货。

2. 利用计算机软件制作和上报物资统计表

随着信息技术的发展，办公软件为日常工作提供了极大的便利。对于物资的出入库、使用、报残、过期处理等都可以实现信息化。

可以委托软件开发公司开发出独立的办公软件。在软件的设计、开发和调试过程中，要有单位物资管理员全程参加，保证软件的方便和实用。

软件可以设置诸多功能模块，如入库、出库、统计等模块。其中统计模块可以实现各种维度的统计计算，自动生成日、月度、季度、年度报表和统计图。生成的报表和统计图可以直观地反映出物资的使用情况、短缺情况、过期情况等。

如果单位没有专门的软件，使用日常的办公软件（如 Excel）也可以实现很多统计功能。

二、公共卫生事件中特殊需求人群服务

公共卫生事件的发生具有突发性和广泛性，会对某一地区的人群产生不同程度的影响。除了评估整体公共事件的风险外，特殊人群（如老年人、病人、残疾人、儿童、孕产妇等）以及人群在特殊时期的需求，也会有所不同。

1. 协助识别特殊需求人群

特殊需求人群不仅是指特殊人群，还可以指在不同时期有特殊需求的人群。以新冠疫情中密切接触者的管理为例，原则上密切接触者应当于 12 h 内转运至集中隔离场所，进行集中隔离医学观察。但是对于 14 岁及以下儿童，若其父母或家人均为密切接触者，首选集中隔离医学观察，在做好个人防护和保持人际距离的情况下，儿童可与父母或家人同居一室。对于半自理及无自理能力的密切接触者，如确实无法进行集中隔离医学观察，可在社区医务人员指导下，采取居家医学观察。因此在突发公共卫生事件中，对于特殊人群以及人群的特殊需求要有意识地识别、发现，采取合理化、具有可操作性的措施。

2. 识别特殊需求人群的主要方法

可以通过定量调查或定性调查来完成。

（1）定量调查

定量调查是指根据事先设计的调查问卷（表）对一定数量的研究对象通过询问、测量等方式获得量化资料的方法，对调查范围、抽样方法都有较为严格的要求。

（2）定性调查

定性调查相对于定量调查而言，可以通过与调查对象的开放式讨论发现问题，就某些有价值的问题进行深入讨论，探讨问题的深层次原因。常用的定性方法包括专题小组讨论法、观察法和深入访谈法等。在突发公共卫生事件中，定性方法有助于快速识别特殊人群的健康需求以及需要优先解决的问题。

1）专题小组讨论法。基于突发公共卫生事件的情况，选择 6 ~ 12 名具有类似背景和经验的人组成一组，在主持人的引导下，就相关问题、健康需求、解决方法等进行深入、自由的讨论，以快速发现问题，寻求解决问题的线索和方法。

2）深入访谈法。一般以一对一、面对面的方式进行，直接收集相关资料。此方法可以避免小组访谈中，个别访谈对象不爱发言或者不便发言的问题，可以对某个问题进行深入的交流，特别是对一些较为个性化的需求、相对隐私的问题进行畅谈。

3）观察法。通过直接观察特殊人群的生活环境、日常活动、相关行为，获得第一手资料，进而了解特殊人群的健康状况、健康需求。用这种方法获取的资料最为客观。

上述几种方法，可以根据实际需要单独使用，也可以联合应用，以弥补彼此的不足。

3. 根据特殊人群需求制定服务方案

（1）服务方案制定前需要明确的内容

1）明确主要卫生问题的范围及程度。

2）明确主要卫生问题的原因。

3）明确特殊需求人群的特征。如人口学资料、健康状况及人群主要危险因素等。

4）明确优先解决的公共卫生问题。

5）明确可利用的资源，包括机构资源、经济资源、人力资源等。

（2）服务方案制定的原则

经过上述的调研、资料整理和分析后，就要结合实际条件，制定切实可行的服务方案。服务方案制定的原则包括以下方面：

1）健康导向原则。这里所说的健康不仅包括生理健康，还包括心理和社会适应性方面。

2）个性化原则。充分考虑不同人群（社群）的组成、生活方式、经济条件、可调配的资源和时间等因素，使服务方案更加可行。

3）综合性原则。服务方案的制定要体现全方位、多层次的原则。

4）动态化原则。通过随访等方式，观察服务方案的执行情况和特殊人群需求满足的状态，进行动态的调整。

（3）服务方案的内容

1）生理方面。对于患有某种疾病或处在疾病的特殊时期的人，给予积极的规范化治疗。结合特殊人群的需要，建立绿色就医通道，给予一定的救治补助甚至免费救治。对于处在疾病前期的人，针对疾病的危险因素开展干预或者疾病的早期筛查。对于处在康复期的人，要从饮食、运动等方面给予科学的指导。

2）心理方面。突发公共卫生事件，特别是地震、洪水、疫情等来势突然，常常引发心理创伤。这种心理创伤不易被识别，但也可带来严重的影响。瞬间失去家人或者健康的人，心理一时难以接受现实，需要专业的心理疏导才能逐步恢复正常。可以通过同伴教育、志愿者服务、社会互助组织等，让特殊人群找到社会价值，得到社会支持，快速融入社会。

第三节　食品安全服务

一、食物中毒概述

1. 食物中毒的概念

食物中毒是指摄入了含有生物性、化学性有毒有害物质的食品或者把有毒有害物质当作食品摄入后出现的非传染性的急性、亚急性疾病。

2. 食物中毒的主要特点

食物中毒的原因虽然不同，且症状各异，但一般都具有如下流行病学和临床特征：

（1）潜伏期短，一般由几分钟到几小时，食入有毒食物后于短时间内几乎同时出现一批病人，来势凶猛，很快形成高峰，呈爆发式流行。

（2）病人临床表现相似，且多以急性胃肠道症状为主。

（3）发病与食入某种食物有关。病人在近期同一段时间内都食用过同一种有毒食物，发病范围与食物分布呈一致性，不食者不发病，停止食用该种食物后很快不再有新病例。

（4）一般人与人之间不会传染。

（5）有明显的季节性。夏秋季多发生细菌性和有毒动植物食物中毒；冬春季多发生肉毒中毒和亚硝酸盐中毒等。

3. 食物中毒的原因

（1）原料选择不严格，可能原料本身有毒，或受到大量细菌及其毒素污染，或食品已经腐败变质。

（2）食品在生产、加工、运输、储存、销售等过程中不注意卫生、生熟不分造成食品污染，食用前未充分加热处理。

（3）食品保藏不当，如致使马铃薯发芽、食品中亚硝酸盐含量增高、粮食霉变等都可造成食物中毒。

（4）加工烹调不当，如烹制肉块过大，内部温度不够，细菌未被杀灭。

（5）食品从业人员本身带菌，个人卫生不良，造成对食品的污染。

（6）有毒化学物质混入食品中并达到中毒剂量。

二、食物中毒的类型

常见的食物中毒主要分为细菌性食物中毒、有毒动植物性食物中毒和化学性食物中毒三大类。

1. 细菌性食物中毒

细菌性食物中毒是指因摄入被致病性细菌或其毒素污染的食品而引起的中毒。细菌性食物中毒是最常见的食物中毒，发病率高，但病死率因致病菌的不同而有较大差异。细菌性食物中毒全年皆可发生，夏秋季高发，5—10 月份较多。这与夏季气温高，细菌易于大量繁殖和产生毒素密切相关，也与机体的防御功能降低，易感性增高有关。

2. 有毒动植物性食物中毒

有毒动植物性食物中毒是指一些动植物本身含有某种天然有毒成分或由于储存不当形成某种有毒物质，被人食用后所引起的中毒。在近年的食物中毒事件中，有毒动植物引起的食物中毒导致的死亡人数较多，应引起注意。

3. 化学性食物中毒

化学性食物中毒是指由于食用了被有毒有害化学物污染的食品、被误认为是食品及食品添加剂或营养强化剂的有毒有害物质、添加了非食品级的或伪造的或禁止使用的食品添加剂和营养强化剂的食品、超限使用了食品添加剂的食品或营养素发生了化学变化的食品（如油脂酸败）等所引起的食物中毒。化学性食物中毒发生的起数和中毒人数相对微生物食物中毒较少，但病死率高。

三、常见细菌性食物中毒及其预防

1. 沙门菌食物中毒

（1）沙门菌食物中毒的特点及表现

沙门菌是一种常见的食源性致病菌，既可感染动物也可感染人类，极易引起人类的食物中毒。由于沙门菌不分解蛋白质，食物被污染后无感官性状的变化，因此储存较久的肉类，即使没有腐败变质，也应注意彻底加热灭菌，以防引起沙门菌食物中毒。

沙门菌食物中毒的发病率较高，占总食物中毒的 40% ~ 60%。对于幼儿、体弱老年人及其他疾病患者等易感性较高的人群，即使是较少菌量，仍然可发生食物中毒，引起严重后果。

沙门菌食物中毒虽然全年皆可发病，但季节性较强，多见于夏秋两季，5—10 月的发病数和中毒人数可达到全年发病起数的 80% 以上，其中以青壮年多发。

引起沙门菌食物中毒的食品主要为动物性食品，特别是畜肉类及其制品，其次为禽肉、蛋类、乳类及其制品。

沙门菌临床表现潜伏期较短，主要表现为头痛、恶心、食欲减退，随后出现呕吐、腹泻、腹痛。腹泻一日可达数次至十余次，主要为水样便，少数带有黏液或血。体温升高，可达 38 ~ 40 ℃，轻者 3 ~ 4 天症状消失。

（2）沙门菌食物中毒的预防措施

1）防止沙门菌污染食品，如加强对肉类、禽蛋类食品生产企业、家禽屠宰前的卫生检验检疫等，加强卫生管理，防止肉类食品在储藏、运输、加工、烹调或销售等环节的污染。

2）控制食品中沙门菌的繁殖，主要是降低储存食品的环境温度，并采用生熟食品分开存放的措施，防止交叉污染。

3）彻底加热以杀灭沙门菌。

2. 副溶血弧菌食物中毒

（1）副溶血弧菌食物中毒的特点及表现

副溶血弧菌主要存在于近岸海水、海底沉积物和鱼类、贝类等海产品中。副溶血弧菌食物中毒属于混合型细菌性食物中毒。摄入一定数量的致病性副溶血弧菌后，可引起肠黏膜细胞的炎症反应，并产生毒素，引起急性胃肠道症状。

副溶血弧菌在我国沿海地区导致的食物中毒较多，7—9 月份是高发季节，男女老幼均可发病，但以青壮年为主。

海产食品是引起副溶血弧菌食物中毒的主要食品，其中以墨鱼、带鱼、虾蟹、贝类最为多见，其次为盐渍食品和腌渍肉类。

副溶血弧菌食物中毒潜伏期为 2 ~ 40 h，发病初期主要为腹部不适，尤其是上腹部疼痛或胃痉挛，继而出现恶心、呕吐、腹泻，一般为低烧。发病 5 ~ 6 h 后，腹痛加剧，以脐周部阵发性绞痛为特点。

（2）副溶血弧菌食物中毒的预防措施

与沙门菌食物中毒的预防措施基本相同，主要抓住防止污染、控制繁殖和杀灭病原菌三个主要环节。

3. 大肠埃希菌食物中毒

（1）大肠埃希菌食物中毒的特点及表现

大肠埃希菌俗称大肠杆菌，主要存在于人和动物的肠道内，属于肠道的正常菌群，通常不致病。该菌随粪便排出后，广泛分布于自然界中，在自然界的生存力强，在土壤、水中可存活数月，当人体的抵抗力降低或食入被大量致病性大肠埃希菌活菌污染的食品时，便会发生食物中毒。

致病性大肠埃希菌引起的食物中毒多发生在夏秋季，引起中毒的食品种类与沙门菌相同。大肠埃希菌随粪便排出而污染水源和土壤，进而直接或间接污染食品。

致病性大肠埃希菌引起的食物中毒临床表现因其类型不同而有所不同，主要有以下三种类型：

1）急性胃肠炎型。主要由肠产毒性大肠埃希菌引起，易感人群主要是婴幼儿，临床症状为水样腹泻、腹痛、恶心，体温可达 38 ~ 40 ℃。

2）急性菌痢型。主要由肠侵袭性大肠埃希菌引起，主要表现为血便或脓黏液血便、里急后重、腹痛、发热。

3）出血性肠炎型。主要由肠出血性大肠埃希菌引起，主要表现为突发性剧烈腹痛、腹泻，先水便后血便，病死率为 3% ~ 5%，老年人、儿童多见。

（2）大肠埃希菌食物中毒的预防措施

大肠埃希菌食物中毒的预防措施与沙门菌食物中毒的预防措施相同。

4. 金黄色葡萄球菌食物中毒

（1）金黄色葡萄球菌食物中毒的特点及表现

金黄色葡萄球菌是引起食物中毒的常见菌种，对热具有较强的抵抗力，有 50% 以上的菌株可产生肠毒素。多数金黄色葡萄球菌肠毒素能耐 100 ℃高温 30 min，并能抵抗胃肠道中蛋白酶的水解。因此，若要完全破坏食物中的金黄色葡萄球菌肠毒素需在

100 ℃加热 2 h。金黄色葡萄球菌食物中毒属毒素型食物中毒，摄入含金黄色葡萄球菌活菌而无肠毒素的食物不会引起食物中毒，只有摄入达到中毒剂量的肠毒素才会中毒。

金黄色葡萄球菌食物中毒全年皆可发生，但多见于夏秋季。引起中毒的食品种类很多，主要是营养丰富的食品，如乳类及乳制品、肉类剩饭等，其次为熟肉类，偶见鱼类及其制品、蛋制品等。

金黄色葡萄球菌食物中毒临床发病急骤，潜伏期短，一般为 2 ~ 5 h，极少超过 6 h。主要表现为明显的胃肠道症状，如恶心、呕吐、中上腹部疼痛、腹泻等，以呕吐最为显著，呕吐物常含胆汁，或含血及黏液，病程较短，一般在数小时至 1 ~ 2 天内迅速恢复，很少死亡。儿童对肠毒素比成人更为敏感，故其发病率较成人高，病情也较成人重。

（2）金黄色葡萄球菌食物中毒的预防措施

1）避免带菌人群对各种食物的污染。要定期对食品加工人员、饮食从业人员、保育员进行健康检查，患有手指化脓、化脓性咽炎、口腔疾病时应暂时调换工作。

2）避免葡萄球菌对畜产品的污染，应经常对奶牛进行兽医卫生检验。

3）防止肠毒素的形成。食物应冷藏，或置阴凉通风的地方，放置的时间不应超过 6 h，尤其在气温较高的夏秋季节，食用前还应彻底加热。

5. 其他细菌性食物中毒

（1）变形杆菌食物中毒

变形杆菌食物中毒是由于摄入大量变形杆菌污染的食物所致，属条件致病菌引起的食物中毒。大量变形杆菌在人体内生长繁殖，并产生肠毒素，引致食物中毒。夏秋季节发病率较高，临床表现为胃肠型及过敏型。

（2）蜡样芽孢杆菌食物中毒

蜡样芽孢杆菌食物中毒是由进食含有蜡样芽孢杆菌所产生的肠毒素所致。污染的食物主要为含淀粉较多的各类食物。临床以呕吐、腹泻为主要特征。病情较轻，病程短，一般不超过 12 h。蜡样芽孢杆菌分布广泛，预防措施主要是防止食物污染，不进食腐败变质的剩饭、剩菜。食物应充分加热，不宜放置于室温过久，如不立即食用，应尽快冷却，低温保存，食前再加温。

（3）产气荚膜梭菌食物中毒

产气荚膜梭菌食物中毒是由产气荚膜梭菌所产生的肠毒素引起的食物中毒。产气荚膜梭菌主要寄生在动物（包括人体）肠道内，大多数产气荚膜梭菌中毒的宿主，与食用了被污染的肉及肉制品有关。这些肉在屠宰过程中被动物肠道内容物污染，由于烹饪不充分和储藏条件不当，使产气荚膜梭菌生长繁殖从而产生肠毒素。经口食入被污染食品是其主要的感染途径，引起食物中毒的大多是畜禽肉类和鱼类食物，牛乳也存在被污染而引起食物中毒的可能。

（4）肉毒杆菌食物中毒

肉毒杆菌食物中毒，亦称肉毒中毒，是因进食含有肉毒杆菌外毒素的食物而引起的中毒性疾病。临床上以恶心、呕吐及中枢神经系统症状，如眼肌及咽肌瘫痪为主要表现。如抢救不及时，病死率较高。肉毒杆菌的芽孢广布于自然界，病菌由动物（主要是食草动物）肠道排出，污染土壤及岸沙土，由此污染食品，如加热不足，则其所产芽孢不被消灭，加之缺氧环境，造成肉毒杆菌大量繁殖，产生大量外毒素，人食用含有外毒素的食品后出现食物中毒。

四、常见有毒动植物中毒及其预防

1. 河豚中毒

河豚又名河鲀，在我国沿海各地及长江下游均有出产，属无鳞鱼的一种，在淡水、海水中均能生活。河豚味道鲜美，但由于其含有剧毒，民间自古就有“拼死吃河豚”的说法。

（1）河豚中毒的特点及表现

引起中毒的河豚毒素是一种非蛋白质神经毒素，存在于除了鱼肉之外的所有组织中，其中以卵巢毒性最强，肝脏次之。每年春季为河豚卵巢发育期，此时毒性最强。通常情况下，河豚的肉中大多不含毒素或仅含少量毒素，但产于南海的河豚不同于其他海区，肉中也含有毒素。另外，不同品种的河豚所含有的毒素量相差很大，人工养殖的河豚不含有河豚毒素。

河豚毒素可直接作用于胃肠道，引起局部刺激作用，人食用后，首先感觉神经麻痹，随后运动神经麻痹，引起外周血管扩张、血压下降，最后出现呼吸中枢和血管运动中枢麻痹，导致急性呼吸衰竭，危及生命。河豚中毒的特点是发病急速而剧烈，起初感觉手指、口和舌有刺痛，然后出现恶心、呕吐、腹泻等胃肠症状，同时伴有四肢无力、发冷，口唇、指尖感觉麻痹，并有眩晕症状。重者瞳孔及角膜反射消失，四肢肌肉麻痹，以致身体摇摆、共济失调，甚至全身麻痹、瘫痪，最后出现语言不清、血压和体温下降，一般预后较差，常因呼吸、循环衰竭而死亡。

河豚中毒多发生在沿海居民中，以春季发生中毒的次数、中毒人数和死亡人数为最多。引起中毒的河豚有鲜鱼、内脏以及冷冻的河豚和河豚干。引起中毒的河豚主要来源于市售、捡拾、渔民自己捕获等。

河豚毒素中毒尚无特效解毒药，一般以排出毒物和对症处理为主。催吐、洗胃、导泻，及时清除未吸收毒素。

（2）河豚中毒的预防措施

加强卫生宣传教育，首先让广大居民认识到野生河豚有毒，不要食用；其次让广大居民能识别河豚，以防误食。水产品收购、加工、供销等部门应严格把关，防止鲜野生河豚进入市场或混进其他水产品中。

2. 鱼类引起的组胺中毒

（1）鱼类引起的组胺中毒的特点及表现

鱼类引起的组胺中毒的主要原因是食用了某些不新鲜的鱼类（含有较多的组胺成分），同时也与个人体质的过敏性有关，组胺中毒是一种过敏性食物中毒。

海产鱼类中的青皮红肉鱼，如参鱼、竹夹鱼、金枪鱼等鱼体中含有较多的组氨酸。当鱼肉腐败时，产生自溶作用，组氨酸被释放出来，污染鱼体的细菌使组氨酸脱羧基形成大量的组胺。

组胺是一种生物胺，可导致支气管平滑肌剧烈收缩，引起气管痉挛、循环系统局部或全身的毛细血管扩张，从而出现低血压、心律失衡症状。成人在组胺中毒后 10 min 至 2 h 内出现面部、胸部及全身皮肤潮红和热感，全身不适，心跳过速、胸闷、血压下降、心律失常，甚至心搏骤停。

组胺中毒在国内外均有报道，多发生在夏秋季。

（2）鱼类引起组胺中毒的预防措施

1）防止鱼类腐败变质，禁止出售腐败变质的鱼类。

2）鱼类食品必须在冷冻条件下储藏和运输。

3）避免食用不新鲜或腐败变质的鱼类。

4）对于易产生组胺的青皮红肉鱼类，家庭在烹调前可采取一些安全措施：先彻底刷洗鱼体，去除鱼头、内脏和血块，然后将鱼体切成两半后以冷水浸泡，最后在烹调时加入少许醋或红果，可使鱼中的组胺含量下降。

3. 麻痹性贝类中毒

麻痹性贝类中毒是由贝类毒素引起的食物中毒。麻痹性贝类毒素是一种毒性极强的海洋毒素，几乎全球沿海地区都有过麻痹性贝类毒素中毒致死的报道，中毒特点为神经麻痹，故称为麻痹性贝类中毒。

（1）麻痹性贝类中毒的特点及表现

贝类含有的毒素与海水中的藻类有关。当贝类食入有毒性的藻类后，其所含的有毒物质即进入贝体内，呈结合状态，虽然对贝类本身没有毒性，但是人食用后，毒素可迅速从贝肉中释放出来对人呈现毒性作用。

麻痹性贝类中毒的潜伏期短，仅数分钟至 20 min。开始为唇、舌、指尖麻木，随后颈部麻痹，最后是运动失调。病人可伴有头痛、头晕、恶心和呕吐症状，重症者常在 2 ~ 24 h 因呼吸麻痹而死亡，病死率为 5% ~ 18%。

麻痹性贝类中毒在全世界均有发生，有明显的地区性和季节性，以夏季沿海地区多见。

麻痹性贝类毒素的毒性强，目前尚无解毒剂，有效的抢救措施是尽早采取催吐、洗胃、导泻等方法，及时去除毒素，同时对症治疗。

（2）麻痹性贝类中毒的预防措施

主要应进行预防性监测，当发现贝类生长的海水中有大量海藻存在时，应测定捕捞的贝类所含的毒素量，出现异常情况尽早进行预警。

4. 毒蕈中毒

蕈类通常称蘑菇，属于真菌。我国有可食用蕈 300 多种，毒蕈 80 多种，其中含剧毒、能对人致死的有 10 多种。毒蕈与可食用蕈不易区别，常因误食而中毒。

（1）毒蕈中毒的特点及表现

毒蕈种类多，毒蕈中毒素成分也较复杂，多耐热。毒蕈毒素与中毒症状密切相关，一种毒蕈可能含有多种毒素，一种毒素可能存在于多种毒蕈中，根据毒蕈中毒的临床表现，大致分为以下四型，各型间可相互重叠。

1）胃肠型。可出现恶心、呕吐、腹痛、剧烈腹泻，严重者可伴有消化道出血，继发脱水、血压下降甚至休克等。

2）神经精神型。毒素类似乙酸胆碱的毒蕈碱。临床表现为副交感神经兴奋症状，如多汗、流涎、流泪、瞳孔缩小、呕吐、腹痛、腹泻、脉搏缓慢等。少数病情严重者可出现谵妄、幻觉、惊厥、抽搐、昏迷、呼吸抑制等表现，个别病例因此而死亡。

3）溶血型。除胃肠道症状外，有溶血性贫血、黄疸、血红蛋白尿、肝脾肿大等，严重者导致急性肾衰竭。部分病例出现血小板减少、皮肤紫癜，甚至呕血或便血等。

4）中毒性肝炎型。以中毒性肝损害为突出临床表现，肝肿大、黄疸、转氨酶升高，严重者伴全身出血倾向，还可发生中毒性心肌炎、中毒性脑病或肾损害等，导致相关器官不同程度的功能障碍。

（2）毒蕈中毒的预防措施

无识别毒蕈经验者，不要自采蘑菇食用。有毒野生菇（菌）类常具备以下特征：色泽鲜艳度高；伞形等菇（菌）表面呈鱼鳞状；菇柄上有环状突起物；菇柄底部有不规则突起物；野生菇（菌）采摘或受损时，其受损部流出乳汁。

5. 其他有毒动植物中毒

（1）马铃薯食物中毒

马铃薯俗称土豆、山药蛋、洋山芋等，致毒成分为茄碱，又称马铃薯毒素，是一种弱碱性的甙生物碱，又名龙葵甙。该毒素可溶于水，遇醋酸极易分解，高热煮透亦可破坏其毒性，因而只有吃了未经妥善处理的发芽马铃薯或不成熟马铃薯才易中毒。一般在食后数十分钟至数小时发病。先有咽喉及口内刺痒或灼热感，继有恶心、呕吐、腹痛、腹泻等症状。轻者 1 ~ 2 天自愈，重者因剧烈呕吐而出现失水及电解质紊乱、血压下降，严重中毒者出现昏迷及抽搐，最后因呼吸中枢麻痹而导致死亡。在预防中毒方面，未成熟青紫皮和发芽马铃薯不可食用。

（2）木薯中毒

木薯的可食部为根块，内含淀粉和少量蛋白质，为我国南方个别地区的主要杂粮之一。木薯的根、茎、叶中都含有亚麻苦甙，经水解后可析出游离态的氢氰酸，致组织细胞窒息中毒。潜伏期 6 ~ 9 h，也有 1 h 发病者。主要是氢氰酸中毒症状。可因抽搐、缺氧、休克、呼吸麻痹而死亡。防治措施是中毒后洗胃，并按氢氰酸中毒处理，加强卫生宣教，掌握安全食用方法。

（3）苦瓠子中毒

苦瓠子又叫瓠瓜、瓠子，是一种高产的瓜类蔬菜，可用于炒菜或做汤。正常的瓠瓜不苦，可以烹食，但如瓠瓜在结瓜过程中瓜藤被踩烂或由于其他原因，结出的瓠瓜就会发苦。苦瓠瓜的植物毒素加热后也不易被破坏，误食后可引起食物中毒。误食苦瓠瓜数小时后，轻度中毒者会出现口干、头昏、恶心、乏力、嗜睡的症状，重度中毒表现为恶心、呕吐、腹绞痛、腹泻、脱水、大便带脓血等，严重的会有生命危险。

五、常见化学性食物中毒及预防

1. 亚硝酸盐中毒

（1）亚硝酸盐中毒的特点及表现

亚硝酸盐具有很强的毒性，摄入 0.3 ~ 0.5 g 就可以中毒，摄入 1 ~ 3 g 可致人死亡。亚硝酸盐摄入过量会使正常血红蛋白转化为高铁血红蛋白，失去携氧能力导致组织缺氧。

亚硝酸盐食物中毒全年均有发生，多数由于误将亚硝酸盐当作食盐食用而引起，也有食入含有大量硝酸盐、亚硝酸盐的蔬菜而引起的食物中毒，多发生在农村或集体食堂。亚硝酸盐中毒发病急速，潜伏期一般为 1 ~ 3 h，短者 10 min，大量食用蔬菜引起的中毒可长达 20 h。中毒的主要症状为口唇、指甲以及全身皮肤出现青紫等组织缺氧表现，也称为肠源性青紫症。中毒者自觉症状有头晕、头痛、无力乏力、胸闷、心率快、嗜睡或烦躁不安、呼吸急促，并有恶心、呕吐、腹痛、腹泻症状，严重者昏迷、惊厥、大小便失禁，可因呼吸衰竭导致死亡。

（2）亚硝酸盐中毒的治疗

轻症中毒一般不需治疗，重症中毒要及时抢救和治疗。

1）尽快排出毒物。采用催吐、洗胃和导泻的办法，尽快将胃肠道还没有吸收的亚硝酸盐排出体外。

2）及时应用特效解毒剂。主要应用解毒剂亚甲蓝（又称美蓝），同时补充大剂量维生素 C，有助于高铁血红蛋白还原成亚铁血红蛋白，起到辅助解毒作用。

（3）亚硝酸盐中毒的预防措施

1）加强对集体食堂尤其是学校食堂、工地食堂的管理，将亚硝酸盐和食盐分开储存，避免误食。

2）肉类食品企业要严格按国家食品添加剂使用标准规定添加硝酸盐和亚硝酸盐。

3）保持蔬菜的新鲜，勿食存放过久或变质的蔬菜，剩余的熟蔬菜不可在高温下存放过久，腌菜时所加盐的含量应达到 12% 以上，至少需腌渍 15 天以上再食用。

2. 砷中毒

（1）砷中毒的特点

砷中毒多发生在农村，夏秋季多见，常由于误用或误食而引起中毒。砷中毒的潜伏期短，仅为十几分钟至数小时，中毒者口腔和咽喉有烧灼感，口渴及吞咽困难，口中有金属味。随后出现恶心、反复呕吐，甚至吐出黄绿色胆汁。重者呕血、腹泻，继而全身衰竭、脱水、体温下降、虚脱、意识消失。肝肾损害可出现黄疸、蛋白尿、少尿等症状。重症患者出现神经系统症状，如头痛、狂躁、抽搐、昏迷等。抢救不及时可因呼吸中枢麻痹于发病 1 ~ 2 天内死亡。

（2）砷中毒的表现

无机砷化合物一般都有剧毒，砷中毒主要表现在如下几方面：

1）对消化道的直接腐蚀作用，接触部位如口腔、咽喉、食管和胃等可产生急性炎症、溃疡糜烂、出血，甚至坏死。

2）影响组织细胞的新陈代谢，引起细胞死亡，这种毒性作用如发生在神经细胞，则可引起神经系统病变。

3）麻痹血管运动中枢和直接作用于毛细血管，使血管扩张、充血、血压下降。

4）中毒严重者可出现肝脏、心脏及脑等器官的缺氧性损害。

（3）砷中毒的治疗

应尽快排出毒物。采用催吐、洗胃的办法，然后立即口服氢氧化铁制剂，保护胃肠黏膜并防止砷化合物的吸收。同时及时应用特效解毒剂，如二巯丙磺钠、二巯基丁二钠等。

（4）砷中毒的预防措施

1）对含砷化合物及农药要健全管理制度，实行专人专库、领用登记。含砷农药不得与食品混放、混装。

2）盛装含砷农药的容器、用具必须有鲜明、易识别的标志并标明“有毒”字样，不得再用于盛装食品。拌过农药的粮种亦应专库保管，防止误食。

3）砷中毒死亡的家禽家畜，应深埋销毁，严禁食用。

4）食品加工过程中所使用的原料、添加剂等砷含量不得超过国家允许标准。

3. 有机磷农药中毒

（1）有机磷农药中毒的特点

有机磷农药是我国农业生产使用最多的一类农药。我国目前食物中有机磷农药残留相当普遍和严重，南方比北方严重，污染的食物以水果和蔬菜为主，尤其是叶菜类。夏秋季高于冬春季，夏秋季节害虫繁殖快，农药使用量大，污染严重。

有机磷农药进入人体后与体内胆碱酯酶迅速结合，使胆碱酯酶活性受到抑制，失去生物活性，结果使大量乙酰胆碱在体内蓄积，导致以乙酰胆碱为传导介质的神经系统处于过度兴奋状态，从而出现中毒症状。

有机磷农药食物中毒的潜伏期一般在 2 h 以内，误服农药纯品者可立即发病，在短期内引起以全血胆碱酯酶活性下降、出现神经系统症状为主的全身症状。

（2）有机磷农药中毒的表现

根据中毒症状的轻重可将急性中毒分为轻度、中度和重度。

1）急性轻度中毒。短期内出现头晕、头疼、恶心、呕吐、多汗、胸闷无力、视力模糊等症状，瞳孔可能缩小。

2）急性中度中毒。除上述症状外，还会出现肌束震颤、瞳孔缩小、轻度呼吸困难、流涎、腹痛、步履跳蹦、意识清楚或模糊症状。

3）急性重度中毒。有上述症状且合并下列情况之一者，可诊断为重度中毒：肺水肿，昏迷，脑水肿，呼吸麻痹。

（3）有机磷农药中毒的治疗

1）迅速给予中毒者催吐、洗胃救治。必须反复、多次洗胃，直至洗出液中无有机磷农药臭味为止。

2）应用特效解毒药。轻度中毒者可单独给予阿托品，以对抗乙酰胆碱对副交感神经的作用，解除支气管痉挛，防止肺水肿和呼吸衰竭。

3）对症治疗。

4）急性中毒者临床表现消失后，应继续观察 2 ~ 3 天。

（4）有机磷农药中毒的预防措施

1）有机磷农药必须由专人保管，必须有固定的专用储存场所，其周围不得存放食品。喷药及拌种用的容器应专用，配药及拌种的操作地点应远离畜圈、饮水源和瓜菜地，以防污染。喷洒农药必须穿工作服，戴手套、口罩，并在上风向喷洒，喷药后必须用肥皂洗净双手、脸，方可饮水和进食。

2）喷洒农药及收获瓜果、蔬菜，必须遵守安全间隔期。

3）禁止食用因有机磷农药致死的各种畜禽。

4）禁止孕妇、乳母参加喷药工作。

4. 其他化学性食物中毒

（1）汞中毒

汞污染食品主要通过含汞的工业废水污染水体，使水体中的鱼、虾和贝类等受到污染。当含汞废水排入水体后，水中的无机汞在重力的作用下伴随颗粒物沉降到海底或者河底的污泥中，污泥中的微生物使无机汞转变为能溶解于水的甲基汞或者二甲基汞，渗透到水中的浮游生物体内，鱼类通过摄食浮游生物和用鳃呼吸的方式摄入汞。人体对有机汞、无机汞和金属汞的吸收明显不同，食品中的无机汞被人体的吸收率较低，有 90% 以上可以从粪便中排出体外；而脂溶性强的有机汞，尤其是甲基汞，在消化道内吸收率很高。甲基汞进入人体后主要侵犯神经系统，特别是中枢神经系统，损害最严重的器官是小脑和大脑。

（2）“瘦肉精”中毒

“瘦肉精”的化学名称为盐酸克伦特罗，是一种人用医疗药品，用于治疗支气管哮喘、慢性支气管炎和肺气肿等疾病。盐酸克伦特罗大剂量用在饲料中可以促进猪的增长，减少脂肪含量，提高瘦肉率，但食用含有瘦肉精的猪肉对人体有害。“瘦肉精”会残留在动物产品中，其化学性质稳定，一般加热处理方法不能将其破坏，人食入含有残留“瘦肉精”的动物产品后，在 15 ~ 20 min 就会出现头晕、脸色潮红、心跳加速、胸闷、心悸、心慌、心跳等症状，对人体健康危害极大。“瘦肉精”在动物的肝、肺、肾、脾等内脏器官中残留量较高。

第四节　意外伤害服务

一、常见意外伤害的救治

1. 浅表伤口出血的破伤风预防免疫

凡是外伤出血的创面，止血后均应送往医院进行清创评估，同时根据自身破伤风免疫状态进行破伤风主动和 / 或被动免疫，以防破伤风感染，危及生命。表 2-6-3 为外伤患者破伤风预防的免疫建议。

表 2-6-3　外伤患者破伤风预防的免疫建议

分类	小而清洁的伤口		破伤风易感伤口	
	主动免疫	被动免疫	主动免疫	被动免疫
免疫史不清（未免疫）	全程主动免疫	不需要	全程主动免疫	需要
已完成初始免疫，未完成加强免疫	不需要	不需要	加强免疫一次	不需要
未完成初始免疫	加强免疫一次（随后继续完成免疫计划）	不需要	加强免疫一次（随后继续完成免疫计划）	需要
已完成免疫计划，最近一次加强不足 5 年	不需要	不需要	不需要	不需要
已完成免疫计划，最近一次加强 5 ~ 10 年	不需要	不需要	加强免疫一次	需要
已完成免疫计划，最近一次加强超过 10 年	加强免疫一次	不需要	加强免疫一次	需要

外伤后破伤风的预防免疫方式主要取决于损伤的性质及伤者的免疫接种史。未充分主动免疫及破伤风易感伤口是破伤风感染的高危因素。区分破伤风易感伤口和非易感伤口是急诊预防中的关键问题，但在临床上区别两者并不容易，一般认为除了清洁的小伤口外其他都是破伤风易感伤口，如穿刺伤、撕脱伤、枪弹伤、挤压伤、烧伤、冻伤、处理延迟超过 6 h 的伤口、伤口内有异物、药物滥用者静脉穿刺点等，尤其是被土壤、粪便或唾沫污染的创面。

2. 动物抓伤的救治

猫、狗等动物的牙齿和爪尖异常锋利，且随着世界范围内宠物的数量逐年增多，在日常生活中偶尔被各种动物抓伤总是难免的，尤其是与猫、狗等有密切接触的人群。因猫、狗的爪子里携带了很多细菌和病毒，若被抓伤后伤口处理不及时或处理不当，相关病菌很有可能通过破损黏膜和皮肤侵入人体引起感染，尤其是破伤风及狂犬病感染。

被抓伤后若出现流血时，只要不是大出血，可不必急于止血，让血适当流出一些，可通过流出的血液带出一部分侵入伤口的病菌。若伤口不大而较浅时，可用肥皂水或清水持续冲洗伤口 20 min 以上，冲洗的同时可从伤口近心端向伤口方向挤出伤口及周围组织内的血液，涂以碘伏进行消毒 2 ~ 3 次，待其血流自然停止。然后及时前往就近的疾控中心、卫生防疫机构或医院，进行伤口的再次处理和破伤风的预防并接种狂犬疫苗。如果伤口较大较深，可抬高患肢，在伤口近心端局部加压止血的同时立即前往医院急诊科，彻底清创后给予预防破伤风、狂犬病等疾病的处理。

3. 动物蜇咬伤的救治

（1）蚊虫叮咬伤

蚊虫叮咬伤一般高发于气候湿热的夏季，特别是在户外活动时。具体表现因人而异，有的人只出现针尖至针帽大小的红斑疹或瘀点，毫无自觉症状；有的人则出现水肿性红斑、丘疹、风团，自觉瘙痒。婴幼儿面部、手背或阴茎等血供较丰富的部位被蚊虫叮咬后常出现血管性水肿等症状。

蚊虫叮咬后如果皮肤不舒服，又肿又痒，在家里可以使用肥皂水或小苏打溶液进行初步处理，擦拭皮肤被蚊虫叮咬的部位，或将芦荟叶洗净掰开涂擦患处，一般过几分钟就能够消肿止痒了。家里如果有清凉油，可以抹一点在蚊虫咬过的皮肤上，这样既可以驱蚊止痒，还能够起到提神醒脑的作用。被蚊虫叮咬了以后不可以随便抓挠皮肤，人的指甲大多是不干净的，很容易导致皮肤受到细菌感染。若经过上述处理无缓解或持续加重，或合并局部感染，需及时送往医院进行专业处理。

（2）蚂蚁咬伤

蚂蚁的尾部有毒刺，毒刺与体内的毒性腺体相通连，有的蚂蚁是通过头部的口器与毒腺相通。蚂蚁刺伤或咬伤人体皮肤时，将其毒刺刺入皮肤，或通过口器将毒液注入皮肤内，引起皮肤损伤。

蚂蚁咬伤后的局部常表现为红斑、丘疹和风团，红肿部位的中间位置常见针尖大小的出血性瘀点，严重者皮损局部会有红肿和水泡，甚至瘀斑，同时伴有刺痛和烧灼感，严重者疼痛难忍。

蚂蚁咬伤常常在野外发生，此时没有充分的医疗资源，遇到此种情况，切忌搔抓被咬伤部位。若咬伤的部位没有明显红肿、瘙痒等症状时，则一般不需要做特殊处理。若咬伤的位置出现明显的红肿、瘙痒不适感，此时可以在局部使用肥皂水等碱性液体清洗创口。如果伤者反应严重，出现全身过敏症状，应及时送往医院。

蚂蚁咬伤不可乱用皮肤药膏，若症状体征无好转应及时到医院治疗。

（3）蜂蜇伤

蜂蜇伤是指被蜂尾蜇伤，毒液进入人体，或伴有尾刺残留皮内所致。日常生活中常见蜇人蜂种为蜜蜂、黄蜂和马蜂。蜂蜇伤后可导致局部或全身反应，严重者可出现溶血、肝肾损害、过敏性休克。

遇到蜂蜇伤时首先需及时脱离蜂群，然后再进行相关急救处理：

1）拔除尾刺。检查有无滞留于皮肤内的毒刺，发现后立即小心拔除。方法是用胶布粘贴后揭起或用镊子将刺拔出。若刺入皮肤的毒刺还附有毒腺囊，则不能用镊子夹取，以免挤入毒液而使反应加重，可以用尖细的针头或刀尖挑出毒刺和毒腺囊。

2）中和毒素。被蜂蜇伤后需鉴别蜇伤蜂的种类，一般蜜蜂的毒液呈酸性，可选用肥皂水溶液洗敷伤口；黄蜂的毒液呈碱性，可选用食醋洗敷患处，以减轻局部症状。

3）局部红肿、疼痛的处理。局部红肿处可外用炉甘石洗剂以消散炎症，红肿严重伴水泡渗液的，可用3%硼酸水溶液湿敷，疼痛严重时可酌情使用止痛剂。若四肢被蜇伤，应减少患肢的活动，肿胀的部位可放置冰袋冷敷，以减少毒素吸收，减轻肿胀。

4）对过敏性休克患者的急救。蜂蜇伤后发生过敏性休克与蜂毒量常无绝对关系，在机体敏感性增高的前提下，即使一处蜇伤也可发生严重的过敏性休克。发生过敏性休克时，要在保持患者呼吸道通畅的同时，及时送往就近医院急诊科进行抢救。

（4）犬咬伤

犬咬伤是指犬齿咬合、切割人体组织导致的皮肤破损、组织撕裂、出血和感染等损伤。除了一般化脓性感染外，还可引起狂犬病、破伤风、气性坏疽等特殊感染。我国是世界上犬只数量最多的国家，每年被犬咬伤的人数超过1 200万。犬咬伤是狂犬病病毒最主要的传播方式，狂犬病的病死率高达100%。正确的早期伤口处理、易感染伤口预防性抗生素应用、根据需要及免疫史进行狂犬病等疾病的预防是犬咬伤处理的基本原则。

1）犬咬伤的应急处置。犬咬伤后对于有活动性出血的伤口应给予直接压迫止血，并在伤口远端区域进行神经血管评估。伤及重要结构的伤口应作为严重穿透伤处理。伤口的处理不仅有利于重要解剖结构及功能恢复，同时也是预防伤口感染、破伤风、狂犬病的重要措施。在犬咬伤后必须给予伤口处置足够的重视，避免出现不必要的并发症。

①伤口冲洗和清洗。犬咬伤后需立即使用碱性液体如肥皂水和流动清水交替清洗所有咬伤处至少 15 min，然后用无菌纱布或脱脂棉将伤口处残留液吸尽。避免在伤口处残留肥皂水或其他清洗剂。

②消毒处理。彻底冲洗后用稀碘伏或其他具有灭活病毒能力的医用制剂涂擦或清洗伤口内部，可以灭活伤口局部残存的狂犬病病毒。

③及时送医。经过上述处理后需及时送往医院急诊科使用专业的清创设备对伤口内部进行冲洗，做进一步清创或扩创处理，以确保达到有效冲洗，彻底清除坏死组织，最后用生理盐水冲洗伤口。

2）犬咬伤后狂犬病暴露风险评估。犬咬伤后狂犬病暴露分级及免疫预防处置程序见表 2-6-4。

表 2-6-4　犬咬伤后狂犬病暴露分级及免疫预防处置程序

暴露分级	接触方式	暴露后预防处置
Ⅰ	完好的皮肤接触动物及其分泌物或排泄物	清洗暴露部位，无需进行其他医学处理
Ⅱ	符合以下情况之一者： 1. 无明显出血的咬伤，仅抓伤或擦伤 2. 无明显出血的伤口或已闭合但未完全愈合的伤口接触动物及其分泌物或排泄物	1. 处理伤口 2. 接种狂犬病疫苗 3. 必要时使用狂犬病被动免疫制剂
Ⅲ	符合以下情况之一者： 1. 穿透性的皮肤咬伤或抓伤，临床表现为明显出血 2. 尚未闭合的伤口或黏膜接触动物及其分泌物或排泄物 3. 人体直接接触蝙蝠	1. 处理伤口 2. 使用狂犬病被动免疫制剂 3. 接种狂犬病疫苗

3）狂犬病的预防

①主动免疫预防。首次暴露及再次暴露人用狂犬病疫苗推荐如下接种程序。

首次暴露人群选择“5 针法”（即 Essen 法，分别于第 0、3、7、14、28 天各肌肉注射 1 剂）或“2-1-1 免疫程序”（即 Zagreb 法，分别于第 0、7、21 天各肌肉注射 2 剂、1 剂、1 剂）完成全程免疫接种。

完成全程免疫半年内再次暴露，不需要接种。

完成全程免疫超过半年未到 1 年再次暴露，加强接种 2 剂（即“五针法”的第 0、3 天各肌肉注射 1 剂）。

完成全程免疫 1 ~ 3 年再次暴露，加强接种 3 剂（即“五针法”的第 0、3、7 天各肌肉注射 1 剂）。

完成全程免疫超过 3 年再次暴露，需重新全程免疫接种。

②被动免疫预防。既往无免疫史或免疫史不全的狂犬病Ⅲ级暴露以及神经分布密集的部位（如头、面、会阴、手部等）和严重免疫功能缺陷者的Ⅱ级暴露病例，应当在伤口部位充分浸润注射狂犬病人免疫球蛋白。

4）破伤风的预防。犬咬伤为破伤风易感伤口，尤其是穿刺伤及撕裂伤的伤口，应结合破伤风主动免疫史，评估是否需要注射破伤风被动免疫制剂。

（5）蛇咬伤的救治

全世界蛇的种类有 2 000 多种，我国有 170 余种，其中有近 50 种为毒蛇，在我国主要分布在西南及南方气候湿热省区。毒蛇咬伤是我国南部农村、山区和沿海一带的常见病，以夏秋季多见，多发生于凌晨或夜间。毒蛇咬伤能使人中毒，救治不及时常危及生命安全。

1）蛇咬伤后，可用止血带或绷带，在伤口近心端上方 5 ~ 10 cm 处或超过一个关节处缚扎，缚扎松紧度以能阻断淋巴液、静脉回流但不妨碍动脉血流为宜。每隔 15 ~ 20 min 放松 1 ~ 2 min，以免肢体因缺血而坏死。可应用小夹板加弹性绷带缚扎，上肢可缚扎于肘关节下部，下肢可缚扎于膝关节下部。

2）及时送往医院急诊科。被蛇咬伤的肢体制动，避免活动，不要等症状发作再确定是否中毒，要立即送往医院急诊科进行扩创清创等救治。

3）中成药的使用。可选择使用一些对毒蛇咬伤有治疗作用的中成药片内服或外用。

4）抗蛇毒血清的使用。抗蛇毒血清特异性较高，效果确切，越早应用疗效越好，6 h 内使用为佳，一般超过 48 h 再使用则无效。

4. 中毒的救治

急性中毒是指人体在短时间内接触毒物或超过中毒量的药物后，机体产生的一系列病理、生理变化及其临床表现。在我国，急性中毒以自杀为主要原因，其中毒途径以消化道为主，中毒地点以家庭为主，静脉注射途径多在娱乐场所出现。急性中毒的毒种主要有药物、乙醇、一氧化碳、食物、农药、鼠药六大类。

急性中毒病情复杂、变化急骤，严重者出现多器官功能障碍或衰竭甚至危及患者生命。

中毒的现场救治：

（1）防护措施

参与现场救援的人员必须采取符合要求的个体防护措施，确保自身安全。

（2）脱离染毒环境

切断毒源，使中毒患者迅速脱离染毒环境是到达中毒现场的首要救护措施。如现场中毒为有毒气体，应迅速将患者移离中毒现场至上风向的空气新鲜场所。

（3）现场急救

1）脱离染毒环境后，迅速判断患者的生命体征，对于心搏停止患者，立即进行现场心肺复苏术。

2）对于存在呼吸道梗阻的患者，立即清理呼吸道，开放气道，必要时建立人工气道通气。

3）有衣服被污染者应立即脱去已污染的衣服，用清水洗净皮肤，对于可能经皮肤吸收中毒或引起化学性烧伤的毒物更要充分冲洗，并考虑选择适当中和剂做中和处理。

4）若毒物遇水能发生反应，应先用干布抹去沾染的毒物后再用清水冲洗，冲洗过程尽量避免用热水以免促进毒物的吸收。对于眼部的毒物，要优先彻底冲洗，首次应用温水冲洗 15 min 以上，必要时反复冲洗。在冲洗过程中要求患者做眨眼动作，有助于充分去除有毒物质。

5）消化道途径中毒如无禁忌证，现场可考虑催吐。

6）尽快明确接触毒物的名称、理化性质和状态、接触时间、吸收量和方式。现场救治有条件时，应根据中毒的类型，尽早给予相应的特效解毒剂。

7）积极对症支持治疗，保持呼吸、循环的稳定，必要时给予气管插管以减少误吸风险。

（4）患者转运

经过必要的现场处理后，快速将患者转运至相应医院。

5. 溺水的救治

溺水是全球意外死亡的重要原因之一，每年约有 36 万人死于溺水。据统计：全世界溺水风险最高的年龄是 1 ~ 4 岁，主要原因是监护人监管不力；第二风险年龄是青少年及青年，主要是在自然水环境中意外溺水。溺水对溺水者及其家庭和社会造成了巨大的精神、经济影响。溺水后，若现场能得到及时有效的救治，对抢救溺水者的生命有重大帮助。救治溺水者的急救处置如下。

（1）脱离水域

当发现有人溺水时，若救助者是未接受过规范水上救援训练的人，不要盲目下水救人，应向有人的地方高声呼叫寻求支援，同时尝试从一个安全的位置，尽快找到木棍、长绳或伸出其他物体接触溺水者，或将周围方便可取的救生圈、木块等漂浮物抛给溺水者；也可划船接触溺水者进行救援。若救助者为接受过正式水上救援培训的人员，可根据其培训水平，配备个人防护和安全设备进行水上救援。

困在车内的溺水人员逃生的最佳时机是车身入水后的最初漂浮阶段。如果车辆处于漂浮状态，应嘱其迅速从车内爬出，并且最好待在车辆的顶部；如果车辆正在下沉，应迅速离开车辆，向安全方向转移。

（2）水中救援

对于溺水者的急救，快速逆转缺氧是水中救援复苏的首要目标。由于在水中无法进行有效的胸外按压，所以不建议在水中对溺水者进行胸外按压，目前所谓水中救援复苏是指在水中给溺水的人员进行通气，以减轻或逆转缺氧状态。同时，由于水中救援对救援者的心理素质和专业技术要求高，所以只有经过充分训练、具有丰富经验及配备足够设备的救援人员才考虑水中救援复苏。对于条件危险、无法安全地进行救援，以及已经没有脉搏的溺水者，则应立即停止水中救援复苏，尽快转移至岸边，以便及早进行有效的胸外按压和通气。

（3）现场急救

现场急救的具体措施见本书第一部分第六章。

6. 气管异物的救治

气管异物是指气管、支气管被异物堵塞。日常生活中堵塞异物常是花生、豆类、瓜子等食物，或钢珠等玩物。若在进食时有说笑、大声喊叫或哭闹等情况，都有可能误将口内的食物或某种含物吸入气管内造成堵塞。当气管或支气管被异物堵塞后常会出现剧烈的呛咳，面色潮红。有的会发生喉痉挛、呼吸急促、口唇青紫，严重者引起窒息，出现生命危险。气管异物的发生地点常位于家中，且发生后病情进展迅猛。

（1）若患者意识清醒，能自主咳嗽，应鼓励患者慢慢深吸一口气后用力咳嗽尝试将异物自行咯出。

（2）若患者已不能咳嗽和说话，呼吸极度困难、面色青紫发绀则表明气管阻塞严重。此时对于成人和年龄较大的儿童，可尝试使用立位腹部冲击法（即海姆立克急救法，见图 2–6–1）进行急救。嘱患者站立，弯腰，头略前倾，两腿分开。施救者呈弓箭步，一条腿置于患者两腿之间，用双手环绕患者腰部，一手握空心拳，拳眼向内置于患者剑突下方、肚脐上方两横指处，用另一手紧扣拳头，快速向内向上挤压冲击患者腹部 6 ~ 10 次，直至异物排出。

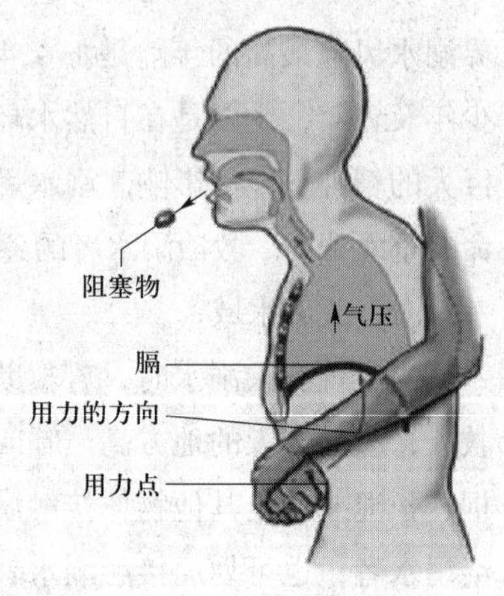

图 2–6–1 海姆立克急救法

（3）若为婴幼儿，应遵循以下拍背及胸部快速冲击的步骤来解除有反应婴幼儿的窒息：

1）施救者跪下或坐下，并将孩子放在膝盖上。如果方便，将其胸部的衣服脱去。

2）使孩子脸向下，使其略低于胸部，并让其头部靠在施救者的前臂上。用手托住孩子的头部和下颏（注意避免压迫婴儿喉部的软组织）。施救者的前臂靠在膝盖或大腿上，支撑孩子。

3）施救者用手掌根部在孩子的肩胛之间用力拍背 5 次。每次都用足够的力量拍打，以尝试清除异物（图 2–6–2a）。

4）在进行 5 次拍背后，施救者将空手放在孩子背部，并用手掌托住孩子枕部。孩子将被完全抱在施救者的 2 只前臂之间，用一只手掌托住其脸部和下颏，另一只手掌则托住其枕部。

5）小心托住孩子的头部和颈部，同时将孩子全身翻转过来。抱住孩子，将其脸朝上，施救者的前臂靠在大腿上。保持孩子的头部低于其躯干。在胸部中央的胸骨下半部提供最多 5 次快速往下的胸部快速冲击（操作与心肺复苏中的胸外按压相同）（图 2–6–2b）。以每秒 1 次的速率进行胸部快速冲击，每次都以产生足够的力量来清除异物为目的。

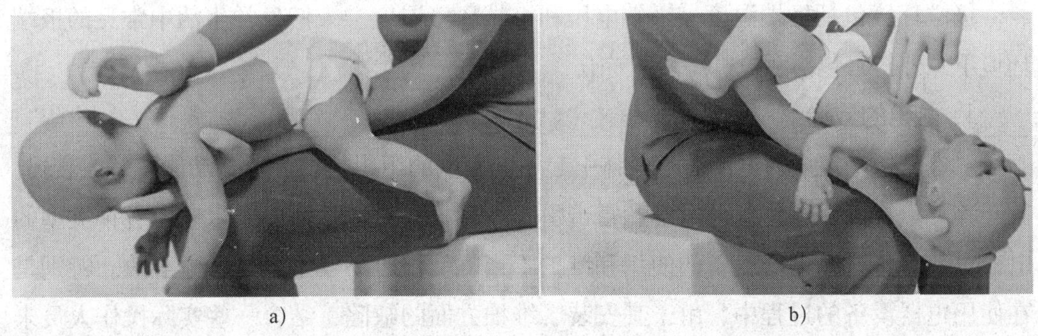

a）　　b）

图 2–6–2　解除婴幼儿气管异物

a）拍背　b）胸部快速冲击

6）重复最多 5 次拍背和最多 5 次胸部快速冲击的程序，直到异物清除或孩子变得没有反应。

注意：千万不要倒提孩子拍打背部，这样不但不能排出异物，还可能损伤颈椎！！！

（4）若患者出现呼吸心跳停止，则立即实施心肺复苏术。

（5）若是自己不慎被异物堵塞气管，且无他人在场时，可用自己的手或椅背、桌边顶在上腹部快速而猛烈地挤压（见图 2–6–3），压后随即放松，反复操作，直至异物排出。

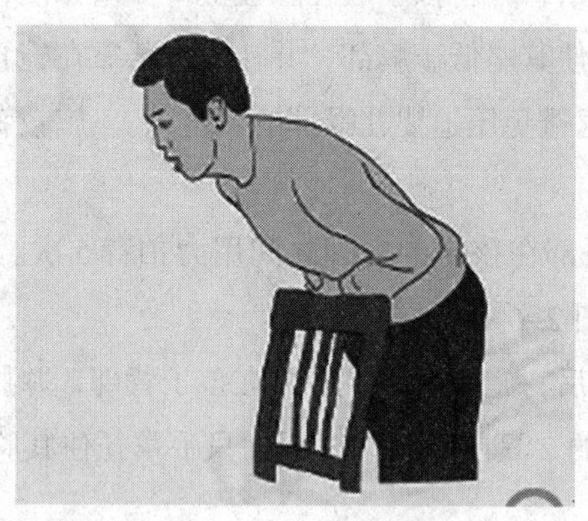

图 2-6-3 气管异物自救

气管堵塞异物经紧急抢救后，还应及时将患者送到医院做进一步诊治。

二、极端环境下意外伤害的救治

极端环境包括极端温度、极端电压和极端环境湿度。人们日常生活中常见的极端环境下意外伤害包括触电、中暑、冻伤。

1. 触电的救治

触电是指一定量的电流通过人体引起不同程度的组织损伤、器官功能障碍或衰竭，甚至猝死。常由触电、意外电击和雷击引起。在日常生产生活中大量应用各种类型的电器设备，若这些电器设备的使用和维护不当，就很容易发生各类触电事故。特别是在使用电器设备的过程中，由于其安装、维护方面的缺陷，结合一些实际操作人员未按照规章制度进行操作，极易引起相关作业人员或其他人员发生触电事故。

（1）触电的预防

1）宣传安全用电常识，提高对电的性能及其危险性的认识，掌握日常用电的知识和安全使用方法。

2）经常检查各种电器安装是否符合安全标准，电线、电器是否漏电，及时发现和排除隐患。

3）教育儿童不要玩弄和拆装灯头、插座、电线和电器等；家中插座尽量安装插座保护盖，室内插座应安装在儿童接触不到的地方；在没有断开电源之前，不要用湿手或湿抹布擦电器。

（2）触电的急救处置

1）当发现有人触电时，首先需确保现场环境安全，在呼叫救援的同时需立即切断电源，待脱离电源后才可救人，切忌用手去推拉触电者。

2）在不能及时断开电源的情况下，可用干燥绝缘的物体，如木棍、竹竿、绳子等拨拉电线或电器设备使触电者脱离电源。

3）在触电者脱离电源至安全场所后，需快速评估触电者的意识、脉搏、呼吸以及受伤情况等。

①若患者呼吸心跳停止，需立即实施心肺复苏（CPR），同时应用体外自动除颤仪（AED）除颤。

②若患者有自主呼吸，需开放气道，清除口腔异物，保持气道的通畅。

③若怀疑有头颈部损伤，需注意保护颈椎；去除触电者身上烧焦的衣服、鞋子、皮带等物，防止造成进一步的热损伤。

④及时将触电者送往医院进行进一步救治。

2. 中暑的救治

中暑是指在温度或湿度较高、不透风的环境下，因体温调节中枢功能障碍或汗腺功能衰竭，以及水、电解质丢失过多，发生的以中枢神经和（或）心血管功能障碍为主要表现的急性疾病。在大气温度升高（>32 ℃）、湿度较大（>60%）和无风的环境中，长时间工作或强体力劳动，又无充分防暑降温措施时，缺乏对高热环境适应者易发生。我国每年因高温中暑导致的疾病和死亡日益成为公众关注的公共卫生问题。提高公众自我防护能力是预防和减少高温中暑发生的重要干预途径。

（1）中暑的分类

根据临床表现，中暑可分为先兆中暑、轻症中暑、重症中暑，其中重症中暑又分为热痉挛、热衰竭和热射病（劳力型热射病和经典型热射病）。热射病在中暑的分级中是重症中暑，也是一种致命性疾病，病死率高（约 65%）。

（2）中暑的防护措施

首先，要保持居住地通风，保持充足睡眠，合理安排工作，劳逸结合。其次，要增加液体摄入，注意补充盐分和矿物质，高温时不宜饮用酒精性饮料和高糖分饮料以避免加重体液丢失，要避免饮用过凉的冰冻饮料，以免造成胃部痉挛。最后，要密切关注高危人群，如婴幼儿、65 岁以上的老人，患精神疾病，以及患有心脏病和高血压等慢性病的人群。对于高危人群，在高温天气应特别注意，及时观察是否出现中暑征兆。

（3）中暑的表现及救治措施

1）先兆中暑。在高温环境下，出现头痛、头晕、口渴、多汗、四肢无力发酸、注意力不集中、动作不协调等，体温正常或略有升高。此时如及时转移到阴凉通风处，降温、补充水和盐分，短时间内即可恢复。

2）轻症中暑。除先兆中暑表现外，体温往往在 38 ℃以上，伴有面色潮红、大量出汗、皮肤灼热，或出现四肢湿冷、面色苍白、血压下降、脉搏增快等表现。此时如及时转移到阴凉通风处，平躺解衣、降温、补充水和盐分，可于数小时内恢复。

3）重症中暑——热痉挛。热痉挛是一种短暂、间歇发作的肌肉痉挛，可能与钠盐丢失相关。热痉挛常发生于初次进入高温环境工作或运动量过大时，大量出汗且仅补水者。表现为于训练中或训练后出现短暂性、间歇发作的肌肉抽动。救治措施如下：迅速转移到阴凉通风处平卧，补充盐水或饮用电解质溶液，可迅速缓解热痉挛症状。轻症者可口服补液盐，脱水者应静脉输注生理盐水，并做好积极转运至医院进一步救治的准备。

4）重症中暑——热衰竭。热衰竭是指热应激后以血容量不足为特征的一组临床综合征。严重热应激情况下，体液、体钠丢失过多，水电解质紊乱，但无明显中枢神经系统损害表现。具体表现为多汗、疲劳、乏力、眩晕、头痛、判断力下降、恶心和呕吐；有时可表现出肌肉痉挛、体位性眩晕和晕厥；体温升高，无明显神经系统损伤表现。热衰竭如得不到及时诊治，可发展为热射病，故应立即拨打 120 医疗急救电话送往医院救治。救治措施如下：迅速降温；当血容量严重减少、电解质紊乱时需静脉输液。如果血压随体位波动，应继续补充生理盐水直到血流动力学稳定，其余失液量可在 48 h 内缓慢补充，若过快纠正高钠血症可引起脑水肿，导致意识障碍或癫痫发作。

5）重症中暑——热射病。热射病典型的临床表现为高热、无汗、昏迷。热射病是一种致命性急症，以高温（体温最高可达 41 ℃以上）和意识障碍为特征。起病前往往有头痛、眩晕和乏力症状。早期受影响的器官依次为脑、肝、肾和心脏。

根据发病时患者所处的状态和发病机制，临床上分为劳力性和非劳力性（或典型性）热射病两种类型。劳力性热射病主要是在高温环境下内源性产热过多，多见于在高温高湿环境下进行高强度训练或从事重体力劳动的健康年轻人；非劳力性热射病主要是在高温环境下体温调节功能障碍引起散热减少，多见于居住环境拥挤和通风不良的城市老年体衰居民。其他高危人群包括精神分裂症、帕金森病、慢性酒精中毒及偏瘫或截瘫患者。

发现热射病患者时，应迅速使其脱离高温高湿环境，转移至通风阴凉处，及时拨打 120 医疗急救电话。现场可将患者平卧并去除全身衣物，同时用凉水喷洒或用湿毛巾擦拭全身，利用风扇扇风，加快蒸发、对流散热，持续监测体温。

3. 冻伤的救治

冻伤是在寒冷季节或从事低温下作业人员的常见急症，其中重度冻伤因病程长、治疗复杂、致残率高，给患者身心带来极大危害，故冻伤的预防至关重要。

冻伤的预防措施：

（1）加强锻炼、增强体质、提高耐寒能力。对于在寒冷季节或从事低温工作的人员，可有计划且循序渐进地进行耐寒锻炼，例如爬山、跑步等，坚持冷水洗手、洗脸、洗脚和擦浴（应从热天开始）。

（2）早期识别易发冻伤天气、部位，抓住防冻重点。例如，容易发生冻伤的天气，主要是冷天和大风天，特别是气温骤变的天气；易冻部位，主要是身体暴露部位和肢端，如手、足、耳、鼻、颜面等。早期识别后积极采取相应措施，可以减少或防止冻伤的发生。

（3）注意保暖，保护好易冻部位。手足、耳朵等处，要注意戴好手套，穿厚袜和棉鞋等。鞋袜潮湿后，要及时更换。出门要戴耳罩，注意耳朵保暖。平时经常揉搓这些部位，以加强血液循环。

（4）在洗手、洗脸时不要用含碱性大的肥皂，以免刺激皮肤。洗后，可适当擦一些润肤脂、雪花膏、甘油等油质护肤品，以保护皮肤的润滑。

（5）患慢性病的人，如贫血、营养不良等，除积极治疗相应疾病外，还要增加营养、保证机体足够的热量供应，增强抵抗力。

第七章

培训、指导与研究

第一节 社群健康指导

一、社群健康指导概述

社群健康指导是指社群健康助理员通过健康教育和跟踪随访为社群成员提供生活方式指导，制订健康教育计划，传播健康信息。社群健康指导的过程就是健康信息在社群内传播的过程。

1. 生活方式指导

对生活方式的管理是健康管理的基本策略和重要方法，是慢性病预防与健康管理的基本内容。生活方式管理的基本内容包括营养指导、体力活动指导、控烟指导等。

2. 健康教育计划的制订

根据社群成员的实际情况，社群健康助理员提出在未来一定时间内，社群成员健康状况所要达到的目标，以及实现这一目标的方法、途径等。

二、营养指导

2022 年我国发布了《中国居民膳食指南（2022）》，包括以下八条：食物多样，合理搭配；吃动平衡，健康体重；多吃蔬果、奶类、全谷、大豆；适量吃鱼、禽、蛋、瘦肉；少盐少油，控糖限酒；规律进餐，足量饮水；会烹会选，会看标签；公筷分餐，杜绝浪费。基于上述内容，营养指导的原则可以简化为“一多三少”，即摄食种类多，量少、盐少、油少。

1. 摄食种类多

有意地适当增加摄食品种，粗细粮搭配，主副食结合，各种肉奶蛋、海产品和蔬菜水果平衡食用，但以谷类食物为主。南方以大米为主，北方以小麦为主。谷类是能量的最好来源，谷类提供的能量应该占总能量的60%左右。

2. 量少

量少就是食不过量。2020年12月发布的《中国居民营养与慢性病状况报告（2020年）》显示，我国居民超重肥胖问题不断凸显。超重肥胖是营养过剩的一种表现，也是心脑血管疾病、糖尿病等慢性病和多种癌症的重要危险因素。因此，控制体重是预防慢性病、保持健康的基础。

3. 盐少

强调吃清淡少盐膳食。《中国居民营养与慢性病状况报告（2020年）》显示，我国家庭人均每日烹调用盐仍远高于推荐值，高血压患病率自南向北呈上升趋势，这和“南甜北咸”的饮食习惯相对应。因此，改变“口重”的饮食习惯，限制食盐摄入是高血压防治的重点。

4. 油少

减少烹调油用量。《中国居民营养与慢性病状况报告（2020年）》显示，我国家庭人均每日烹调用油量仍远高于推荐值。高脂肪、高胆固醇膳食是高脂血症的危险因子。

三、体力活动指导

体力活动干预的目的在于改变不健康的久坐少动的生活方式，减少缺乏运动和运动不足人群的比例，指导合理运动，避免运动伤害，预防和辅助治疗疾病，降低医疗费用，提高生命质量。体力活动干预主要包括以下六个方面的内容。

1. 运动训练前进行常规体格检查

运动训练前询问病史，测量血压、脉搏、关节活动度等，必要时进行心电图、胸透和实验室检查等。

2. 收集有关信息

（1）运动史

参考过去和现在的运动情况，爱好运动和经常参加运动者可选择的运动项目较多，既往不爱好运动者宜选择简单易掌握的运动项目。

（2）体质

身体素质好者可以选择负荷较大的项目，而身体素质较差者则应注意选择负荷适度的项目。

（3）兴趣

选择个人喜爱的运动项目，有助于养成运动的习惯并长期坚持。

（4）运动禁忌证

某些疾病患者参加一些运动时容易发生意外，应注意避免此类运动。如有中等以上程度骨质疏松的患者禁忌跳绳运动，因其易在突然冲击或意外中发生骨折；心血管疾病患者不宜进行过度用力以及憋气的运动项目。

（5）运动环境

根据就近的环境条件选择运动项目，如步行、慢跑和打太极拳等；有运动场所和运动设施的情况下，还可选择游泳、球类或健身器械等。

（6）运动指导需求

无运动史者，开始时应帮助其学会控制运动强度；选择需要一定技能的运动项目，应有体育教练的指导；年老体弱者须有人陪伴运动，以减少发生意外的风险。

3. 运动量的选择

有氧耐力运动一般强调中等强度。从锻炼心肺功能的角度考虑，应达到相对强度中等以上，推荐每周运动时间累计 150 ～ 180 min；从维持体重的角度考虑，建议总的能量消耗达到每周 1 500 ～ 2 000 kcal；肌肉力量和耐力锻炼的强度应能维持对肌肉的一定刺激，推荐每周 2 ～ 3 天，每次 15 ～ 20 min。

4. 运动内容的选择

体力活动干预所选择的内容一般包括耐力、肌肉力量、灵活和柔韧性活动。

（1）有氧耐力运动，如步行、慢跑、游泳、骑自行车、舞蹈、游戏等。

（2）肌力训练，如杠铃、哑铃、专用器械的重复操作，也可以徒手进行。

（3）柔韧性练习，如伸展、屈曲、扭转肢体和躯干。

（4）日常生活中的体力活动，包括工作、外出往来、家务和闲暇时间的体力活动。

5. 运动进度

增加运动量者、缺乏体力劳动者参加规律的运动锻炼，运动强度、时间和频度应循序渐进。运动进度取决于个体的体质、健康情况、年龄和运动训练目标。

6. 意外情况和不适的预防及处理

对于在运动时和运动后可能出现的不适症状，分析可能的原因，提出及时处理的方法。

四、控烟指导

1. 控烟指导原则

（1）以个体为中心，强调干预对象的健康责任和作用。

（2）以健康为中心，强调预防为主。

（3）形式多样，强调综合干预。

2. 针对群体的干预措施

（1）拒吸第一支烟。

（2）加强健康教育，普及烟草危害知识。

（3）限制吸烟和劝阻别人吸烟。

（4）研究和推广有效的戒烟方法和戒烟产品。

（5）建立行为危险因素监测系统。

3. 针对个体的干预措施

（1）五日戒烟法

第1日　做好心理、生理、社会环境的准备，强调全部参加是成功的关键。技能方面：学会记录吸烟日记、做深呼吸。

第2日　医学知识、心理支持（制定口号、小组讨论）、采取行动。技能方面：替代疗法、行为指导、吸烟日记、心理支持。

第3日　医学知识、心理支持、运动指导、小组讨论。技能方面：克服心理和生理成瘾性的技能、经验交流、吸烟日记。

第4日　医学知识、心理支持、膳食指导。技能方面：膳食、运动技能、小组讨论、经验交流、吸烟日记。

第5日　医学知识、心理支持、环境支持、生活方式指导。技能方面：克服复吸的技巧。

（2）自我戒烟法

1）准备阶段。作出戒烟决定，牢记戒烟的原因；制订详细的戒烟计划（通常为1 ~ 3个月）；记录1周的吸烟行为，了解具体的吸烟习惯和对每支烟的需求程度。

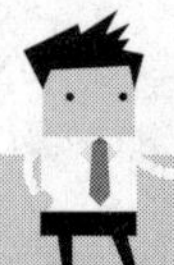

【案例】戒烟计划

①告诉家人、朋友或者同事自己准备戒烟。

②告诉他们自己要从哪天开始戒烟。

③记录自己 1 周的吸烟习惯，以便戒烟时应对。

④扔掉所有烟草产品和吸烟用具。

⑤开始延迟 5 ~ 10 min 吸第一支烟。

⑥多吃水果。

⑦进行适当的身体锻炼。

⑧减少在可吸烟场所停留的时间。

⑨尽量保持忙碌状态，即使是在休闲时间。

⑩减少与吸烟者的交往，和已经戒烟的人交朋友。

⑪复习戒烟自助资料。

⑫考虑使用戒烟药物、短信以及热线帮助自己戒烟。

⑬回顾以往戒烟失败的经历，从中找出那些对自己有帮助的失败经验，以便汲取经验教训。

⑭练习当别人给自己递烟时，自己应当如何应答。例如："不用了，谢谢！我已经不抽烟了。""谢谢！我已经下决心不抽烟了。"

2）行动阶段。创造良好环境，如丢弃所有的香烟、打火机和烟具，清洗牙齿和带有烟味的衣服；做好戒烟日记；按计划逐步减少吸烟量；采用台阶法，有计划地减少吸烟数量，延长吸烟间隔时间，淡化戒断症状，减轻不适感，例如，戒烟之前是一天吸一包的量，在戒烟的第 1 周每天吸不超过 15 支，第 2 周每天不超过 10 支，第 3 周每天不超过 7 支，第 4 周每天不超过 5 支，第 5 周每天不超过 3 支，第 6 周每天不超过 1 支，第 7 周完全不吸；签署戒烟承诺书；应对戒断症状。

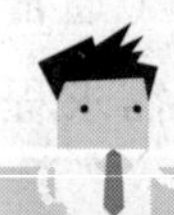

【案例】戒断症状应对

此阶段常见问题的应对方法：

①抑郁：打电话给亲朋好友，和别人一起看电影、逛街或参观展览，默念自己的戒烟决心。

②失眠：下午 6 点以后不喝咖啡，睡前在床上阅读，睡前保持 1 ~ 15 min 的安静时间。

③暴躁、挫折感或愤怒：去散步或锻炼身体，停下来闭上眼睛，用鼻孔深深吸气，再用嘴巴呼气（重复几次）。

④焦虑：10 min 之内什么都不做，只做一些伸展运动，一次只做一件事。

⑤注意力难以集中：停下来休息，或者做一些重要的事情，不要在同一个位置坐太久。

⑥食欲或体重增加：每天至少吃 5 次水果和蔬菜，不吃快餐、方便食品和油炸食品，多喝水，尽可能每天散步 20 ~ 30 min。

⑦坐立不安：尝试捏皮球或其他“减压器”，嚼无糖口香糖，吃一些糖果，投入业余爱好中，每次持续一天。告诉自己一些积极的事情：“我变得更健康了。”“我正朝更好的方向出发。”“我感觉好多了。”“我要有自信。”

3）维持阶段。认真对待戒断反应；尽量避免和吸烟的人在一起；减少自己的空闲时间；积极参加体育运动和健康有益的公益活动；多做一些放松健身运动；多想自己戒烟的原因；调整膳食，多吃碱性食品，如蔬菜水果；多向心理医生或戒烟门诊咨询。

防止复吸：如果戒烟已经超过 4 周，表明已经进入维持期，此时千万别放松警惕，再碰一支烟的行为经常会导致复吸。拒绝第一支烟比拒绝第二支容易。

防止复吸的一些小窍门：

①将所有可能复吸的环境列出来，提前想好应对方法。

②养成让手闲不住的习惯，例如弹吉他、养鱼、握健身球、绘画等。

③在家和办公室张贴“禁止吸烟”的标识提醒自己。

④尽量去禁烟的场所。

⑤将戒烟的好处告诉吸烟的朋友，鼓励他们一起戒烟。

⑥定期对自己能维持戒烟的状态给予奖励。

⑦增加体育运动，能使身体释放内啡肽，改善情绪。

⑧偶尔复吸。偶尔复吸也别紧张，分析复吸的原因，想好对策，避免因为同样的诱因复吸。戒烟不是个容易的过程，需要坚定的毅力、适当的技巧和专业人员的指导。

4）随访。随访的主要目的是了解吸烟者是否仍然在戒烟，对在戒烟过程中所做的各种尝试给予肯定；对戒烟维持者表示祝贺，并鼓励他们继续坚持，因为通常认为连续戒烟 2 年以上才能称为戒烟成功；帮助复吸者回顾戒烟的好处，并鼓励他们重新开始戒烟。谨记：复吸现象是常见的，因此，复吸不应该被认为是一种失败，更不应该指责戒烟者没有足够的意志力。由于戒断症状在戒烟后的头 3 个星期，尤其是第 1 周最为严重，并在随后的几个月仍可能再现，因此，通常推荐随访计划应安排在开始戒烟后 1 周、1 个月和 3 个月，并按照吸烟者的选择确定一个具体的随访时间。随访方式可以采用电话或当面访视，并建议使用提醒工具以确保随访按计划进行。

（3）5A 戒烟干预模型

任何社群健康助理员或卫生工作者在任何地点都可以对任何吸烟者使用 5A 戒烟干预模型，它包括五个行动以帮助吸烟者戒烟。

1）ask——询问（吸烟情况）

步骤 1　询问是否吸烟、开始吸烟年龄、平均每天吸烟量、过去 1 年中常见干预指标简介、尝试戒烟次数等烟草使用情况和健康状况，确认想戒烟或准备戒烟的吸烟者。

2）advise——建议（戒烟）

步骤 2　提供有针对性的戒烟建议，并告知吸烟能导致许多疾病甚至死亡，提供视听或书面材料，促使所有吸烟者戒烟。

3）assess——评估（戒烟意愿）

步骤 3　评估吸烟者的戒烟意愿。

步骤 4　鼓励彻底戒烟，如有需要可建议去戒烟门诊。

步骤 5　商讨吸烟的替代用品。

4）assit——帮助（戒烟）

步骤 6　帮助戒烟者制订戒烟计划，设定戒烟日期。

步骤 7　提供补充资料帮助戒烟者。

步骤 8　制订计划防止复吸。

5）arrange——安排随访（防止复吸）

步骤 9　确定随访间隔，以监测进展和防止复吸。

如果时间不够充裕，且尚不具备完成所有步骤的能力，必须完成的三步是询问（ask）、建议（advise）和转诊（refer），也就是采用 2A+R 模型进行干预。前两步的内容与 5A 模型相同，第三步是根据吸烟者戒烟意愿的不同，也就是对准备戒烟和尚未准备戒烟者分别给予不同的转诊方向，以便寻求更多专业和个体化的戒烟指导。

五、健康教育计划设计指导

1. 健康教育计划设计原则

（1）目标原则

健康教育计划应有明确的总体目标（或称远期目标）和切实可行的具体目标（或称近期目标），从而体现计划的整体性和特殊性，才能保证以最小的投入取得最大的成功。

（2）前瞻性原则

计划的制订和执行要考虑长远的发展和要求。前瞻性目标要体现一定的先进性，如果目标要求过低，将失去计划的激励功能。

（3）弹性原则

在制订计划时要尽可能预计到在实施过程中可能发生的变故，要留有余地并预先制定应变对策，以确保计划的顺利实施。

（4）从实际出发原则

遵循一切从实际出发的原则，根据社群的健康问题、知识水平、思想观念、经济状况、风俗民情等一系列客观资料，实行分类指导，提出真正符合具体实际，有可行性的活动计划。

（5）参与性原则

健康教育计划应该是社群健康助理员与社群成员共同制订的，也就是说，在计划的制订过程中要求服务对象（包括社群群体和社群成员）能够积极参与。

2. 健康教育计划设计方法

健康教育计划就是一份计划书，内容通常包括摘要、前言、总体目标和具体目标、方法、评价、经费预算以及参考资料等，设计时可综合运用以下方法。

（1）人际传播的应用

1）讲课。可将讲授内容按照便于社群成员学习、理解的逻辑关系制作成幻灯片（PPT）。在讲授过程中，PPT 既是社群健康助理员把握内容和时间的依据，也是社群成员重要的学习资料。

2）同伴教育。以一定的组织方式在社群中开展同伴教育。

3）演示与示范。首先列出演示过程清单，然后准备清单上所需实物或模型，并根据演示程序将实物或模型调试完毕。选择有足够空间的演示场所，方便社群成员围绕在社群健康助理员周围进行近距离观察。

（2）针对个体的传播材料的使用

1）传单。传单主要由文字形成简单的信息，用于传播健康知识，倡导健康理念。传单设计、制作简单，成本较低。

2）折页。常用的折页有二折页和三折页，通常为彩色印刷，图文并茂、简单明了、通俗易懂，可以宣传知识、倡导理念，也可以具体指导某项操作技能，便于携带和保存。

3）手册。手册形式类似于书籍，以文字为主，信息量大、内容丰富、系统完整，通常包含较多的健康知识，可读性强、信息量大，适合初中及以上文化程度的社群成员系统地学习某一方面的知识、技能，如《高血压预防手册》。

（3）针对群体的传播材料的使用

1）宣传栏。宣传栏是常见的设置于室外、悬挂于走廊墙壁等地方的健康教育形式，一般 1 ~ 3 个月进行一次更新。

2）招贴画 / 海报。招贴画 / 海报的画面通常由少量文字和较为突出的主题图片构成，主要用于唤醒社群成员对某健康问题的关注，有时也具有传播健康知识的作用。招贴画 / 海报适合使用的场所较为广泛，可以张贴在宣传栏中，也可以张贴在室内、电梯里等。

3）标语 / 横幅。标语 / 横幅一般都是为制造舆论、渲染气氛而采用，也可以用来传播卫生知识中的关键信息，或者传播与社群成员健康密切相关的政策内容。可以用来短期挂放，如纸质标语、布置横幅等，也可以长期保留，如常见的墙体标语等。

4）DVD。DVD 属于影像材料，其特点是直观、生动，以声音和影像的形式传播健康知识、技能，指导人们的行为。DVD 材料可以重复使用，传播的信息稳定，可避免在人际传播中的信息损失或由于传播者自己理解的局限性而造成信息偏误。播放 DVD 需要有配套的设施设备（如影碟机），并安排专人管理。

六、跟踪随访

社群健康管理员对个人或群体进行健康指导的过程，主要通过其与社群成员之间的人际沟通来完成。在人际交流活动中，用说、听、看、问、答、表情、动作等方式来传达信息是人际沟通的基本方式，每一种方式的运用都有一定的技巧，并直接影响交流的效果。

跟踪随访通常采取以下五个步骤。

步骤 1　事前准备。查看服务对象的基本信息和进展情况，设立本次沟通的目标，准备好信息发送方法（如电话、邮件或交谈等）和信息内容。

步骤 2　总结前一阶段的进展情况。在沟通的最初阶段询问社群成员自上次沟通以来的情况，提问后以聆听为主。通过积极聆听，设身处地地听，用心和脑去听，从而理解对方的意思，并及时进行确认和反馈。若没有听清楚、没有理解对方的话时要及时提出，一定要完全理解对方所表达的意思，做到有效沟通。

步骤 3　确认对方目前的需求。在对社群成员已取得的进步进行肯定后，与其共同分析目前存在的问题。

步骤 4　达成共识。协助社群成员找到解决问题的办法，并达成进一步共识，制定下一阶段的目标。

步骤 5　安排下次随访的时间和方式。

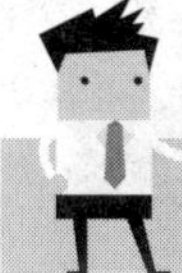

【案例】 跟踪随访实例

社群健康助理员小张在查看了王某的资料后，拨通了王某的电话。

小张：喂，您好！您是王 × × 吗?

王某：您好！我是。

小张：我是社群健康助理员小张，想了解一下您目前的情况。

王某：上次医师建议我通过运动来控制体重，我现在吃完晚饭后到小区里遛弯半小时。

小张：那您的体重现在是多少了？我记得上次是 80 kg。

王某：现在是 79 kg。

小张：减了 1 kg，可见是有进步的。刚才您说的有一点我没听清，您 1 周散步几次呢?

王某：2 ~ 3 次吧。

小张：您每次遛弯会微微出汗吗?

王某：一般不会，我走得慢。

小张：哦。我们的目标是将您的体重减到 74 kg，目前还有 5 kg 要减。

王某：张老师，我觉得有点儿难呢。

小张：您要有信心呀，您看，您不是已经减了 1 kg 吗？就目前的情况看，您是否能 1 周内增加 1 ~ 2 次运动呢?

王某：可以。

小张：另外，您每次的运动量我看有点不够，要是能微微出汗就最好了。

王某：那我以后走得再快一点儿，看看行不行。

小张：好呀！以后我们的运动计划就是每周 4 次左右的运动，晚饭后运动 1 h，从原来的散步遛弯改成快步走，每次半小时，达到微微出汗的程度。我相信您的体重会降到我们之前定的目标。

王某：我试试看吧。

小张：那我下个月再给您打电话，如果这期间您有什么问题，可以随时与我联系。再见！

王某：好的，谢谢！再见！

七、社群健康信息安全的评估指导

1. 评估指导原则

评估的原则主要包括科学性、真实性、准确性、规范性。

2. 评估指导方法

可采取自评的方法，也可邀请相关领域专家进行评估指导。

3. 评估指导的内容

评估的内容为社群成员在社群中发布的健康信息，从安全性方面进行评估。

4. 工作步骤

对社群中所发布的健康信息安全进行评估指导，大概分为以下五个步骤：

步骤 1　及时监测和收集社群成员在社群中发布的健康信息。

步骤 2　将监测收集到的健康信息进行分类整理，形成健康信息安全问题清单。整理时可按传染性疾病、慢性非传染性疾病、精神类疾病等进行分类，也可按人群进行分类，如老年人、儿童、孕产妇等。

步骤 3　对照健康信息安全问题清单，首先采用自评估的方法，如果社群健康助理员对该健康信息了解不多或没有较大的把握，可向相关领域专家进行咨询，请专家给予评估指导。

步骤 4　根据自评结果或专家评估指导意见，形成健康信息安全问题答复意见。

步骤 5　将答复意见及时在社群内进行发布传播，并注意跟踪信息发布后社群舆情动向。

八、对四级社群健康助理员的指导

1. 指导原则

指导原则主要包括科学性、规范性、实用性、针对性、及时性。

2. 指导方法

开展技术指导的方法有很多，可以通过电话、互联网、面对面等形式，以培训班、工作督导与检查等方式对四级社群健康助理员进行技术指导。

3. 指导内容

指导内容主要包括健康档案管理、健康科普教育、健康咨询、诊疗协助、健康促进、卫生安全防护等社群健康基本知识以及相关技能。

4. 工作步骤

对四级社群健康助理员进行技术指导，分为以下五个步骤。

步骤 1　与四级社群健康助理员沟通确定开展技术指导的时间、地点、内容与方式。

步骤 2　编制一份简单的技术指导工作计划书。

步骤 3　按照工作计划书，对四级社群健康助理员进行技术指导。

步骤 4　根据技术指导情况，撰写完成技术指导报告。

步骤 5　将技术指导报告反馈给四级社群健康助理员，并关注报告中强调需要进一步加强的工作内容进展情况。

第二节　社群健康培训

一、社群健康培训的基本方法

培训方法有讲授法、演示与练习法、研讨法、视听法、角色扮演法和案例分析法、模拟与游戏法等。下面介绍几种常用的培训方法。

1. 讲授法

讲授法就是通过语言表达，系统地向受训者传授知识，期望这些受训者能记住其中的重要观念与特定知识。

（1）要求

讲授内容要有科学性，这是保证讲授质量的首要条件；讲授要有系统性，条理清晰，重点突出，案例分析，正反对比；讲授时语言要清晰，生动准确；必要时运用板书；培训师与受训者要相互配合，这是取得良好讲授效果的重要保证。

（2）优点

有利于受训者系统地接受新知识；容易掌握和控制学习的进度；有利于加深理解难度大的内容；可以同时对多人进行培训。

（3）缺点

讲授内容具有强制性；学习效果易受培训师讲授的水平影响；只是单纯由培训师进行讲授，没有反馈；受训者之间不能讨论，不利于促进理解；学过的知识不易被巩固。

2. 演示与练习法

演示与练习法是运用一定的实物和教具，通过现场示范，使受训者明白某种工作是如何完成的。

（1）要求

示范前准备好所有的用具，放置整齐；让每个受训者都能看清示范过程；示范完毕，要让每个受训者都演练一下；并立即给予反馈。

（2）优点

有助于激发受训者的学习兴趣；可利用多种感官，做到看、听、想、问相结合；有利于获得感性知识，加深对所学内容的印象。

（3）缺点

适用范围有限，不是所有的学习内容都能进行演示；演示所需设备如移动不方便，不利于培训场所的变更；演示前需要一定的费用和精力做准备。

3. 研讨法

研讨法通过培训师与受训者之间或受训者与受训者之间的讨论解决疑难问题。

（1）要求

每次讨论要建立明确的目标，并让每一位参与者了解这些目标；要使受训者对讨论的问题产生内在的兴趣，并启发他们积极思考；在大家都能看到的地方公布议程表（包括时间限制），并于每一阶段结束时检查进度。

（2）优点

受训者能够主动提出问题，表达个人的感受，有助于激发其学习兴趣；鼓励受训者积极思考，有利于能力的开发；在讨论中取长补短，互相学习，有利于知识和经验的交流。

（3）缺点

讨论课题选择得好坏将直接影响培训的效果；受训者自身的水平也会影响培训的效果；不利于受训者系统地掌握知识和技能。

（4）研讨形式

常见的研讨形式有演讲、小组讨论、沙龙、集体讨论、委员会式、系列研讨式。

4. 视听法

视听法是利用幻灯、电影、录像、录音、计算机等视听教材进行培训，多用于新员工培训。

（1）要求

播放前要清楚地说明培训的目的；依讲课的主题选择合适的视听教材；讨论后培训师必须做重点总结或将如何应用在工作上的具体方法告诉受训人员。

（2）优点

由于视听培训是利用人体的五种感觉（视觉、听觉、嗅觉、味觉、触觉）去体会的一种培训，所以比讲授法或讨论法给人更深的印象，并且教材内容与现实情况比较接近，不单单是靠记忆理解，还借助感觉去理解；生动形象且给听讲者以亲近感，所以也比较容易引起受训者的关心和兴趣；视听教材可反复使用，从而能更好地适应受训者的个别差异和不同水平的要求。

（3）缺点

视听设备和教材的购置需要花费较多的费用和时间；选择合适的视听教材不太容易；培训受视听设备和视听场所的限制。

5. 角色扮演法

角色扮演法是让受训者借助角色的演练来理解角色的内容，从而提高主动地面对现实和解决问题的能力。

（1）要求

宣布练习的时间限制；强调参与，使每一事项都成为一种不同技巧的练习；确保每一事项均能代表培训计划中所教导的行为。

（2）优点

有助于训练基本动作和技能；提高观察能力和解决问题的能力；活动集中，有利于培训专门技能；可训练态度、仪容和言谈举止。

（3）缺点

人为性较强，强调个人能力；容易影响态度，不易影响行为；角色扮演的设计和实施存在一定难度。

二、健康培训计划的编制

1. 工作步骤

（1）找准需求

健康培训计划的制订是从健康需求开始的。在设计社群群体或个人健康培训计划需求调查表时，具体可以设计这样几个维度：知识、技能、态度。例如，目前社群群体或个人在高血压防治方面的知识、技能、态度如何，与国家要求存在哪些差距，把这些差距找出来，列入培训需求计划。

（2）确定课题

制订社群群体健康培训计划，需要对培训计划需求调查表进行汇总整理分析，然后按照培训的内容或人群类别来分类，确定培训计划的课题。例如，一般性健康培训、特殊健康培训、健康意识培训等。

（3）落实课程

根据确定的培训需求和课题，选择合适的课程，列出培训目标、课程大纲、培训课时以及实施时间等。在设计培训课程时，要注意课程的先后逻辑关系，做到循序渐进、有条不紊。培训方式要根据受训者的不同，选择最适合的方式。例如，对社群新成员的培训，采用理论学习与同伴教育相结合的方式，使社群新成员逐步增强对健康相关事项的认识。

（4）制定预算

根据确定的培训课程，结合社群工作实际或社群个人情况，制定经费预算。在制定预算时要考虑多种因素，如社群上一次开展类似活动的总费用、个人能够接受的费用数额等。

（5）编写计划

在以上工作的基础上，编写社群群体或个人健康培训计划。

2. 注意事项

（1）掌握健康培训的真实需求并能描述需求的来源

所谓掌握真实需求，是指要了解社群群体或个人当前健康状况下最需要的培训需求，而不是时下最流行的课程和技术。其实，培训的需求来自健康需求，这是培训目的的唯一来源。一切培训活动都是为了帮助社群群体或个人提升健康状况。所以，只有从健康出发的培训需求才是最真实的需求，也是社群群体或个人最需要的。从这个观点出发，社群健康助理员在设计培训需求调查表的时候，就要从社群群体或个人的健康出发，设计培训需求调查表。

（2）培训计划的目标要清晰

所谓目标，就是帮助社群群体或个人改善健康状况。在这个大目标的基础上，可以根据社群健康助理员的工作职责以及社群群体或个人的健康状况，确定针对性的健康培训计划目标。例如，社群群体中高血压患者较多，服药依从性较差，可以设计一个“如何做好高血压患者服药管理”的课程，培训计划的目标是掌握服药管理的小技巧，如采用闹钟提醒、使用服药记录本等。

（3）编写一份高质量的培训计划书

为使健康培训计划更加有效，应该编写一份高质量的培训计划书，主要考虑以下几个方面的内容：

1）培训需求调查。

2）培训计划的制订。

3）年度培训计划的组织。

4）培训总结。

5）培训效果评估。

第三部分 社群健康助理员（二级）

第一章
健康档案管理

第一节　健康档案建立

一、健康档案管理服务

1. 健康档案管理服务对象

健康档案管理服务的对象是社群成员，以 0 ~ 6 岁儿童、孕产妇、老年人、慢性病患者、严重精神障碍患者和肺结核患者等人群为重点。

2. 健康档案管理服务要求

（1）健康档案的建立要遵循自愿与引导相结合的原则，在使用过程中要注意保护社群成员的个人隐私，已建立电子健康档案的地区，要注意保护信息系统的数据安全。

（2）应通过多种信息采集方式建立维护健康档案，及时更新健康档案信息。

（3）按照有关要求记录相关内容，记录内容应齐全完整、真实准确、书写规范、基础内容无缺失。

（4）按照防盗、防晒、防高温、防火、防潮、防尘、防鼠和防虫等要求妥善保管健康档案。

二、健康档案建立的难点

1. 社群成员健康意识淡薄、建档积极性不高

首先，多数社群成员健康意识不强，存在“没病就是健康”，害怕体检万一查出病却医不好或治不起，反而增加了心理负担等错误思想，对“未病先防”的健康理念没有充分认识。其次，社群成员对免费建立健康档案持怀疑态度，担心个人信息会被泄露，采取敷衍了事或回避的方法，使健康档案的建立受阻。

2. 社群成员身份复杂、差异大

社群成员构成日趋多元化，年龄、职业、文化、医保等情况不同，身份复杂、差异大，对建档的意义和作用理解不同，需求各异。

3. 社群成员流动性较大

社群成员流动性较大，存在加入或退出频繁问题，容易造成档案的漏建和重建。

4. 已建档案利用率不高，影响社群成员建档积极性

社群成员建档信息不能及时录入、更新和调出使用，形成死档。社群成员建档信息不能联网使用，影响了其建档积极性。

三、促进健康档案建立的策略

1. 建档前的准备工作

（1）宣传动员，提高社群成员知晓率

可以采取张贴宣传画、发放建档体检通知书，开办宣传栏、悬挂宣传条幅等多种形式，也可以利用微信群、QQ 群等新媒体广泛宣传建立健康档案的作用和意义，让广大社群成员了解并主动配合社群健康助理员的工作。

（2）加强人员培训，统一建档标准

参加建档的社群健康助理员要参加健康档案管理专题培训，学习档案填写的内容、方法、要求、注意事项等，以及调查要询问的每一项目的提问示例，学习测量仪器的使用及注意事项。对建档工作实行“五统一”，即统一档案文本格式、统一信息收集标准、统一技术标准、统一质量标准、统一分类标准。设有专人控制档案质量。

（3）从主动需要的人入手提高建档依从性

高血压及糖尿病等慢性病患者，孕产妇、老年人、残疾人等，对健康管理服务是主动需要的人，对社群健康助理员的依从性较好，容易建档。

（4）准备充分，有备而来

社群健康助理员给社群成员建档前，要备齐建档用具，建立建档登记本，按照社群成员名册顺序，将建档后完成资料收集的社群成员做好登记或标记，从而清楚哪位成员未建档，以便于以后及时补建。

（5）预约确定建档时间

社群健康助理员需提前与社群成员商量预约建档时间，建档时间尽量与社群成员其他活动时间错开。

2. 资料的收集与分析

（1）收集资料

为社群成员建立健康档案，认真了解社群成员的健康状况，形成档案资料，有条件的可实行计算机管理。

（2）采集整理信息

采集社群成员个人基本信息，包括姓名、性别、出生日期、身份证号码、有效联系电话、民族、职业、婚姻状况、药物过敏史、既往病史、家族史、遗传病史等。

（3）进行健康体检

通过健康体检，进一步了解：症状、一般状况、生活方式、脏器功能、现存主要健康问题、住院治疗、用药情况及心理状态等。

（4）签署社群健康服务承诺书

服务承诺书一般共 2 份，分别由社群健康助理员和社群成员签字，双方各执 1 份。承诺书从签字之日起生效，有效期 1 年，到期后重新签署。承诺内容一般包括提供健康档案管理、宣教培训、就诊、保健咨询、代理、陪护及公共卫生事务处理服务等。

（5）信息的积累与分析

通过收集的资料分析社群成员的状况，做出健康评价，进行健康指导，开展社群卫生健康防护。

（6）查漏补缺，完善管理

对已调查收集的档案资料，要认真分析、整理、归类，妥善保管，有条件的可建立电子档案，查漏补缺。档案可按照社群成员名册有序存放，方便查找。对慢性病患者、老年人、妇女、儿童等特殊人群重点登记，建立专档。对封装健康档案的档案袋可以贴上有颜色的小纸片进行标志。如红色代表 65 岁以上人群，橘黄色代表高血压病病例，紫色代表糖尿病病例，粉色代表孕产妇，绿色代表 0 ~ 36 月龄儿童，蓝色代表重症精神疾病患病群体，黑色代表癌症患者，米黄色代表传染疾病群体，以方便健康档案的分类和查找等管理工作。

3. 有效的沟通技巧

（1）留下良好第一印象

社群健康助理员应着装整洁干净、打扮符合职业的要求，对社群成员要有礼貌、说话谦逊、举止文雅大方、面带微笑、目光友善关爱、称呼要得体，既符合对方的身份又表现出对对方的尊重，使人感到亲切自然。主动介绍自己。尽量不要直截了当地要对方的身份证，这样会引起对方反感，而看户口簿或老人证对方相对容易接受。

（2）注意谈话距离

适当的距离才会让人有安全感。交谈时与对方保持 1 m 左右的距离。对儿童及老年人，要缩短彼此之间的距离，更有利于情感沟通。但对有些人，如果两者间的距离太近，会引起反感，产生不愉快，需加以注意。

（3）注意提问方式

提问语言要通俗易懂，问题简单明了、容易回答，提问后允许对方有足够的时间考虑。尽量用对方熟悉的医学术语与词语。对于社群成员敏感的问题，改变询问方式，可采用探索式提问。注意语气要缓和，态度要诚恳，与社群成员建立起平等的关系，以免对方产生被“追问”的感觉而影响提问的正常进行。

（4）保护社群成员个人隐私

许多社群成员对疾病调查有抵触，特别是患传染病、恶性肿瘤、慢性病、艾滋病的社群成员一旦被确诊，其心理压力很大，因此，应先向社群成员事先告知保密原则后再询问，避免获得虚假信息，以保证档案的真实性和完整性，提高建档质量。

（5）使老年人感觉到被尊重和关怀

根据老年人的特点进行交流。要重视称呼对方，称呼可满足老年人对尊重的需求。在交流中，要始终耐心地、全神贯注地倾听，表达尊敬和关心。同时要加强情感交流，多关怀体贴老年人。对唠叨、爱说的老年人，采用触摸或给予帮助（如递水）来打断对方的谈话。对性格内向、情绪抑郁、沉默寡言的老年人，应以亲切的语言，不厌其烦地诱导、鼓励老年人说话，可以先从对方的日常生活、爱好、兴趣入手，然后引入正题，达到建档的目的。

（6）耐心攻克“堡垒户”

如果有的社群成员在调查时不便接受调查，应给其留下自己的联系方式请他们方便时再联系，不可强求对方。对于拒绝调查者，要耐心细致、不厌其烦地做工作，努力提高社群成员对社群健康助理员的信任感，使其消除戒备心理，使建档工作得以顺利进行。

四、制订健康档案工作计划的步骤

1. 确定工作目标

工作目标主要应从四个方面考虑：一是健康档案建立数量。二是规范建档率和达标率。规范建档是指完成健康档案封面和个人信息表，重点人群规范建档不仅要求健康档案封面和个人信息表填写完整，相关随访表也要填写完整。三是电子档案建档率达总建档人群的百分比，该指标反映电子健康档案建档情况。四是健康档案合格率，该指标反映健康档案完成的质量情况。

2. 明确工作任务

工作任务主要从四个方面考虑：一是健康档案内容，包括个人基本信息、健康体检记录、重点人群健康管理和其他卫生服务记录。二是建档工作方式，通过提供健康探访、体检、就诊、转诊等代理或陪护服务等多种途径采集信息，遵循自愿与引导相结合的原则，为社群成员建立健康档案。三是建档顺序，以配合度较高的人群为重点，逐步为社群全体成员建立健康档案。四是填写档案表，按照填写要求，填写基本信息，记录主要健康问题和服务提供情况，填写并发放健康档案信息卡，详细说明用途与保管要求。记录内容要齐全完整、真实准确、书写规范，基础内容不缺失。

3. 组织与考核

（1）组织

成立健康档案建立项目小组，负责项目的领导、组织、协调、监督工作。同时做好项目宣传、调查摸底、信息采集、基本信息录入工作。

（2）工作监督与考核

将建立健康档案项目纳入重点工作年度目标考核内容，纳入社群健康助理员工作任务和绩效考核内容。考核内容包括健康档案建立数量和质量。

五、健康档案建立工作的评价指标

1. 健康档案建档率

健康档案建档率 = 建档人数 / 社群成员总数 ×100%

2. 健康档案合格率

健康档案合格率 = 填写合格档案份数 / 社群成员档案总份数 ×100%

第二节 健康档案使用

一、通过健康档案进行公共卫生健康风险信息识别与报告

1. 公共卫生健康风险信息识别的概念

公共卫生健康风险信息识别是指在风险事故发生之前，社群健康助理员运用各种方法识别社群所面临的公共卫生健康风险，分析风险事故发生的潜在原因。一方面可以通过感性认识和经验来判断，另一方面也可通过理性认识对各种客观资料和风险事故的记录来分析、归纳，以及必要的专家咨询，找出社群各种明显和潜在的风险及其损失规律。

2. 公共卫生健康风险信息识别的过程

这一过程主要包含感知风险和分析风险两个环节。

（1）感知风险

感知风险即了解客观存在的各种风险，是风险识别的基础。只有通过感知风险，才能在此基础上进一步进行分析，寻找导致风险事故发生的条件因素，为拟定风险处理方案、进行风险管理决策服务。

（2）分析风险

即分析引起风险事故的各种因素，用感知、判断或归类的方式对现实的和潜在的风险性质进行鉴别，它是风险识别的关键。

存在于社群周围的风险是多样的，既有当前的也有潜在的，既有内部的也有外部的，既有静态的也有动态的。风险识别的任务就是要从错综复杂的环境中找出社群所面临的风险。

3. 识别公共卫生健康风险信息的步骤

步骤 1　筛选。按一定的程序将具有潜在风险的产品、过程、事件、现象和人员进行分类。

步骤 2　监测。在风险出现后，对事件、过程、现象、后果进行观测、记录和分析。

步骤 3　诊断。对风险及损失的前兆、风险后果与各种原因进行评价与判断，找

出主要原因并进行仔细检查。

4. 公共卫生健康风险信息报告

按照《中华人民共和国传染病防治法》有关规定，社群健康助理员在使用健康管理档案时发现传染病病人或者疑似病人时，应当及时向附近的疾病预防控制机构或者医疗机构报告。按照《突发公共卫生事件应急条例》有关规定，如社群健康助理员所在机构为突发事件监测机构，应当在 2 h 内向所在地县级人民政府卫生健康行政部门报告；社群健康助理员有权向人民政府及其有关部门报告突发公共卫生事件隐患。

二、社群健康状况分析

1. 社群健康状况分析的基本方法

从健康档案所载资料中获取健康状况信息，分析社群健康状况，最基本的方法就是描述性统计。描述性统计是指运用制表和分类、图形以及计算概括性数据来描述数据特征的各项活动，主要包括数据的频数分析、集中趋势分析、离散程度分析与分布，以及一些基本的统计图形绘制。

（1）数据的频数分析

在数据的预处理部分，利用频数分析和交叉频数分析可以检验异常值。

（2）数据的集中趋势分析

用来反映数据的一般水平，常用的指标有平均值、中位数和众数等。

（3）数据的离散程度分析

用来反映数据之间的差异程度，常用的指标有方差和标准差。

（4）数据的分布

在统计分析中，通常要假设样本所属总体的分布属于正态分布，因此需要用偏度和峰度两个指标来检查样本数据是否符合正态分布。

（5）绘制统计图

用图形的形式来表达数据，比用文字表达更清晰、更简明。在 Excel 和 SPSS 软件里，可以很容易地绘制各个变量的统计图形，包括条形图、饼图和折线图等。

2. 社群健康状况分析报告框架

根据统计分析结果，撰写社群健康状况分析报告。报告内容框架如下：

（1）社群基本情况介绍，包括社群的基本特征、人员数量等。

（2）社群成员健康档案建档情况。

（3）社群成员一般人口学特征情况，包括年龄、性别、民族、文化程度等。

（4）社群成员现患疾病情况。

（5）影响社群成员健康的危险因素。

（6）社群健康问题分析与总结。

（7）社群健康指导与促进建议。

三、健康档案使用成效的评估

评估健康档案的使用成效，最主要的一项指标就是健康档案使用率。计算公式为：健康档案使用率 = 档案中有动态记录的档案份数 / 档案总份数 ×100%。有动态记录的档案是指 1 年内与服务对象的医疗记录相关联和（或）有符合对应服务规范要求的相关服务记录的健康档案。

四、提高健康档案使用成效的措施

1. 开展多种形式的宣传活动

充分利用宣传手册、宣传画、横幅、标语等形式扩大宣传面，利用电视、广播等媒体滚动播放健康档案宣传片。

2. 积极与社群成员沟通

社群健康助理员要积极主动与社群成员沟通交流，动员社群成员建立和使用健康档案。

3. 建立以需求为导向的建档机制

对老年人、妇女、儿童、孕产妇、慢性病人等结合义诊、儿童体检、孕期检查、妇科病普查等方式来提高建档率和档案利用率。

4. 充分发挥社群健康助理员等就诊协助作用

社群健康助理员在提供就诊协助服务的同时，建立服务对象的纸质健康档案，有条件的可建立电子健康档案。

5. 利用随访管理，提高档案使用成效

对于原有的健康档案，结合社群成员健康体检及高血压、糖尿病等重点慢性病的随访管理，逐步更新和完善服务对象的健康档案，提高规范化建档率和利用率。

第三节　健康档案维护

一、健康档案维护的常见问题及对策

1. 常见问题

（1）健康档案分类不准确。

（2）健康档案存在延期归还、不还等问题。

（3）健康档案受损。包括纸质档案受损，如因自然灾害火灾等不可抗力因素等，使档案潮湿、进水灭失；发生突发性事故，如档案丢失、档案被盗、档案泄密、档案计算机系统崩溃等。

2. 对策

（1）加强社群健康助理员岗前培训、不定期培训，将健康档案维护工作纳入考核，不定期抽查。

（2）坚持借阅使用规范化管理，对文件借阅、复印、转出等环节要分别进行登记造册，切实做到管理规范化。对查阅、使用电子健康档案设置不同层级的使用权限，保证信息安全。调阅或更新档案必须有登记。

（3）健康档案的保管要具有必需的档案保管设施设备，按照防盗、防晒、防高温、防火、防潮、防尘、防鼠、防虫等要求妥善保管健康档案，并指定专人负责健康档案管理工作，保证健康档案完整、安全。

（4）积极参加应急培训，加强安全教育，增强防灾减灾意识，定期参加安全应急演练，熟悉救灾设备存放位置、使用方法。

（5）每半年对档案室各类仪器进行检测，确保其正常运转。

二、健康档案缺失处理

1. 健康档案缺失常见的几种原因

（1）健康档案管理工作没有得到充分重视，存在部分档案缺失或安全隐患。

（2）开展健康管理工作硬件基础设施条件较差，存储档案空间非常有限，管理和维护档案仍采用人工手动操作。

（3）社群健康助理员专业能力不足，容易出现管理纰漏。

2. 健康档案缺失处理方法

当发现确有实际缺失的健康档案，社群健康助理员首先要对档案缺失的程度进行判断，按照目录仔细核对，如果只是一些基础信息缺失，能够通过其他途径了解的，可以保留并进行填补；如果是无法保留的废档要进行补档，通过排查确保重新对其建立个人档案。

3. 健康档案缺失防控对策

（1）提高重视程度，配齐设备、保证空间。提升社群健康助理员档案管理专业技能，配备计算机等设备，采用先进的档案管理系统，提供专门的场地和空间。

（2）完善档案管理制度，避免档案管理出现滞后或停滞状态。科学地运用健康档案，每月进行一次更新、增补内容及档案分析。

（3）建立健全健康档案考核体系，提高社群健康助理员对健康档案管理的重视程度，及时做好社群成员的档案整理和汇总工作，完善健康档案信息。

（4）选择安全可靠的档案软件系统和存储设备，建立档案电子数据备份系统，严格执行计算机操作规范，定期对计算机进行保养、维护及数据备份。

（5）遵守保管登记制度，加强对社群成员健康档案使用的管理和监督。

第二章

健康科普教育

第一节　健康知识宣教

一、健康传播材料的制作步骤

1. 目标受众的需求分析

当准备设计健康传播材料时需要考虑使用传播材料的受众是什么样的人，如文化水平、媒介使用习惯、信息获得渠道等，他们对信息的需求是什么，如对要传播的内容了解程度如何。分析受众的目的，就是搞清楚最终要向他们传递什么信息，通过什么材料形式和传播渠道向他们传递这些信息。

2. 选择和确定信息内容

健康传播材料的核心就是传递健康信息。在设计制作健康传播材料时，要确定计划传递的具体信息内容是什么。一般来说，在第一步分析了目标人群的信息需求和喜好后，会根据活动的主题、已确定的健康传播材料形式，在已开发的核心信息基础上，进行一定程度的再创作。在选择和确定具体信息时，需要健康教育专业人员和健康传播材料设计者之间进行充分的交流。通常健康教育或者卫生领域的专家往往倾向于把知识更全面、更多地传递给受众，而设计人员则更希望信息简洁，更具艺术效果。平衡这两者之间的关系，需要充分沟通和碰撞。

3. 材料的制作与修改

在分析了受众的需求，确定传播渠道和传播材料的形式后，下一步就是设计出材料的初稿。一般来说，无论是专业设计人员，还是通过招投标形式选择的专业设计公司，在健康传播材料制作过程中，健康教育和具体领域的专业人员一定要与设计人员共同工作。

在形成初稿后，应在一定数量的目标受众中进行预实验，从而了解目标受众是否喜欢健康传播材料的表达方式和表现形式，以及有哪些困惑或者具体的修改意见。预试验最好采取个人深入访谈的方法，分别对画面、文字进行深入了解。以文字为主的健康传播材料可以让受试者自行阅读一部分，然后了解他们对内容的理解和记忆的情况，并对内容文字的通俗性、趣味性等方面进行意见收集。以画面为主的材料，在预试验时，应先让受试者只看画面，了解他们是否能理解画面要表达的信息，然后再给出文字内容，询问他们对整体材料的感受。经过预试验全面收集情况，并对初稿进行修改后，才能最终定稿，启动制作程序。

4. 材料的使用与评估

健康传播材料制作、生产后，要根据任务的要求通过不同渠道进行投放和使用。在网络时代，信息的流动方式发生了翻天覆地的变化，健康传播材料的投放使用也应随之改变。对于平面材料，可以通过网络将电子版模板发放到各级机构或者网络平台上，各级机构可以随时根据自己的需要，对材料进行一定的修改和再加工。但是，对于材料的使用不单纯是投放的问题，还需要根据材料的种类和内容对使用人员进行必要的培训。培训时要说明健康传播材料的传播目标、适用人群、分发方式及地点、时间和频度等具体要求。

健康传播材料使用评估分为过程评估和效果评估，目的是了解健康传播材料在投放使用中是否符合计划要求，目标人群对健康传播材料的接受情况，以及最终传播效果如何。

二、健康传播材料制作中的其他问题

我国是一个历史悠久、有着多民族和文化传承的国家，在开发健康传播材料时应该充分吸收、借鉴我国传统文化。特别是在少数民族地区，更要考虑当地的文化习俗与语言特点，通过构思的回归，将现代设计与传统文化传承相融合，既合理利用传统文化的精髓，又适合现代设计信息传播和认知方面的特性。

第二节　健康宣教活动策划

一、健康宣教活动数据分析

健康宣教活动的数据既包括活动现场收集的过程性资料，也包括活动前期调查和活动后效果评价时所收集的调查资料。

收集的资料需要经过整理、核对后，才能进入分析阶段，通过统计描述和分析计算出相应指标。

1. 收集资料

在活动全过程中，记录各项工作和活动相关资料，记录宜细不宜粗，以便后续进行分析和总结。例如，举办现场活动，应记录现场活动参与人数、发放材料的种类和数量，询问或调查目标人群对活动的评价和建议，填写现场活动记录表或调查问卷。

根据健康宣教的目的和内容，确定调查指标，设计调查问卷或访谈提纲，在活动前后对目标人群开展调查，了解目标人群对相关健康知识、技能的掌握情况，在此基础上，可进一步追踪了解目标人群的健康行为形成情况，用于效果评价。

2. 评价指标

（1）过程评价指标

过程评价指标主要有：宣教活动举办的次数，活动参与人数，健康宣教资料发放种类和数量，满意度评价。

（2）效果评价指标

1）即时效果评价，在活动前后，用同一问卷对目标人群的有关知识、态度、技能进行调查，比较活动前后是否发生明显变化，可统计知识知晓率、正确态度持有率等。

2）短期效果评价，在活动前和活动结束 1 周或 1 月后分别开展问卷调查，可统计知识知晓率、行为形成率等。

3. 分析方法

根据数据分析目的、资料类型等选择适当的计算和分析方法。

（1）数据资料的类型

不同类型的资料，其统计描述指标和统计分析方法不同。

1）计量资料是通过测量形式获得的资料，如身高、体重、年龄、血压、血脂等资料。计量资料一般带有计量单位。

2）等级资料是按照程度等级收集的资料，如文化程度、满意度等。

（2）统计描述

数据资料的统计描述包括统计量描述和统计图表。

1）计量资料的统计量描述。正态分布资料采用“均数 X ± 标准差 S”形式描述，偏态分布资料采用“中位数 Md（四分位数间距 Q）”形式描述。描述数据变异程度的指标还有极差（R）和变异系数（CV）。

2）计数资料的统计量描述

①率：在一定时间及范围内某事件发生的频率（度），如知识知晓率。

②构成比：事物的内部各部分所占比重，以百分比（%）表示。如调查对象中，不同年龄组人群所占的比例。同类事物构成比之和应为 100%。

③相对比：不同特征的计数之比。如性别比。

计数资料统计量描述的注意事项：分母的确定，如计算新婚妇女某项知识的知晓率，分母应是被调查的新婚妇女数，而不是所有被调查的妇女。当样本数太小时，不应计算率，而应直接用数字表述。构成比反映的是某一事物内部各个部分的构成大小，不能说明事物发生的频率或强度。在计算观察单位不等的几个率的平均率时，不能将几个率直接相加求平均。

3）统计表。统计表由标题、标目、线条和数字组成。在统计表制作过程中，应注意标题与表格内容保持一致，注明时间、地点和目标人群，标目要署名单位，小数位数保持一致。

4）统计图。计量资料通常采用直方图和线图描述；计数或等级资料往往采用直条图和百分比构成图（条图、饼图）描述；散点图用于相关回归分析，以发现变量间的关系或发现异常点。

（3）统计分析方法的比较（见表 3-2-1）

表 3-2-1 统计分析方法的比较

分析内容	计量资料	计数资料
样本与总体比较（正态分布）	T 检验	T 检验
两样本之间的比较（正态分布）	T 检验或 U 检验	T 检验或四格表卡方检验
多个样本率之间的比较（正态分布）	方差分析	行列表卡方检验

续表

分析内容	计量资料	计数资料
样本与总体比较、两样本之间的比较、多个样本率之间的比较（非正态分布）	秩和检验	秩和检验、Fisher 精确概率法
简单相关回归分析	Pearson 相关系数 等级资料或偏态分布或分布未知时 Spearman 相关系数	比值、r^2 等
多元回归分析	直线回归的扩展	Logistic 回归分析

二、健康宣教活动分析报告

活动分析报告是将整个活动的过程进行汇总、归纳，在总结做法的基础上分析评价活动的成效、不足、经验等。活动分析报告既是活动本身的记录，也是活动是否有效的证据，还是总结经验、发现不足、寻求改进的方法。

1. 活动分析报告的内容

活动分析报告一般包括以下内容：

（1）活动背景、目的和实施过程。

（2）数据来源、目标人群的样本量及抽取方法。

（3）数据的内容及收集的方法。

（4）数据的质量控制。

（5）数据分析结果。

（6）讨论及建议。

2. 活动分析报告的撰写

（1）撰写分析报告的原则

1）创新性，主要是指在活动开展过程中，为保证顺利执行，解决遇到的问题所产生的新做法。

2）突出效果评价，无论活动方式是否先进，没有效果就没有说服力，突出的效果使活动和分析报告都更有意义。

3）具有推广价值，撰写分析报告的最终目的是总结经验，为今后工作的开展提供依据，因此报告的分析和建议应具有一定的可复制性。

（2）撰写分析报告的注意事项

1）语言朴实、文字简洁、叙述平实、评价客观。

2）重点突出、逻辑清晰，重要的内容和亮点要详细写。

3）归纳总结，把相似的做法归在一起，不要一件事一件事地罗列。

4）用数据说话，尽可能使用数据描述有效性，用评价指标的变化提供证据。

三、评价健康宣教活动方案和效果

监测是在健康宣教活动实施过程中，对活动进行连续性、系统性、动态性观察，客观地收集数据资料，对活动进展做出客观的分析和评估。评价则是在健康宣教活动实施一定阶段后，对活动是否达到预期的计划指标作出分析、判断和评定。

1. 监测的内容与方法

（1）对工作进程的监测

对工作进程的监测包括实施方案中的各项活动是否都按照活动日程表的进度进行，已经完成的活动是否在预计的时间之内，哪些活动需要在时间上进行调整，在多部门合作的大型活动中，各个部门负责的任务进展情况如何。

（2）对活动内容的监测

对活动内容的监测主要是检查实际开展的健康传播活动的数量和内容是否符合计划要求，例如，宣教的内容是否符合计划，宣教对象的数量和条件是否达到要求。

（3）对活动开展状况的监测

1）对工作人员工作情况的监测，包括了解活动执行人员是否按计划接受了培训，是否掌握了必要的知识和技能，积极性如何，工作态度怎样等。

2）对目标人群参与情况的监测，主要了解目标人群的参与率和对干预活动的态度。

3）对相关部门协作状况进行监测，主要是看各个相关部门能否相互配合开展工作，相互提供支持。

（4）对目标人群知信行及有关危险因素变化情况的监测

通过对目标人群知信行及危险因素的监测，有利于掌握活动的针对性和有效性。根据监测提供的反馈信息，既可以了解活动的质量，又可以了解目标的实现情况，是调整干预策略和方法的重要依据。

（5）对经费开支的监测

监测内容包括两个方面，一是审计活动的实际开支与预算的符合程度；二是分析经费开支与预算之间出现差距的原因，以便及时调整分析预算，控制整体预算与支出，保证计划的顺利实施。

2. 评价的内容

评价是将客观实际与预期目标进行比较，进而确定达到计划目标程度的过程。评价可以保证相关的传播活动能够按照预定计划执行，明确传播活动和信息是否到达了目标人群或被他们所接受，是否已经对目标人群及其健康产生了预期的影响。健康宣教活动的评价一般包括三个方面的内容。

（1）执行 / 过程评估

收集有关活动实施的相关信息，并与活动实施要求或标准、目标产出进行比较，以明确活动是否按计划要求实施或存在偏差。

（2）信息到达 / 接收评估

收集目标受众是否接收、参与、理解传播信息或人数比例的相关数据，评估信息到达率、各项指标与既定目标之间的差异。

（3）效果评估

效果评估总评价实施之后目标人群的健康状况乃至生活质量的变化。效果评估的指标通常有两类：第一类是健康状况指标，包括身高、体重、血压、血红蛋白、情绪等生理心理指标，以及发病率、患病率、死亡率、婴儿死亡率、孕产妇死亡率、平均期望寿命等疾病与死亡指标；第二类是生活质量指标，包括生活质量指数、生活满意度指数、社区行动情况、健康政策和医疗卫生、环境条件改善等。

3. 评价的方法

（1）过程评价

主要包括查阅档案资料法、访谈法和现场观察法。查阅档案资料法是通过查阅活动实施过程中的档案资料评价活动执行情况、活动经费使用情况等。访谈法包括深入个人访谈和专题小组访谈，了解目标人群参与情况、满意度等。现场观察法是直接观察活动开展的过程，材料发放使用情况、工作人员工作情况等都可以采用现场观察法。必要时可对目标人群开展小样本问卷调查。

（2）效果评价

1）横向比较法。横向比较法是对不同的活动地区或人群进行比较的方法，通过比较，了解活动实施情况和实施效果，总结活动开展过程中的经验和教训。

2）纵向比较法。纵向比较法有两种方法，一种是不设对照组的干预前后自身比较，健康传播活动前后采用同样方法，对目标人群知识、态度和行为等方面的资料，进行比较；另一种是设对照组的干预前后比较，选择的干预组和对照组必须是同质的，比较两组目标人群知识、态度、信念和行为等方面干预前后的变化，评价干预效果。

四、数据在线调查平台应用

健康宣教活动的评价通常会使用问卷调查的方式收集资料。随着信息技术的发展，传统的线下发放回收纸质问卷、人工统计分析的方式正逐渐被网络在线调查平台取代。在线问卷调查的特点是可以大幅节省时间、提高效率和问卷调查质量。国内已有多个在线问卷调查平台，以下对目前应用较广泛的问卷星作具体介绍。

问卷星是一款基于微信平台开发的软件，因操作简单且对用户免费开放，深受广大微信用户的喜爱。问卷星线上问卷调查、考试、测评、投票、数据收集、存储并兼有调查结果分析等功能。在微信的小程序中搜索“问卷星”，即可找到这款软件和问卷星公众号，如图 3–2–1 所示。

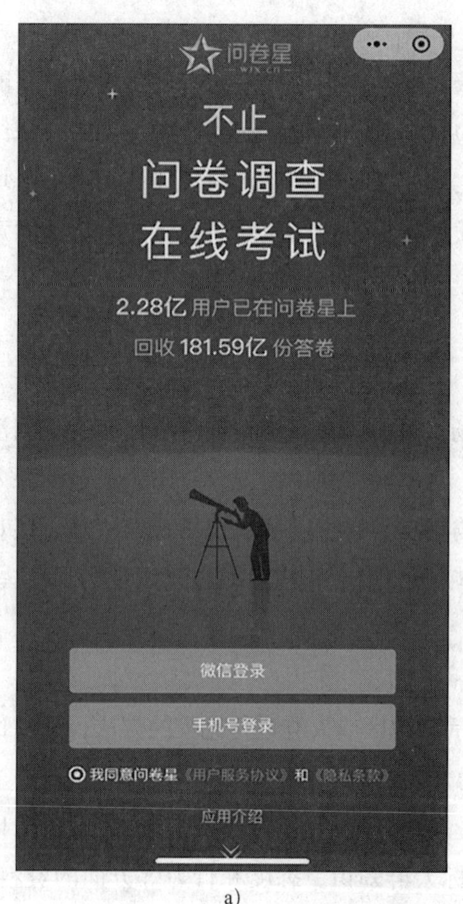

a）

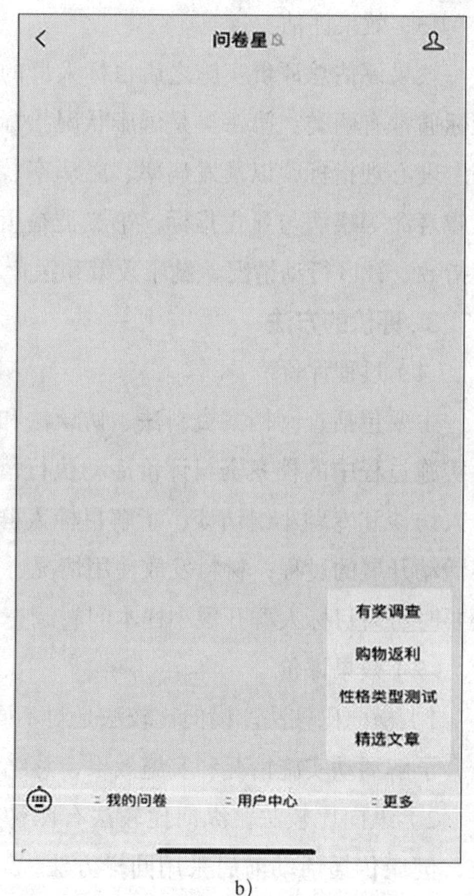

b）

图 3–2–1 问卷星

a）问卷星微信小程序 b）问卷星微信公众号

问卷星微信公众号有相关调查问卷的模板和“精选文章”等功能，访问界面非常友好，所见即所得，点击相关功能模块操作即可。现就问卷星微信小程序进行讲解。

1. 在线设计问卷

问卷星提供了所见即所得的设计问卷界面以及千万量级专业问卷模板，支持多种题型以及信息栏和分页栏，并可以给选项设置分数（可用于考试、测评问卷），可以设置关联逻辑、引用逻辑、跳转逻辑。图 3-2-2 所示为选择所需要创建问卷类型界面，类型包括调查、考试、投票、表单流程、接龙、360 度评估。

以创建调查问卷为例，点击“调查”，即可进入图 3-2-3 所示界面，可以创建空白调查表，也可以根据问卷星提供的不同模板创建调查问卷。

选择创建类型
通用应用
员工体验管理
客户体验管理
100
调查
丰富题型，强大逻辑
问卷密码，红包抽奖
考试
题库抽题，限时作答
成绩查询，自动阅卷
投票
图文视频，选项随机
实时排行，微信投票
表单流程
信息登记，活动报名
数据导入，流程审批
NEW
360
接龙
预设名单，进度跟踪
两码收集，作业收集
360度评估
批量评估，权重维度
教学评估，人才盘点

图 3-2-2　选择创建类型

创建调查
搜索其他用户公开的调查
全部
大学生
企业调查
市场调查
产品调查
从空白创建
AI
AI创建问卷
大学生消费情况调查问卷
共21题
大学生恋爱观调查
共20题
大学生网购调查问卷
共12题
大学生课外阅读情况调查
共14题
关于大学生兼职情况的调查
共12题
大学生熬夜情况调查
共7题
大学生生活费情况调查
共15题
大学生就业意向调查
共18题
企业员工满意度调查问卷
企业员工培训需求调查问卷

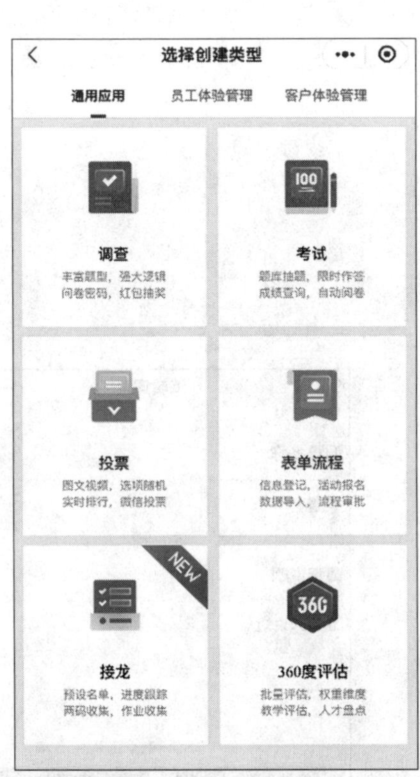

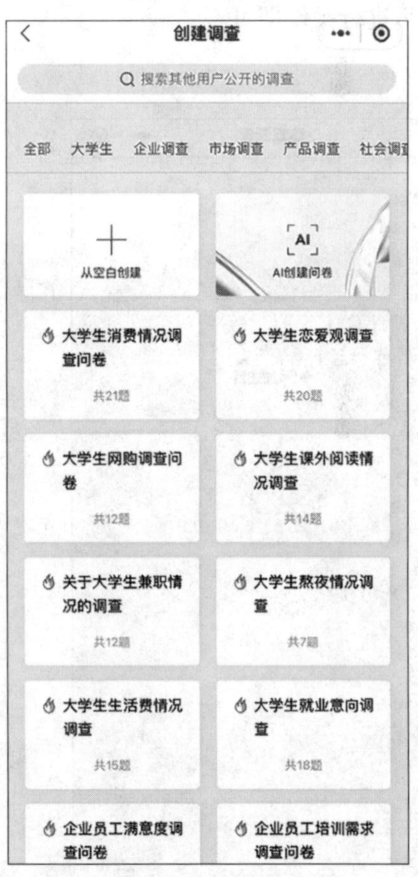

图 3-2-3　创建调查

创建空白问卷后，进入图 3–2–4 所示界面，首先设置调查问卷的名称，点击“创建调查”按钮，进入图 3–2–5 所示界面。在此可输入“问卷说明”，如本次问卷调查的目的、意义、简单的内容介绍、关于匿名的保证以及对回答者的要求，一般是要求回答者如实回答问题，最后对回答者的配合予以感谢，并且要有调查者的机构或组织的名称、调查时间等内容，如图 3–2–6 所示；也可添加题目。

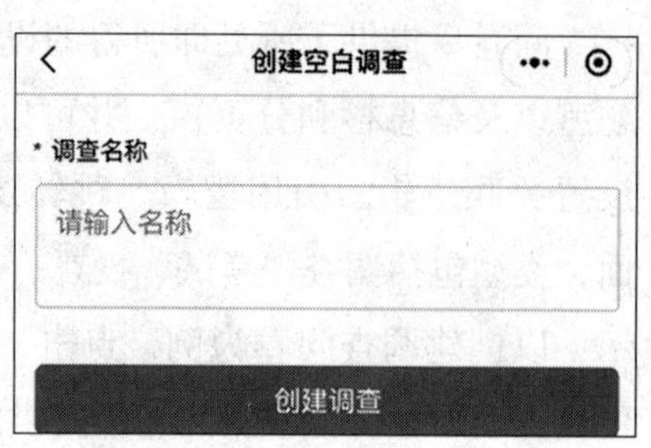

图 3–2–4　设置调查问卷名称

选择“添加题目”选项，进入图 3–2–7 所示界面，可以根据工作需要进行多种选择。以单选题设计为例，点击“单选题”选项，进入图 3–2–8 所示界面，可以根据调查需要，按照选项提示进行操作即可。

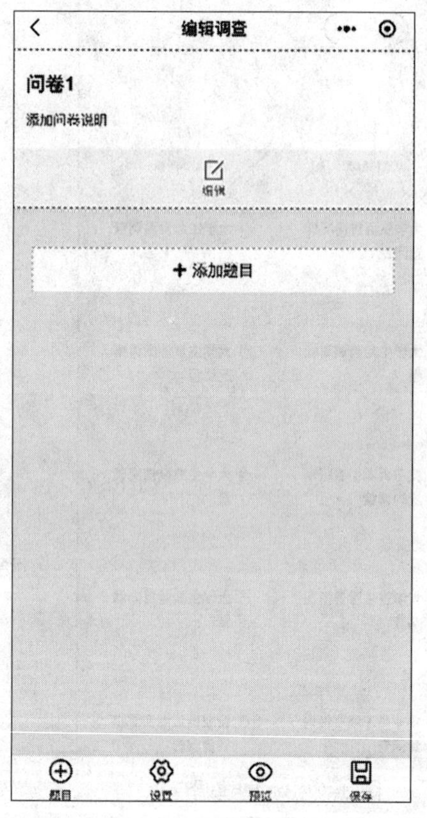

图 3–2–5　编辑调查问卷

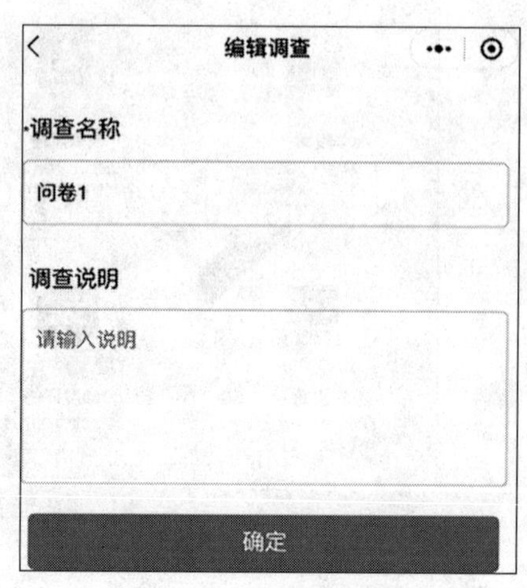

图 3–2–6　编辑调查说明

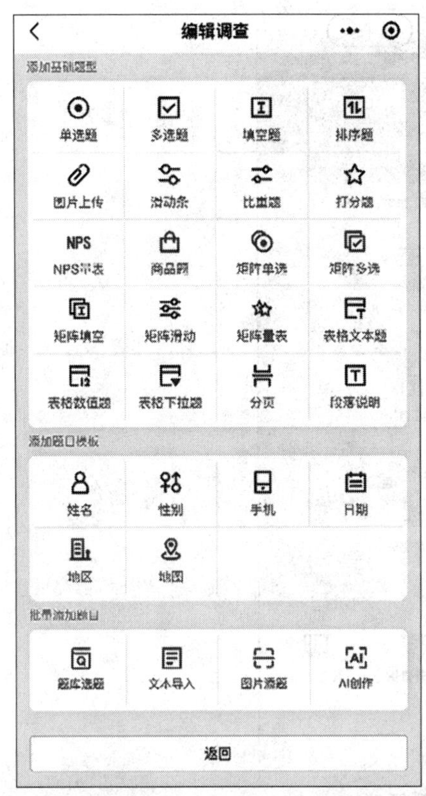

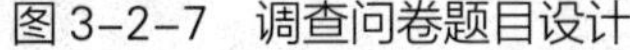
图 3–2–7 调查问卷题目设计

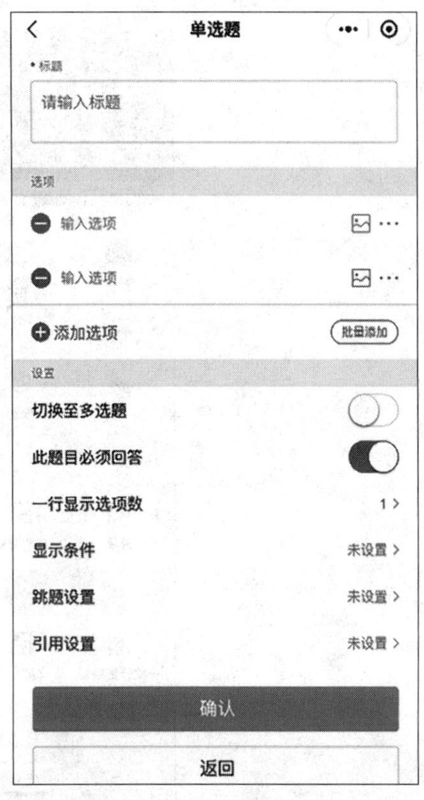

图 3–2–8 单选题设计

2. 发布问卷并设置属性

问卷设计好后可以直接发布并设置相关属性，例如，问卷分类、说明、公开级别、访问密码等，如图 3–2–9 所示。

3. 发送问卷

在“发送问卷”模块，点击“分享”“分享海报”选项，可以通过微信、短信、QQ、微博、邮件等途径将问卷链接发给调查对象。

4. 分析下载

在“分析下载”模块，点击“统计结果”“详细数据”选项，可以看到统计数据情况，并可下载统计图表到 Word 文件保存、打印，或者下载原始数据到 Excel，导入 SPSS 等调查分析软件做进一步的分析。

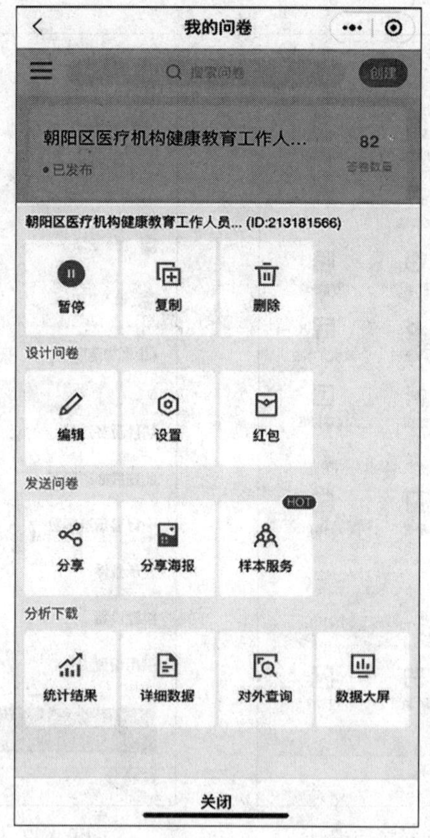

图 3-2-9 问卷设计、发送、分析下载

第三节 健康宣教活动组织

一、健康宣教活动准备

1. 选择宣教材料

可以根据宣教的目的和内容选择购买适合本次宣教的材料，或组织人员（最好是参加宣教的师资）编写，或简单地将各个授课教师的教案讲义汇集装订成册，便于培训对象复习和今后参考使用。选择宣教材料的关键是适合培训对象的需求，易于理解接受并具有实用价值。

（1）查阅、收集资料

查阅有关文献资料，如到各级卫生行政机构、国家或省级健康教育专业机构、疾病预防控制机构、妇幼保健机构等专业机构网站，收集、整理健康相关知识，学习、借鉴健康传播技能和经验，做好技术储备。

（2）编写教案

根据宣教主题，结合目标人群的主要健康问题和健康需求，对收集的资料进行筛选和组织，编写教案。教案可采用文字稿、PPT 等。

对教案的要求：

1）传播的健康知识应科学、准确、实用。

2）体现科普化、通俗化，易于目标人群接受。

2. 落实师资

提前确定师资，并将有关宣教的目标、要求和培训对象情况告知授课教师，有利于授课教师提前准备授课内容，按需施教，保证培训效果。对师资的选择，同样需要根据宣教的目的、内容、培训对象的层次以及时间、地点和经费等综合因素确定。

（1）组建专业授课团队

联系当地疾病预防控制、健康教育、临床、社区卫生等方面的专业人员，组建专业授课团队。

（2）调动社区资源

积极发掘、调动社区资源，发现可以承担健康教育培训的其他专业人员（如退休教师），经过指导、培训后承担授课工作，但现场解答提问的工作应由基层医疗卫生机构技术人员负责。

（3）确定授课教师

根据不同的宣教主题，选择合适的授课教师。

（4）建立良好沟通机制

活动前，与授课教师沟通宣教主题、目标人群、内容、时间、地点等内容；活动后，与授课教师沟通目标人群接受情况、宣教效果、优点和不足等。

二、健康教育教学方法

健康教育教学方法是指一切促进健康信息有效传播的方法。准确理解各类教学方法的优缺点，能够帮助社群健康助理员正确选择和设计健康教育教学活动，提高教育效果。这里介绍几种常用的教学方法。

1. 讲授法

讲授法是指授课教师通过口头语言直接向培训对象传授知识的方法。其特点是易于实施，可同时面向较多的培训对象；易于发挥授课教师的主导作用，有利于理论知识的系统学习。讲授法是基本的教学方法，即使运用其他教学方法，也都需要有一定时间的讲授法配合。

讲授法需要注意以下事项：

（1）内容科学全面

讲授内容要系统、全面，重点突出，有思想性，使培训对象在获得知识的同时，改变态度和信念。

（2）因材施教

要了解培训对象的情况，使讲授更有针对性。例如，课前先用不记名小测验或提问方式，初步了解培训对象对拟授课内容的掌握程度，从而明确需要重点讲解或纠正的知识点。

（3）语言简明扼要

语言要条理清晰、通俗易懂，多用描述和例证，不要使用晦涩难懂的专业术语，注意调整语调，适当运用手势、神态、眼神等身体语言。

（4）合理运用教学辅助设备

运用 PPT、板书、视听材料、模型、图表等辅助教具，能直观表现教学内容，帮助培训对象理解和记忆。

（5）注意互动与反馈

讲授中注意观察培训对象的反应及情绪，了解他们是否理解，注意力是否集中，以便调整讲授的速度和内容。

2. 头脑风暴法

头脑风暴法是由授课教师提出一个议题，培训对象立即把头脑中出现的有关这个议题的联想表达出来。头脑风暴法能够集中培训对象的注意力，促使他们开动脑筋，积极参与，形成活跃的课堂气氛。

运用头脑风暴法的基本要求：

（1）要充分准备。授课教师应课前准备好提问的问题，议题选择必须围绕培训内容，合乎培训对象的知识层次、阅历及关心程度。

（2）议题的内涵明确，便于理解，以免造成误解而产生歧义，偏离主题。

（3）鼓励大家多次发言，把自己不断出现的新的想法和意见表达出来。

（4）注意现场的控制，应力求创造一个宽松的氛围，但应避免失去秩序，注意控制时间。

（5）做好记录、归纳、小结。培训对象做出回答后，要给以适当的鼓励；可在黑板上或纸上记录其中的关键词，使每个培训对象都能分享他人的观点，也便于授课教师有针对性地准备更深入的问题，并引入讨论，讲明正确的结论。

3. 小组讨论法

小组讨论法是在授课教师或组织者的引导下，培训对象以几个人为单位，针对特定议题进行深入集体讨论，对所学内容提出各自的看法，从而加深对已学知识的理解和运用，也适用于以改变态度、提高决策能力和沟通技能为目的的教学内容。小组讨论的局限性在于耗时较多，容易造成课堂秩序混乱，授课教师不仅要有比较全面的知识，还需具有较强的组织和引导能力。

（1）运用小组讨论法的注意事项

1）设计讨论题目。题目要有吸引力、启发性和开放性，能引起培训对象发表不同见解，展开争论。可围绕案例、故事情景设计题目，以提高学习者兴趣，达到更好效果。

2）指导讨论。授课教师提出需进行讨论的题目，适当解释题目的要求，并规定好小组讨论的时间，引导培训对象积极参与，将注意力集中到讨论主题和争议的焦点上。

3）讨论小结。对讨论的情况进行必要的概括，对讨论结果作出明确的结论，并提出有待于进一步讨论和思考的问题。

（2）小组讨论法实施要点

1）讨论的主题和目标应明确。

2）小组的规模要适宜，人数太少会浪费时间，人数太多会导致发言机会不够，一般以 6 ~ 8 人为宜。

3）强调规则。既要引导，又不能过多占用时间；遵循平等原则，不要随便打断别人的发言，鼓励所有成员发表自己的意见。

4）总结环节可继续以讨论和归纳的方式，让培训对象说出自己在活动中的经历和感受，以及学到的知识和技能，以帮助授课教师了解培训效果，同时也让学习者有机会提出问题和所关注的事情。这个过程应当特别注意强调重点、要点。即使讨论没有得出明确的结论，授课教师也应该总结出需要培训对象掌握的内容。

4. 演示与练习法

演示与练习是进行操作技能训练的一种教学方法。操作技能是指运用知识和经验执行一定活动的方法和技巧，如刷牙方法、包扎方法等。技能的学习离不开反复观察、练习和操作，演示与练习法为培训对象提供了观察和操作的机会，凸显了健康教育培训的实践性和实用性。

演示与练习法的实施步骤：

（1）做好课前准备

准备示教用具，做好仪器设备的调试，选择合适的示教场所。

（2）介绍示教目的与要点

在开始演示之前，向培训对象介绍演示的目的、内容、方法、步骤、观察要点与注意事项。

（3）演示

面向全体培训对象进行示教，便于每个人都能观察清楚。操作时结合语言指导，鼓励培训对象随时提问。操作程序可事先印发给培训对象，也可写在黑板上或显示在大屏幕上。运用多媒体和互联网技术可以向更多培训对象更清楚地展示操作细节。

（4）练习

在授课教师指导下，学习者独立或分组重复练习所演示的操作，授课教师和其他培训对象注意观察，发现问题。

（5）总结评价

由授课教师对培训对象的操作质量和结果作出评价。总结演示程序及操作要点，提示应该掌握的重点内容。

5. 案例分析法

案例分析就是给出真实的事件或假想的情境，让培训对象研究分析，并根据具体情况作出判断和适当的决策。案例分析可用于巩固、强化培训学到的知识，多用于培训决策和分析、综合能力及评估能力的培养。

案例分析法的基本步骤：

（1）编写案例

案例通常由两部分组成，第一部分提供背景材料，如案例发生地的经济、文化、风俗习惯，当地居民或目标人群的健康状况以及对相关健康问题的一些知识、态度、信念和行为；第二部分提出需要培训对象思考解决的问题，问题应结合案例分析的目的而设。

（2）组织案例分析

案例分析可以按个人也可以按小组进行。由个人在规定的时间独立完成案例分析，既可以锻炼培训对象独立思考、解决问题的能力，还可作为评估培训对象掌握知识、运用知识的手段。

1）案例介绍。培训者将案例和问题用恰当方式展示给培训对象，如书面资料或者视频投屏等形式。

2）案例讨论。培训对象分组，选出小组主持人和记录者，主持人应使小组成员有充分机会发表意见。案例讨论以 10 ~ 20 min 为宜，如案例内容较多，可将不同的问题分给各个小组。在小组讨论的过程中，授课教师在小组间巡回或参加到小组中去，以及时发现问题，给予必要的帮助和指导。

3）汇报结果。小组讨论后，各小组代表向大家汇报讨论结果，亦可由一个小组做专题汇报，其他小组提出补充意见。

4）总结。汇报结束后，授课教师应对案例分析的全过程进行归纳总结，就案例中提出的问题给出解释，肯定优点，指出不足，促使培训对象将这些决策和措施运用到自己的生活实践中去。

三、培训效果评价

1. 效果评价的目的

了解健康教育在促进健康信息有效传播，使培训对象增长健康知识、提高健康能力、改善健康方面所起的作用。这种评价能够帮助组织者及时总结培训工作经验，指导后面的培训工作，同时也是对上级和资助者汇报的依据。

2. 评价的主要内容

（1）即时效果评价

主要评价培训对象在接受培训后相关知识、态度、技能的改变、提高情况。通过培训前后问卷调查、技能考核，以及对培训对象在培训期间参与情况的观察进行评价。

（2）近期效果评价

对培训对象回到工作岗位或正常生活后对所学习的知识、技能的应用情况进行检验，可以采取邮寄问卷调查、电话调查、访视等方法进行。

（3）远期效果评价

在培训结束较长时间后，对培训对象在实际工作中运用知识和技能的情况进行评估。方法基本同近期效果评价。

3. 评价的工具

目前世界上应用最广泛的培训评估工具是由唐纳德 . L. 柯克帕特里克提出的柯氏四层次培训评估模式。

层次 1：反应层面评估（reaction）

即在培训结束时向培训对象发放满意度调查表，问题主要包括：对授课教师培训技巧的反应；对课程内容设计的反应；对教材挑选及内容、质量的反应；对课程组织的反应；收获大小，是否在将来的工作中能够用到所培训的知识和技能。这一层次评价的主要作用是改进培训内容、方式、教学进度等。

层次 2：学习层面评估（learning）

通过对培训对象参加培训前和培训结束后知识、技能测试的结果进行比较；通过问卷、理论考试、角色扮演等形式了解培训对象在知识、态度方面的改变；通过模拟、演示或角色扮演等考察实际操作技能。这一层次评价的主要作用是确定培训对象在培训结束时，是否在知识、技能、态度等方面得到了提高，同时也是对培训设计中设定的培训目标进行核对。

层次 3：行为层面评估（behavior）

通过实地考察、上级领导的评价、服务对象的评价、同事的评价，或问卷调查、电话随访等方式来评估。这一层次评价的主要作用是确定培训对象在多大程度上通过培训而发生了行为上的改进，考察培训对象的知识运用程度。

层次 4：成果层面评估（result）

计算培训创出的经济效益和绩效。考察培训为组织带来了什么影响。这一阶段评估的费用、时间和难度都是最大的。

培训评估的四个层次，实施从易到难，费用从低到高。具体评估到第几层次，应根据培训的重要性决定。一般对所有的培训均可进行第 1 层次的评估。对知识、技能的培训可在第 1 层次的基础上开展第 2 层次的评估。对于耗时较长，投入较大或对组织具有较大影响的培训可扩展到第 3、4 层次的评估。

4. 评价的方法

评价可以分为正式评估和非正式评估。正式评估结论更有说服力，易于将结果进行书面表达，方便前后比较，但是操作较难，耗费额外时间；非正式评估不会给培训对象造成压力，可一步步引出培训对象对培训的感受、态度变化，方便易行，不耗费额外时间，但是带有较强的个人主观性，判断失误可能性大，且难以得到量化的结果。常用的评价方法除问卷调查、理论考核、技能测试等，这里再介绍一些简便易行的快速评估方法。

（1）口头反馈

口头征求意见和建议。这种方法的优点是几乎不需要准备，而且有助于强化已经学过的东西。但是有可能会出现一边倒的现象，而且往往只有少数几个人发言，有时候会失控，不容易结束。采用这种方法时，组织者需要带头发言，说明此次培训主要的内容是什么，学了什么东西，坦率地承认还有哪些重大失误，这将为发言定下基调。

对培训对象提出的批评意见，应充分肯定接纳。

（2）当场写下反馈意见

在纸上写出几个基本问题，要求培训对象当场回答。问题应根据评估的目的进行选择。例如：这个培训达到你的预期了吗？你学到了什么？你觉得这个培训班最有用的是什么，最没用的是什么？下一步你打算怎么办？你认为培训还有什么地方需要改进吗？

（3）意见卡片

培训对象将他们的意见写在卡片上，每张卡片上写一条意见。可以使用不同颜色的卡片以区分正面的意见、反面意见和学习的内容，要求培训对象独立完成，完成后可以先两两讨论。将卡片排列在地上或墙上，分类、总结，并请培训对象为卡片打分。

（4）评估轮状图

在一张白纸上画一个大圆，用通过圆心的直线将圆等分成几部分，每一部分是本次培训需要评估的方面，如后勤、伙食、设施、现场工作、教学等。每个培训对象轮流将自己对各部分的评价用一条以圆心为起点的线段表示出来，线段的长短表示满意程度。线段与半径等长，说明很满意；没有画线，则说明非常失望。全部完成后，根据每个部分线段的多少，以及不同长度线段的数量，大致能了解培训对象对培训各个环节的看法，如果能配合一些具体细节问题进行调查，效果会更好。使用本方法，首先需要确定应该评估哪些方面，在培训对象画线时，组织者可以不在场，以免培训对象担心组织者的看法而影响画线。

（5）评分表

可以请培训对象帮忙，画一张或几张图表，左边纵栏列出所有大家认为应该进行评价的项目，上方横栏标出分数或不同的级别，在每个项目的相应格中打勾或画正字。如果时间有限，可以将这个表贴在教室的出口处，每个培训对象填好即可离开。

以上介绍的评估方法，来自培训对象的直接反馈，虽然重要，但是得到的信息主要涉及培训班组织方面的情况。要真正了解培训对象在知识、态度方面的改变还需要结合前述即时效果和远期效果的方法进行评价。

第三章

健康咨询

第一节 健康咨询需求获取

一、健康咨询需求开发策略

1. 在健康自我认知方面，推广全面健康理念

我国传统的健康服务是以病患为服务对象，而“大健康”“大卫生”的理念要求将尚未患病的老年人、儿童、亚健康人群等疾病易感人群也含进服务范围，以健康与否来选择服务对象。习近平总书记指出：“要重视少年儿童健康，全面加强幼儿园、中小学的卫生与健康工作，加强健康知识宣传力度，提高学生主动防病意识，有针对性地实施贫困地区学生营养餐或营养包行动，保障正常生长发育。要重视重点人群健康，保障妇幼健康，为老年人提供连续的健康管理服务和医疗服务，努力实现残疾人‘人人享有康复服务’的目标，关注流动人口健康问题，深入实施健康扶贫工程。”这一认识是对马克思主义健康理论的创新性发展，同时符合现代社会对健康内涵的认知。

中国现代社会的快速发展、紧张的生活节奏给人的心理带来一定的压力，越来越多的人需要心理调适。并且，随着我国医疗技术的发展，为人民的精神健康提供全面、方便、可及的服务成为健康服务的基本要求。所以，在医疗资源日益丰富、人们对情感交流需求不断提高的今天，健康保障要加大心理健康问题基础性研究，做好心理健康知识和心理疾病科普工作，规范发展心理治疗、心理咨询等心理健康服务。

坚持预防为主，减少疾病发生。生命是连续的过程，已有研究证明，生命早期的健康干预能够直接影响后期的发展水平。从以疾病为中心转为以健康为中心，关键是加强对疾病预防的重视，这是健康中国战略发展的必然选择。科学证明，大部分慢性病都可以通过改变饮食和生活方式进行早期预防。做好疾病预防工作，一要从普及健康知识做起，从环境安全开始落实；二要重视重大疾病防控，倡导健康文明的生活方式；三要建立健全健康教育体系，提升全民健康素养；四要持续开展城乡环境卫生整洁行动，贯彻食品安全法，完善食品安全体系，加强食品安全监管，严把从农田到餐桌的每一道防线等。

2. 在健康咨询方面，拓宽咨询途径

注重健康理念的推广，以亚健康群体为着手点，进行全方位、多角度的宣传，通过报刊宣传、网络宣传、公益讲座等多种形式进行。依据不同的咨询需求，通过问卷、交谈、走访等调研方法开展健康咨询服务。此外，政府相关部门应积极开展公益性活动，免费体检，并普及健康知识。同时还应该促成健身房、养老院、医院三位一体的合作。制订更加合理的健身计划以及营养套餐，定期到各个养老院进行免费健康检测，投身公共事业建设，发挥全面健康服务的特色。

二、健康咨询开发

1. 发现咨询者潜在需求

咨询者潜在需求概括为两点：

（1）咨询者的从众心态

在第一次体检项目开始或者团体体检开始，同一个团体，甚至一起排队的队友都可称为小众，当其中一个人的体检结果拿到后需要咨询某一方面的问题时，之前形成的团体或小众人群的从众心理促使其形成潜在的咨询需求。

（2）咨询者的忠诚度心态

当咨询者第一次接受的服务是优秀的、全面的，就奠定了其忠诚度的基础，后期出现的任何问题，咨询者都有可能再次回来咨询。

2. 根据健康维护理论与实践开发咨询需求

依据《“健康中国 2030”规划纲要》、“十四五”规划纲要、脱贫攻坚等理论和实践，通过问卷、交谈、走访等调研方法开展健康咨询服务需求调研。例如，通过调研开发出适合国人的健康体检需求，从传统套餐制的体检模式改为个性化定制体检，开发不同病种、不同需求、咨询者评估后不同身体状况的个性化体检套餐。

第二节 健康咨询的实施

一、健康体检常规项目的解读

1. 三大常规检查

（1）血常规

血常规体检项目主要是红细胞、白细胞和血小板。

1）红细胞。一般情况下，测定红细胞和血红蛋白二者的意义基本相同，该项指标减少往往提示有贫血，可见缺铁性贫血、营养不良性贫血、失血性贫血和再生障碍性贫血等。一般标准是：血红蛋白 91 ~ 120 g/L 为轻度贫血、61 ~ 90 g/L 为中度贫血、31 ~ 60 g/L 为重度贫血、30 g/L 以下为极重度贫血。一般人体检中常见轻度贫血，多是缺铁性贫血，可随访观察。如出现中重度贫血，应到血液科就诊，及时查找原因并积极治疗。红细胞增多则常见于剧烈吐泻、高热大汗等导致脱水的情况，以及长期缺氧的情况。

2）白细胞。白细胞正常值是（4 ~ 10）$\times 10^9$/L。全身各部位的感染都可导致白细胞及中性粒细胞的增高；减少可由病毒感染、放射线等所致。当去除生理性因素导致的增高或减少的原因后，指标逐渐恢复正常时可不用就医。如出现发热、咳嗽、头疼等症状，或白细胞 $>15\times 10^9$/L，或 $<2\times 10^9$/L，则需及时就医。

3）血小板。正常值是（100 ~ 300）$\times 10^9$/L。增高可见血小板增多症，也可是某些疾病的表现，如类风湿病活动期。如血小板持续升高较多（$>400\times 10^9$/L），则提示患者处于高凝状态，可能有血栓发生的风险，建议完善血管相关检查。血小板减少可见于血小板减少性紫癜，或有些生理现象如女性月经期。如血小板减少较多（$<50\times 10^9$/L），有自发性出血风险，应注意自我保护，避免受伤，及时到血液科就诊。

如果三系（红细胞、白细胞、血小板）均明显减少则提示有可能是血液再生障碍，应到血液科诊治。

（2）尿常规

尿常规不仅可以反映肾脏的功能，同时也是评价身体代谢的一个指标。当拿到体检报告单时，会看到上面有很多符号，如 ↑ 代表该指标高于正常范围，↓ 代表该指标低于正常范围。化验单上的 +、–、± 分别代表阳性、阴性和弱阳性。+ 的多少，代表数量上的变化，+、++ 和 +++ 说明阳性的程度逐渐增强。

1）尿液颜色。正常尿液的颜色应该是清亮淡黄色的。喝水较多时，尿液会像水一样无色透明。如果喝水少，尿液颜色就会像啤酒一样呈黄色。如果尿液出现了红色、酱油色、乳白色等，就必须高度重视。有许多疾病可引起尿液颜色异常，如肿瘤、肝病、泌尿系统感染、乳糜尿等。特别是中老年人如果出现无痛性的肉眼血尿，必须首先排除肿瘤疾病，哪怕只出现了一次，也不可掉以轻心。

2）尿液 pH 值。尿液的 pH 值约 6.5，波动范围在 4.5 ~ 8.0 之间。pH 值随每天饮食成分而改变，吃肉多的时候尿呈酸性，吃蔬菜水果多时尿呈碱性。感染、痛风和药物代谢都会影响尿液的 pH 值，特别是痛风患者治疗中应重点关注尿液 pH 值。

3）尿液中不应该出现的成分

①酮体。正常为阴性（–）。糖尿病患者需要特别关注这一项指标，如果血糖控制不好，这一指标会呈阳性（+）。应该注意，若送检的标本不新鲜会出现阳性（+），空腹检查时也会出现阳性（+）。

②葡萄糖。这一项同样也是糖尿病患者需要特别注意的一项指标，正常为阴性（–）。（+）代表阳性，“+”越多，说明尿液中葡萄糖含量越高。一些药物的使用，如阿司匹林、水杨酸、链霉素等有可能呈假性糖尿。

③尿胆原。正常为阴性（–）。如果报告该项是（+），说明是阳性。尿胆原阳性多见于肝脏疾病和血液疾病，如溶血性黄疸、急性肝炎、蚕豆病等。

④胆红素。正常为阴性（–）。阳性（+）为异常，多见于肝脏胰腺疾病，如肝硬化、堵塞性黄疸等。

⑤红细胞。正常人尿中可偶见红细胞，新鲜尿液离心沉渣检查每高倍镜视野红细胞小于 3 个，红细胞大于等于 3 个就称之为血尿。若尿中出现大量红细胞则可能由于泌尿系统结石、感染、肿瘤、急慢性肾炎、血小板减少性紫癜、血友病等，也可见于女性经期或经后期留取标本污染。需要特别重视血尿，如果出现了，应该尽快查明原因。但是，并不是尿液呈红色就一定是血尿。因为尿液颜色会受到食物、医疗操作和药物的影响。如女性在月经期留尿、痔疮或尿道附近的出血混入尿中、服用利福平也会使尿液呈红色。

⑥白细胞。正常人尿中可有少数白细胞存在，新鲜尿液离心沉渣检查每高倍镜视野不超过 5 个。结果阴性（–）为正常，如果结果阳性（+）或数值超过参考值，则提示泌尿系感染。如果感染比较严重，会出现 ++ 或 +++ 的情况。白细胞增高见于急性

肾炎、肾盂肾炎、膀胱炎、尿道炎、尿道结核等。

⑦蛋白质。正常人尿检蛋白为阴性（-），如为阳性（+），见于各种急慢性肾脏疾病、多发性骨髓瘤、高血压引起的肾脏损害、肾移植术后等。此外，药物中毒引起肾小管上皮细胞损伤也可见阳性，有时发热的病人尿检中可见少量蛋白。

（3）大便常规

大便常规检查是指粪便的一般性状检查和直接涂片镜检，主要作用是协助诊断消化道疾病，如肠道感染性疾病、肠道寄生虫感染、消化道出血鉴别与肿瘤筛查，了解胃肠道消化、吸收功能以及黄疸的鉴别诊断等。较为重要的指标为：

1）白细胞。正常白细胞可偶见，患肠炎时白细胞增多，数量多少与炎症轻重程度及部位相关。

2）红细胞。正常情况不含红细胞，下消化道炎症或出血，如患溃疡性结肠炎、急性血吸虫病、直肠息肉、细菌性痢疾、阿米巴痢疾、痔疮出血及其他出血性疾病时红细胞增加。

2. 血脂、血糖、血尿酸检查

（1）血脂

血脂是否异常关键看四项血脂指标：甘油三酯、总胆固醇、低密度脂蛋白胆固醇、高密度脂蛋白胆固醇。前三项中只要有一项升高，即为血脂异常。总胆固醇、甘油三酯、低密度脂蛋白增高，就容易沉积在血管壁上，造成血管内皮细胞损伤，导致动脉粥样硬化，也使凝血倾向增高，血栓形成可能性增大，容易引起血压升高、脑卒中、心肌梗死等一系列心脑血管疾病。还可导致脂肪肝及肥胖症。例如，体检前吃火锅或者其他油腻食物也会引起血脂升高，应摄入清淡饮食后复查。

高密度脂蛋白胆固醇对低密度脂蛋白有分解代谢作用，并可将周围组织细胞中的胆固醇运输到肝脏，再由肝细胞将胆固醇转化为胆酸排出体外。所以，常被称为“好”胆固醇。

（2）血糖

空腹血糖检测是最常见的体检项目之一，但其主要反映的是当日此次检查时的水平，而糖化血红蛋白则主要反映近三个月的平均水平，故更能反映血糖水平。WHO 糖尿病诊断标准：空腹血糖≥7.0 mmol/L（126 mg/dL）或餐后 2 h 血糖≥11.1 mmol/L（200 mg/dL）（随机二次），如体检出现此种情况，应去内分泌科就诊。如果血糖轻度升高，虽已超过正常范围，但并未达到糖尿病的诊断标准，例如空腹血糖在 6.2 ~ 7.0 mmol/L 之间，餐后 2 h 血糖在 7.8 ~ 11.1 mmol/L 之间时，属于一种过渡状态，称为糖耐量减低（IGT），应及早予以重视，可通过控制饮食、适当锻炼的方式，防止其发展为糖尿病。

（3）血尿酸

尿酸是人体嘌呤代谢的终产物，血尿酸是常规体检的项目之一，是筛查痛风的一种主要方法。尿酸增高，多见于痛风，也可见于多发性骨髓瘤、肾衰、恶性贫血、肝衰、红细胞增多症、妊娠反应、剧烈活动及高脂肪餐后等。尿酸过高要限制高嘌呤饮食，尽量减少动物内脏、浓肉汤、老火汤、火锅汤底等的摄入，尤其要禁食海鲜配啤酒，多饮水、多排尿。痛风最常见的首发症状是拇趾跖趾关节肿痛。

3. 肝功能检查

（1）谷丙转氨酶

该项指标主要反应肝细胞的损害程度，增高多见于各种诱因所致的肝细胞损害性肝病。其他疾病如急性心肌梗死、心肌炎、心力衰竭所致肝脏淤血，药物影响等也可以引起增高。正常参考值为 0 ~ 40 U/L，当其数值出现升高（>40 U/L）提示肝脏已经受到损害，只有当数值超过参考上限 2 倍以上，才具有较强的临床意义，需及时就医。

（2）谷草转氨酶

谷草转氨酶主要存在于心肌细胞，其次存在于肝脏，该项指标增高见于心肌梗死等心脏疾病、肝胆疾病、急性胰腺炎、溶血性疾病、肌炎等，以及药物的影响。正常参考值为 0 ~ 40 U/L，当数值超过参考值 2.5 倍，并持续 2 周以上，则具有较强的临床意义，需及时就医。

（3）总蛋白（TP）

血清总蛋白正常参考值为 60 ~ 80 g/L，增高见于各种原因脱水所致的血液浓缩，如果轻度脱水导致的总蛋白升高数值不超过正常值的 10%，可观察并通过口服补水治疗缓解，如持续吐泻或不明原因下升高或总蛋白数值 >100 g/L，则应立即就医。血清总蛋白降低见于各种原因引起的血清蛋白质丢失和摄入不足，如营养不良、消化吸收不良；水钠潴留可导致总蛋白浓度相对减少。当数值明显降低，可出现水肿和腹水，此时需及时就医。

（4）白蛋白

1）成人正常指标为 35 ~ 55 g/L。

2）白蛋白增高见于严重失水而致的血浆浓缩。

3）白蛋白浓度降低的主要原因。

①营养不良：摄入不足、消化吸收不良。

②消耗增加：多种慢性疾病，如结核、恶性肿瘤、甲亢；蛋白丢失过多，如急性

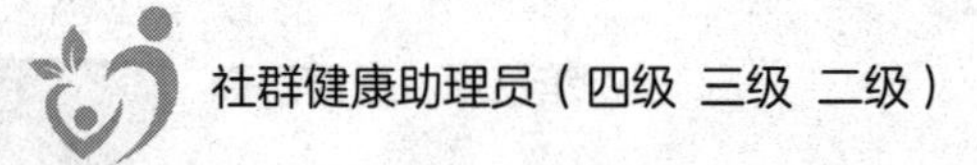

大出血、严重烧伤、慢性肾脏病变。

③合成障碍：主要是肝功能障碍。

4）如白蛋白增高或者降低，一般需就医咨询，完善相关检查，排查原因后治疗原发疾病。白蛋白 <35 g/L 时，病情较为严重，须尽快就医治疗。

4. 肾功能检查

（1）血肌酐（Cr）

血肌酐是常用的了解肾功能的主要指标之一。血肌酐的浓度主要取决于肾小球的滤过功能，所以其增高常见于原发性、继发性肾脏损害。只有当 60% ~ 70% 的肾单位受到损伤时，血肌酐才会升高。因此，发现血肌酐升高时，往往肾脏疾病已经发展到一定程度（有些肾功能问题早期血肌酐正常）。血肌酐升高时要尽早复查，仍有问题则需到肾内科做进一步诊疗。

（2）血尿素氮（BUN）

血尿素氮是检查肾功能的主要指标之一。正常值为 3.2 ~ 7.1 mmol/L（9 ~ 20 mg/dL）。各种原因引起的脱水、休克、心力衰竭的肾前性病理性增高，各种肾实质性病变，如肾小球肾炎、间质性肾炎、急慢性肾功能衰竭、肾内占位性和破坏性病变均可使血尿素氮增高。

5. B 超检查

（1）脂肪肝

脂肪肝是一种临床表现，而非一种独立的疾病，它是肝脏脂肪代谢失调的产物，轻者无任何症状，一旦严重就对人体造成危害。例如，促进动脉粥样硬化的形成；诱发或加重高血压、冠心病；脂肪肝长期得不到治疗会引起肝细胞缺血性坏死，从而诱发肝纤维化和肝硬化等多种严重肝病。有资料显示，脂肪肝患者并发肝硬化、肝癌的概率是正常人的 150 倍。脂肪肝属可逆性疾病，早期诊断并及时治疗常可恢复正常，主要是控制饮食（管住嘴）、适量运动（迈开腿）、戒酒、定期检查、健康生活。

（2）肝囊肿

肝囊肿是一种良性疾病。通常是在体检中通过腹部超声检查发现。一般囊肿（<5 cm）不会影响肝功能，注意每年体检时动态监测腹部超声检查。

（3）肝血管瘤

肝血管瘤是最常见的肝脏良性瘤体，因其多数无症状、无不适感，一般在体检时发现。这种病主要是在胚胎发育中血管发育异常所致，在任何年龄段都可能发生，男女发病没有明显差异。

（4）胆囊息肉

胆囊息肉是一种多发病，患者早期一般没有什么症状，有的患者只是感到右肋下不适，多在常规体检中被发现，较小的（<8 mm）可定期观察，息肉迅速增大或息肉过大可考虑手术治疗。

（5）胆结石

胆结石的症状可因结石的大小、位置、有无并发症等有不同的表现。从总体来看，大多数胆结石患者常有腹胀、大便秘结、腹泻、恶心、厌油腻、右上腹隐痛等症状。部分胆囊结石（结石过大，胆囊颈部结石等情况）需要手术治疗。胆结石的发生与生活习性有相当大的关系，其中饮食不当是罪魁祸首，故早餐要有规律。

（6）肾囊肿

肾囊肿与肝囊肿一样，是一种良性疾病。通常也没有任何不舒服的感觉，常在B超检查后发现。一般对身体不会造成影响，注意每年体检时动态监测腹部超声检查即可。

（7）子宫肌瘤

子宫肌瘤是女性生殖器最常见的一种良性肿瘤。多无症状，少数表现为阴道出血、腹部触及肿物以及压迫症状等，如发生蒂扭转或其他情况时可引起疼痛。以多发性子宫肌瘤常见。子宫肌瘤好发于卵巢功能较旺盛的30～45岁的妇女，50岁以后，由于卵巢功能明显衰退，肌瘤大多自行缩小。

6. 心电图的术语及解读

一般常规体检做的心电图为普通十二导联心电图，即只能描记2～3 min内的心电活动，获得的信息相对有限，不容易发现心电图的动态变化。由于不少心血管疾病患者具有间歇发作、缓解一段时间后又可恢复正常的特点，故可能会出现漏诊。

因此，医生建议行“24小时动态心电图”检查，可长时间连续记录，并编辑分析人体心脏在活动和安静状态下的心电图变化状况，这样更容易发现隐藏的异常。对于有基础心脏病的患者，可能症状并不明显，但是心电图却出现了明显的异常，这就要引起足够的重视。常见的心电图检查结果有以下几种。

（1）窦性心律

窦性心律是正常的。很多人看到“窦性”二字，就认为是一种疾病名称，这完全是误解。人体正常的心脏搏动来源于心脏右心房上一个叫“窦房结”的特殊小结，从这里启动的正常心跳都称为窦性心律。

（2）窦性心律不齐

窦性心律不齐多见于健康儿童和年轻人。大多数健康人检出窦性心律不齐属于正常生理现象，只要没有其他症状就不用治疗。

（3）窦性心动过速

窦性心动过速是指正常的窦性心律同时伴有心跳次数快于每分钟 100 次。体检时首先排除是否由于过于紧张导致的，故应保持安静。如果几分钟后恢复正常，可以继续观察。如果出现持续性的心动过速，并伴有明显的不舒服症状，建议尽早、就近就医。

（4）窦性心动过缓

心率 <60 次 / 分称为窦性心动过缓。但对于运动员或长时间有规律运动习惯的人，心率常 <60 次 / 分，有的甚至 <50 次 / 分。在伴有胸闷、乏力、头晕等症状时，建议进行动态心电图检查，以了解有无隐藏的心血管疾病。

（5）早搏心电图

早搏是最常见的一种心律失常，是指在原先规则的心脏跳动之外，忽然呈现提早的心跳。健康人也有相当比例会出现早搏，但更多见于器质性心脏病患者。饮酒、咖啡和茶、运动、情绪激动甚至便秘等，都会增加早搏发生的比例。特别是有冠心病家族史和有动脉粥样硬化危险因素的患者出现早搏后，应当进一步检测，以确诊病情。

（6）ST–T 段改变

心电图 ST–T 段改变是诊断心绞痛、心肌缺血的重要指标。心电图 ST–T 段改变并不等于患上冠心病。很多因素能够引起 ST–T 段改变，如植物神经功能紊乱、血钾过低、洋地黄的药物影响、冠心病、心肌病、心肌炎、神经系统疾病等。此外，情绪紧张、恐惧、空腹和女性经期所致的交感神经张力增高，也可引起功能性 ST–T 的改变，因此需要进一步鉴别。

（7）T 波改变

1）T 波轻度升高一般无重要意义，如显著增高，表示心肌梗死超急性期、高血钾。

2）T 波低平 / 倒置，表示心肌损伤、心肌缺血、低血钾等。

3）T 波明显倒置且两支对称，如顶端居中（冠状 T 波），表示急性心肌梗死、慢性冠状动脉供血不足、左室肥大。

（8）传导阻滞

传导阻滞是指心电从窦房结出来后，在传导进程中遇到了阻碍。这一结果需要充分考虑是否有其他明确的症状，因为传导阻滞也可能是生理性的。值得注意的是，如果白天在安静状态下体检时发现有传导阻滞，活动后仍得不到改善，甚至加重，就要到心内科做进一步的检查了。

（9）左心室高电压

这是心电图诊断的术语，代表心室除极时间增长，主要由心室壁增厚导致，临床上以高血压病人或体型较瘦的人多见。

7. 肺部影像学检查

肺部影像学检查包括胸片和胸部 CT 检查。胸片即胸部的 X 光片，是受检者取站立位，在平静吸气下摒气投照形成的影像。经常用于检查胸廓（包括肋骨、胸椎、软组织等）、胸腔、肺组织、纵隔、心脏等的疾病，如肺炎、肿瘤、骨折、气胸、肺心病、心脏病的检查。胸片检查因为操作方便、费用低，是常规体检中的重要检查项目。胸部 CT 检查是通过 X 光计算机体层摄影（CT）对胸部进行检查的一种方法。相比于胸片的平面结构，胸部 CT 的层面较多，对于胸腔内的病灶显示更加清晰。因此，对于以下情况的体检者，首选胸部 CT 进行肺部检查：年龄 >40 岁且有一项肺癌高危因素，包括吸烟史、职业致癌物质暴露（如石棉、电离辐射、二氧化硅等）、个人肿瘤史、直系亲属肺癌家族史、慢性肺部疾病史（如慢性阻塞性肺病、肺结核或肺纤维化）、有长期二手烟或环境油烟吸入史等。

常见的异常有双肺纹理增多 / 增粗、慢性炎症、肺结节或肺部肿块等。

（1）肺纹理增粗

肺纹理多半是肺支气管、淋巴管、血管等共同造成，反复发作的急慢性支气管炎就可能会导致肺纹理增多、增粗。如果肺纹理增多、增粗，临床并没有急慢性支气管炎症状，通常不需要治疗。但是如果有慢性支气管炎，平常缓解期就要加强预防，减少急性加重。急性加重期的急慢性支气管炎要选择相应的药物。

（2）肺部炎症表现

胸部影像学提示肺部炎性表现时，应该询问患者症状，有无咳嗽、咯痰、气喘等症状，如有应建议到呼吸专科就诊。

（3）肺结节

肺结节是肺内发生的圆形或类圆形的异常病变组织，可能是瘢痕、炎症、良性肿瘤或恶性肿瘤。由于结节比正常充气肺泡密度高，故在 X 光照射下呈现阴影。通常，肺内直径小于 3 cm 的圆形或类圆形病灶称为结节，直径小于 1 cm 的称为小结节。肺内结节或小结节分为良性、恶性两种。常见的肺内结节或小结节包括球形肺炎、结核球、错构瘤良性、纤维增生等，癌前病变为不典型腺瘤样增生，恶性病变则有可能是原发性肺癌或肺内转移癌。据文献报道，在所有的肺内孤立结节病灶中，恶性肿瘤远少于良性病变。就年龄而言，年龄越大恶性肿瘤概率越高。如果体检中发现肺部结节或小结节，不要过度惊慌，但也不要太过忽视，应及时就医。医师会根据患者的具体情况应用其他检查手段，进一步明确诊断。

二、慢性病健康管理

慢性疾病的治疗中，除了传统的医疗方法，更多的在于对患者的个人健康管理，调动个人及集体的积极性，有效地利用有限的资源来达到最大的健康效果。下面以高血压为例讲解慢性病管理知识。

高血压预防及管理应按照下列程序进行。

1. 基本健康信息收集

高血压发生的背景因人而异，有的和饮食有关，有的则以肥胖、运动不足为主，因此，查明每个个体的健康危险因素是健康管理的第一步。基本资料收集包括下列内容：一般情况调查，现在健康状况、既往史、家族史调查，血压测量，身高、体重、腰围的测量，生活习惯调查，血脂、血糖检查。

2. 对收集到的基本资料进行分析

对生活习惯进行评估，对发现的主要危险因素开展危险度分层，或进行心血管疾病综合风险预测与评估。

（1）高血压危险度分层

1）对于低危险个体，一般只进行生活方式干预，将血压控制在120/80 mmHg以下。

2）对于中危险个体，在进行生活方式干预的同时，开展药物干预。

3）对于高危险个体，不仅要进行生活方式干预+药物干预，而且要经常监测患者的心电图以及脑血管的状况，预防冠心病和脑卒中的发生。

（2）综合风险评估

结合年龄、性别、BMI、血压、血脂、血糖的检查结果，进行心血管疾病健康评估。

3. 生活方式指导

针对引发高血压的主要危险因素，进行健康干预，开展生活方式指导。

（1）限制钠盐摄入量。

（2）增加新鲜蔬菜。

（3）限制饮酒及戒酒。

（4）减轻体重。

（5）适度的体力活动和体育运动。

（6）戒烟。

（7）保持良好的心理状态。

4. 对生活方式指导效果的评估

健康管理是长期、持续的管理过程，在开展生活方式指导后的一定期间，应对其实际效果进行评估，一般以 2 个月为宜。因为无论是营养指导还是身体活动指导，2 个月都应该显示其健康效应。

这时一方面应询问服务对象生活习惯的改善情况，另一方面检查其血压、血脂、血糖、体重的变化，并和第一次进行比较、分析，总结成功的经验和失败的教训，修正指导计划与指导方法，继续下一步的健康管理、健康促进。

必须强调的是，即使服务对象仅有较小的改善（生活习惯或体检指标），也要充分予以肯定并大加鼓励，以便服务对象坚持下去，取得更大的健康效应。

三、医疗服务和非医疗健康服务在健康管理中的作用

1. 医疗服务

医疗服务是指卫生技术人员遵照执业技术规范提供的照护生命、诊治疾病的健康促进服务，以及为实现这些服务提供的药品、医疗器械、救助运输、病房住宿等服务。照护生命主要是指对生命由孕育到衰亡的自然进程的关照、护卫，如孕期保健、分娩支持、预防保健、临终关怀等；诊治疾病主要是指对人体在受到病因损害后，进行识别，并对出现的功能紊乱或损伤进行调整，以求改善机能、恢复健康的过程。

医疗服务是从日常生活到政策法规、国家发展战略广泛运用的概念。明晰的医疗服务概念是规范医疗机构服务内容，界定医疗服务和各类生命健康保险适用范围，处理医患关系，发展社会健康事业等的需要。在不同语境下，医疗服务的范围有所不同，狭义的医疗服务主要是指医务人员提供的诊治疾病的服务，也可称为临床医疗服务。传统上医疗服务主要是在医院内提供的诊疗、预防、康复等，是从病人就诊，与医院建立服务关系开始，直至治疗终结，痊愈出院或死亡的全过程。现代医疗服务在加强临床医疗服务的同时，重视延伸到院外开展社会医疗服务，包括出院后随访、家庭病床、民众健康教育、疾病普查、社会医疗救助和对口支援、医疗下乡等。

2. 非医疗服务

非医疗服务是患者在接受除诊断、治疗、护理和预防、保健、康复以外的其他所有服务的总称，包括就诊指导、心理疏导、生活支持、安全保障、文化娱乐、环境美化等各个方面，其目的是为病人提供安全、便捷、愉快的就医环境，改善就医感受和

促进患者康复。非医疗健康服务包括健康管理、健康食品、健康用品、健康金融产品、健康旅游、健康养老等服务。

四、健康咨询建议

1. 科学就医

科学就医是指合理利用医疗卫生资源，选择适宜、适度的临床医疗服务，有效防治疾病、维护健康。遵从分级诊疗，提倡“小病在社区、大病去医院、康复回社区”，避免盲目去三级医院就诊。定期健康体检，做到早发现、早诊断、早治疗。鼓励预约挂号，分时段、按流程就诊，就医时需携带有效身份证件、既往病历及各项检查资料，如实陈述病情，严格遵从医嘱。紧急情况拨打 120 医疗急救电话，咨询医疗卫生信息可拨打 12320 公共卫生咨询热线。文明有序就医，严格遵守医疗机构的相关规定，共同维护良好的就医环境。参加适宜的医疗保险，了解保障内容，减轻疾病带来的经济负担。医学所能解决的健康问题是有限的，公众应当正确理解医学的局限性，理性对待诊疗结果。

2. 合理用药

用药要遵循“能不用就不用，能少用就不多用；能口服不肌注，能肌注不输液”的原则。这是原国家卫生计生委等部门联合制定的合理用药十大核心信息之一。要严格遵医嘱，切勿擅自用药。特别是抗菌药物和激素类药物，不能自行调整用量或停用；任何药物都有不良反应，非处方药长期、大量使用也会导致不良后果；孕期及哺乳期妇女用药要注意禁忌；儿童、老年人和有肝脏、肾脏等方面疾病的患者，用药应当谨慎，用药后要注意观察；从事驾驶、高空作业等特殊职业者要注意药物对工作的影响；接种疫苗是预防一些传染病最有效、最经济的措施，国家免费提供一类疫苗；保健食品不能替代药品；等等。

3. 康复护理

康复护理除包括一般基础护理内容外，还应用各科专门的护理技术，对患者进行残余机能的恢复。以特殊人群为例：

老年病人身体抵抗力低，并发症多，感觉反应迟钝，而且不爱活动，因此对老年病人必须加强皮肤护理，以防褥疮。

儿童防御机制差，易感染疾病，清洁意识不强，故大小便后、吃饭前后、睡觉前都要指导儿童洗手。要勤洗澡，最佳室温应保持在 25 ℃左右，水温在 38 ~ 40 ℃，以热而不烫为原则。

4. 健康体检

健康体检或健康检查是用于个体和群体健康状况评价与疾病风险预测、预警及早期筛查的一种方法与过程。健康体检是开展健康管理的前提和基本手段。常规的健康体检包括对血液、消化、呼吸、泌尿、心脑血管等各系统的检验检查。

5. 保健用品使用

市场上的保健用品大体可以分为保健食品、保健药品、保健化妆品、保健用品等。保健食品具有食品性质，如茶、酒、蜂制品、饮品、汤品、鲜汁、药膳等，具有色、香、形、质要求，一般在剂量上无要求；保健药品具有营养性、食物性天然药品性质，应配合治疗使用，有用法用量要求，如带“健”字批号的药品；保健化妆品具有化妆品的性质，不仅有局部修饰作用，且有透皮吸收、外用内效作用，如保健香水、霜膏、漱口水等；保健用品具有日常生活用品的性质，如健身器、定时药盒、按摩器械等。

6. 运动健身

运动健身可以采用各种徒手练习，如各种徒手健美操、韵律操、形体操以及各种自抗力动作。也可以采用不同的运动器械进行各种练习，如哑铃、杠铃、壶铃等举重器械，单杠、双杠、绳、杆等体操器械，弹簧拉力器、滑轮拉力器、橡筋带和各种特制的综合力量练习架等力量训练器械，以及功率自行车、台阶器、平跑机、划船器等有氧训练器材。健身运动简单易行，不仅能有效地增强人们的体质，增进人们的健康，发达全身肌力，增强力量，提高生产劳动效率，还能改善人们的体型、体态，陶冶人们的美好情操。

第四章

诊疗协助

第一节　就诊服务管理

一、挂号指导手册编写

医院挂号主要包括当日挂号和预约挂号，随着信息技术的不断发展，以及从医院运行和患者就医的便捷角度，更推荐预约挂号。

1．挂号指导手册的编写原则

（1）科学性

作为指导手册，内容必须符合客观规律、准确可靠，保证科学性。

（2）实用性

挂号指导手册是指导患者的实用工具，必须保证实用性。需了解医院的类别与等级，确定服务范围，同时应实地考察，了解该医院挂号的具体流程以及所设科室，确保所编写内容符合医院实际，能够切实指导患者进行挂号。

（3）先进性

内容要具有先进性，紧跟时代潮流。随着当前信息技术的迅猛发展，预约挂号逐渐取代了当日挂号，在预约挂号形式中，现场预约挂号向远程预约挂号发展，人工预约挂号向自主预约挂号发展，挂号指导手册要体现科技先进性，甚至具有超前性。应及时更新内容，如新冠疫情后，在预约挂号的同时，还要求就诊者填写相关流行病学史调查问卷，需要就诊者如实填写。

2. 挂号指导手册内容

（1）微信预约挂号

1）打开微信，点击“通讯录”→右上角搜索放大镜标识或“(+）添加朋友”按钮→选择“公众号”，进入公众号搜索页面。

2）搜索并关注“××医院”官方微信公众号。

3）进入微信公众号，点击“预约挂号”按钮，其中第一次使用会进入用户实名注册，要先进行实名注册。

4）进入预约挂号界面，可选择门诊类别，如普通门诊、专家门诊、专病门诊等。按照需求选择合适的门诊。

5）选择预约科室，根据自身需求和号源情况选择预约时间及预约时段。

6）确认预约信息以及个人身份信息，预约成功。

7）退号：进入××医院公众号→个人中心→个人挂号记录→取消预约。

（2）医院客户端预约挂号

1）登录××医院官网，扫码下载医院官方App。

2）注册、登录完善信息。

①注册：输入手机号码→验证码→设置密码→完成注册。

②登录：填写注册手机号码→密码→完成登录。

3）添加就诊人。进入首页→个人中心→就诊人管理→添加就诊人→身份证建档/非身份证建档（身份证建档需要输入真实姓名、身份证等信息，非身份证建档需要输入在医院窗口预留的真实姓名、证件号码、手机号等信息）。

4）挂号。可预约挂号、当日挂号，以预约挂号为例：

①医保挂号：选择预约挂号→在挂号列表选定科室→医生→号源时间→就诊人和医保缴费类型→挂号提交成功→微信支付→挂号交费成功→预约挂号成功。

②非医保挂号：选择预约挂号→在挂号列表选定科室→医生→号源时间→就诊人和非医保缴费类型→挂号提交成功→微信支付→挂号交费成功→预约挂号成功。

5）退号

①App退号。进入首页→个人中心→预约记录→选定需退号订单→点击取消挂号，收到退号提示消息，已缴纳的医事服务费会在3～10个工作日内原路径退回支付账户。

②现场退号。就诊当日上午的号在8：00—12：00，下午的号在13：00—17：00，需持挂号条（挂号窗口或自助机取出）、医保卡到相应科室分诊台盖章后至退号窗口办理退号。

（3）挂号须知

1）非医保患者（自费患者、公费医疗患者）可预约挂号、当日挂号；需在线支付医事服务费，支付后取号，直接到分诊台分诊。

2）医保患者必须挂医保号，如医保患者挂自费号，则诊间缴费不能用医保卡结算。

3）医保患者可挂当日号，挂号后需持医保卡到医院自助机或缴费窗口交款取号，再到分诊台分诊。

4）挂号成功后，需按就诊时间提前到医院就诊；在就诊单元内（上午、下午）此号有效；不按时就诊的患者，须提前联系医院协商退费。

5）当日挂号开放时间：上午号源 7：00—10：00，下午号源 7：00—15：00，夜间门诊 7：00—20：00。

6）手机型号适配注意事项：在使用 ×× 医院服务号相关功能过程中如出现闪退、无法滑动拼图、画面停滞等情况，应先确认手机系统和微信版本是否升级为最新版本、手机网络信号是否流畅，可重启手机后再试。

二、与医疗、体检机构联系与互动

1. 了解医疗、体检机构的基本信息

在联系与互动之前，充分了解每家机构的信息，包括服务范围、工作时间、合作的机构和单位以及未来的发展方向等。如根据机构的服务范围对机构进行归纳、分类，针对每家机构的特点做出总结，为联系和互动打好基础。

2. 表现良好的职业素养

社群健康助理员是新兴行业，医疗行业对其了解较少，从业者首先自身应当正确认识社群健康助理员这一职业，然后将自身带入医疗、体检机构的工作环境，熟悉医疗、体检的工作流程，学习医疗、体检机构人员的工作方式，包括言行、举止、仪表等，提高自身的职业素养，以此提高医疗行业对社群健康助理员的认可度，了解社群健康助理员是未来医疗行业不可或缺的职业类别，正视其作用及进行平等的联系和互动。

三、药品服务与管理

1. 处方药和非处方药的定义

非处方药（over the counter，OTC，也称在柜台上可以买到的药），一般分为红色和绿色两种，红色为非处方药甲类，必须在药店执业医师的指导下使用；绿色为非处

方药乙类，除了可以在药店购买以外，还可在相关部门批准的超市、百货商店以及网上购买。

处方药是指必须凭执业医师或执业助理医师处方才可调配、购买和使用的药品。如果在药店购买，需要凭借医生的处方才可购买。

2. 家庭药箱装配

全国多个省（市）发布了《家庭卫生应急物资储备建议清单》，其中家庭医疗用品主要包括消炎用品（碘伏棉棒 / 医用酒精棉片、创可贴等）、包扎用品、辅助工具（棉花球、体温计、剪刀 / 镊子等），常备药品包括消炎止痛药、止泻药、退烧药、感冒药、止咳化痰药、心脏病等急救药，等等。家庭药箱装配需注意如下事项：

（1）按照季节准备药品

家庭药箱常备药物应该根据季节的变化而给予相应的调整，不盲目求全。例如，春季是疾病易发、易传染的季节，故此季节应当更多准备感冒、抗过敏、抗真菌等类型的药品；夏季较为炎热，蚊虫较多，容易引起中暑、蚊虫叮咬、肠胃不适等方面的问题，故可以更多准备防中暑药、皮肤用药、治疗肠胃不适的药品等；秋季较为干燥，可以准备一些止咳、清热解毒等方面的药品；冬季天气寒冷，也是疾病易发的季节，应当准备感冒、治胃病的药等。

（2）按家庭成员准备药品

家庭药箱的使用对象为家庭成员，故家庭药箱的配备需根据家庭成员的特征进行选择，做到有的放矢。当家庭存在老年人、婴幼儿、孕产妇以及肝功能或肾功能不好的家庭成员时，应当慎重选择药品，这类人群对药品的剂量、副作用及药品成分更为敏感，对于不明确的信息应当及时咨询医师或药师。

3. 出行药包装配

常见出行药品的种类包括晕车药、感冒药、便秘或腹泻类药物、户外活动常用药物（通常包括抗过敏药、防蚊虫叮咬类药物、跌打损伤药等）、基础疾病类的药物（指原本患有疾病正在服药的一类药品）以及根据目的地情况相应增加的其他药品。

4. 非处方药的使用方法

相对于处方药，非处方药不良反应较轻微，患者自行使用较为安全，加之非处方药购买比较方便，患者往往出现乱用药、长期服药，甚至“病急乱投医”的现象。但“是药三分毒”，非处方药也不例外，非处方药的安全性是相对于处方药，以及建立在正确使用的基础上而言的，并不代表可以随意使用。非处方药的正确使用方法如下：

（1）当自身出现症状时，在能够明确判断的情况下，可以使用非处方药，但在无法准确判断或病情较重的情况下，则不宜擅自使用非处方药进行自我治疗。

（2）购买非处方药时需选择正规的药店，并保留购药凭证，避免购买到假药劣药。

（3）购买前通过阅读药品说明书或询问药店的执业药师，了解该药品的适应证、禁忌证等，确保选用正确的非处方药。

（4）服药之前仔细阅读说明书，儿童、老年人及孕妇等特殊人群要重点注意药品的适用证和禁忌证等，有不确定的地方询问医师或药师，在了解该药品的用法用量、注意事项及不良反应等之后再严格按照说明书推荐的用法用量进行用药。

（5）按照说明书中推荐的储存条件妥善保管药品，过期药或储存不善的药品坚决不能继续使用。

（6）注意观察病情的发展，若服用非处方药一定时间后（一般 3 ~ 5 天）症状未缓解，甚至出现不良反应或其他新的症状，应立即前往医疗机构寻求医师帮助，避免延误病情。

5. 家庭药箱使用方法

药品的使用必须严格按照药品说明书中的要求进行。对于重点人群，药品的使用更应谨慎。

（1）老年人由于各器官功能逐渐衰退，对药物的耐受性比较差，在药品的使用方面应当适当减少用量，循序渐进，避免同时用药种类过多；务必熟悉药物作用的机制、代谢和不良反应；强调个体差别。

（2）婴幼儿由于各项器官发育尚不完善，容易受到药物刺激，影响生长发育或存在致残、致畸等危险因素，应当遵循“选择合适的药物、选择正确的剂量、选择适宜的剂型、选择合适的给药途径”的原则，合理用药。

（3）孕妇用药，不仅需要注意自身用药安全，同时也要留心胎儿的健康，因此孕妇使用任何药品都必须提前询问医师或药师，在其指导下严格按照用法用量进行用药。

6. 出行药包使用方法

装配出行药包需根据出行人员的年龄、基础疾病、旅游季节、出行时间长短及目的地等相应地选取药品。

第二节　服务产品规划与开发

一、服务产品需求与市场调研

1. 服务产品需求的定义

进行服务产品的规划与开发之前，首先需要了解市场需求情况，之后才能开展后续工作。需求是指在一定时期里，在一定的价格水平下，消费者愿意或能够购买的商品或服务数量。从定义中不难得出，需求的形成有两个必要条件：一是消费者有购买服务产品的意愿，二是消费者有购买服务产品的能力。

2. 服务产品需求预测的方法

（1）定性预测法

定性预测法也被称为主观判断法，是服务产品需求预测中经常用到的方法。该方法较为简单易行，主要是依靠自身所掌握的信息、经验和综合判断能力，预测服务产品需求未来的状况和发展趋势。主要的方法包括专家会议法、情景预测法等。

（2）定量预测法

定量预测法是利用比较完整的数据资料，通过运用数学模型和计量经济学方面的知识，预测服务产品需求。主要的方法包括时间序列模型和因果关系模型，该方法较复杂，在此不做赘述，感兴趣的读者可以查阅相关资料。

3. 市场调研的意义

市场调研，就是运用科学的方法，有目的、有计划、系统地收集、整理和分析研究有关市场营销方面的信息，提出解决问题的建议，供营销管理人员了解营销环境，发现机会与问题，作为市场预测和营销决策的依据。市场调研有利于制定科学的营销规划，有利于优化营销组合，有利于开拓新的市场。

4. 服务产品与市场环境调研

（1）服务产品调研

首先，要对自身预计推出的服务产品进行分析，大致掌握产品的生命周期，提前针对不同阶段制定相应的产品策略。其次，要将自身产品与现有的或潜在的服务产品进行包括价格、质量等方面的对比，了解优劣势，进行相应的调整与改善。

（2）服务市场环境调研

环境调研主要包括与就医、体检、保健、养生项目服务市场有关的宏观环境和微观环境调研，其中宏观环境主要包括政治环境、法律环境、经济环境、人口环境、文化环境、科学技术环境等，微观环境主要包括服务市场的现有竞争者和潜在竞争者、供应商、需求者、公众等。只有掌握了服务市场环境，才能够做到服务产品可持续性发展。

二、就医、体检、保健、养生服务项目规划

1. 制定规划的原则

（1）全面性原则

规划的制定必须拥有全局观念、整体观念，要能够综合分析内外环境，把握过去、立足现实、着眼未来，通盘分析，避免规划的片面性。

（2）重点性原则

规划的制定在全面性的基础上应当有所侧重，抓住主要矛盾，找准工作重心，避免资源和精力的分散。

（3）先进性原则

规划的制定应当具有前瞻性，能够指导未来一段时间工作的目标及设定未来的发展方向，避免进行“炒冷饭”，要在现实的基础上进行一定的创新和设想。

（4）可行性原则

规划的最终目的是指导现实工作的进行，因此规划的制定必须符合客观规律，能够通过一定的努力而实现。

（5）灵活性原则

规划需要具有一定的可调节性，以应对实施过程中意想不到的环境、条件的变化，在规划目标的制定方面应当留有余地，并且制定预备方案，确保规划的落地。

2. 服务项目规划方法

（1）细分服务市场

规划中首先要对服务市场进行细分，以便更好地选择目标市场和对服务市场进行定位。由于不同的消费者对就医、体检、保健、养生服务的需求和欲望是具有差别的，故可以对这些有差别的需求和欲望进行分类和归纳，针对有不同需求的消费者提供个性化的服务，进而形成成熟稳定的消费群体。例如，县域内老年人较多，市场需求量大但产品较少，可以针对老年病细分市场开设老年病医院，或开设医养结合机构，体

检机构同样可以更多地设计针对老年人的体检套餐。

（2）选择服务目标

在市场细分的前提下，应当对细分的服务市场进行评估。

首先分析市场需求，确认存在市场潜力；其次研究该市场与服务机构的能力和服务范围的匹配程度；再次分析现有竞争对手和潜在竞争对手的数目与实力，判断自身的竞争力；最后分析成本与收入之间的差额，判断经济效益的大小，是否值得投资。

在对所有的细分市场开展评估之后，便可以在诸多细分市场中选取最为合适的细分市场作为目标市场。

（3）找准服务定位

确认目标市场之后，接下来应当规划服务产品的定位，明确自己的服务产品形象，在消费者心中形成偏好。

首先应当进一步分析目标市场，了解现有和潜在竞争对手的服务定位和与消费者之间的关系是怎样的，找准自身的竞争优势，为下一步定位策略奠定基础；其次通过相对的竞争差异化，找出适合自身产品的服务优势，初步确定服务定位；最后要根据消费者需求的变化、竞争对手产品的更新，对服务产品进行的相应调整换代，保持市场定位的灵活性。

三、与健康服务产品相关的延伸服务开发

1. 注重产品质量

就医、体检、保健、养生服务产品与实体产品和一般服务业相比具有独特性，其服务质量主要由顾客的感知体现，既受到服务结果的影响，也受到服务过程的影响，带有一定的主观性。通常顾客的服务质量感知取决于期望的感知质量与实际感知到的质量之间的差额，也就是说当顾客对两种服务产品的期望不相同，在同等质量的情况下，顾客可能对期望高的服务产品的感知质量更低。例如，某服务产品由于夸大宣传，导致顾客期望的服务质量提高，最终造成落差，反而会降低产品在顾客心中地位。因此在就医、体检、保健、养生服务产品的开发过程中，不仅需要注重产品自身的质量，同时也要考虑到顾客的感知，要体现以“顾客为中心”的理念。

2. 服务设计带有先进性

就医、体检、保健、养生服务产品的开发要带有一定的超前性，因为与健康服务相关产品的服务对象更加向往和渴望高水平的健康服务，特别是在当今时代，健康产品的开发要注重与5G、医疗大数据、物联网、人工智能等方面的联系，通过互联网+

思维解决当下健康产品开发的问题以及设想未来健康产品的解决方案。例如，针对当前我国快速老龄化的形势，养老服务需求存在巨大的市场潜力，某公司基于互联网、物联网等先进技术手段，搭建了数字化养老呼叫管理平台，建设了“没有围墙的养老院”，让更多的居家老年人得到了数字化监护，有望成为解决中国 2 亿老年人中占 90% 以上的普通百姓的养老方案。

第五章

健康促进协助

第一节　生活方式健康促进

一、新健康观念及健康生活理念

《"健康中国 2030"规划纲要》，是我国首次公布的健康领域中长期规划，它明确了我国在卫生健康方面的宏伟蓝图和行动纲领，以共建共享、全民健康为目标，以普及健康生活方式、优化健康服务、完善健康保障、建设健康环境、发展健康产业为重点，全方位、全生命周期维护和保障人民的健康。《关于实施健康中国行动的意见》(以下简称《意见》)(国发〔2019〕13 号)，是国家层面指导未来十余年疾病预防和健康促进的一个重要文件。依据《意见》，成立了健康中国行动推进委员会，并发布《健康中国行动（2019—2030 年）》。

如果说《"健康中国 2030"规划纲要》是总纲，《健康中国行动（2019—2030 年）》就是推进健康中国建设的路线图和施工图，提示如何把战略中的规划内容落到实处。健康中国行动有关文件有四个特点：一是在定位上，从以"疾病"为中心向以"健康"为中心转变。二是在策略上，从注重"治已病"向注重"治未病"转变。三是在主体上，从依靠卫生健康系统向社会整体联动转变。四是在文风上，努力从文件向社会倡议转变。其根本目的是实现全民健康，立足于全人群和全生命周期两个着力点。

《健康中国行动（2019—2030 年）》中共涉及三类十五项重大行动，涉及各方面、各人群的健康促进，分别为健康知识普及行动、合理膳食行动、全民健身行动、控烟行动、心理健康促进行动、健康环境促进行动、妇幼健康促进行动、中小学健康促进行动、职业健康保护行动、老年健康促进行动、心脑血管疾病防治行动、癌症防治行动、慢性呼吸系统疾病防治行动、糖尿病防治行动、传染病及地方病防控行动。

在各专项行动的目标、指标、任务和职责分工中，都列出了发动家庭和个人参与行动的要求，倡导每个人是自己健康第一责任人的理念，激发居民热爱健康、追求健康的热情，养成符合自身和家庭特点的健康生活方式。可以说，健康中国行动是每个人的健康行动，各项健康行动都能融入个人健康行动这个共同着力点上，因此可以把个人健康行动作为推进健康中国行动的着力点。因此，引导社群成员更新健康观念和生活理念是推动健康中国行动的关键点。

二、慢性病及慢性病高危人群的识别及引导

1. 肿瘤

肿瘤是一类疾病的总称，其基本特征是细胞增殖与凋亡失控，扩张性增生形成新生物。肿瘤按其生长的特性和对人体的破坏程度，分为良性肿瘤和恶性肿瘤，后者包括癌、肉瘤等。危险因素包括吸烟、药物、乙型肝炎病毒及其他病毒感染、膳食营养因素、职业危害及其他环境因素。

其高危人群的发现主要依赖高危评估问卷、体格检查、物理学检查以及液体活检技术发现，可按照第四章相关内容引导服务对象到相关科室（肿瘤科、外科、放疗科等）就医。

2. 高血压

高血压是一种以动脉血压持续升高为特征的进行性心血管损害性疾病，是冠心病、脑血管病、肾病发生和死亡的最主要的危险因素。高血压的诊断标准：在未用抗高血压药的情况下，非同日 3 次测量血压，收缩压≥140 mmHg 和（或）舒张压≥90 mmHg。患者有高血压史，目前正在服用抗高血压药，血压虽低于 140/90 mmHg，仍诊断为高血压。血压水平的分级见表 3–5–1。

高血压危险因素包括可改变及不可改变因素，前者常见的有超重 / 肥胖或腹型肥胖、高钠低钾膳食、饮酒、长期精神过度紧张，后者如性别、年龄、家族史等。

高血压筛查流程如图 3–5–1 所示，高血压患者随访流程如图 3–5–2 所示。对原发性高血压患者，每年要提供至少 4 次面对面的随访。

表 3-5-1　血压水平的分级

级别	收缩压（mmHg）		舒张压（mmHg）
正常血压	<120	和	<80
正常高值	120 ~ 139	和（或）	80 ~ 89
高血压	≥ 140	和（或）	≥ 90
1 级高血压（轻度）	140 ~ 159	和（或）	90 ~ 99
2 级高血压（中度）	160 ~ 179	和（或）	100 ~ 109
3 级高血压（重度）	≥ 180	和（或）	≥ 110
ISH	≥ 140	和	<90

注：1. ISH 是指单纯收缩期高血压。

2. 若患者的收缩压和舒张压分属不同的级别时，则以较高的为准。

3. ISH 也可以根据收缩压的高低分为 1 级、2 级、3 级。

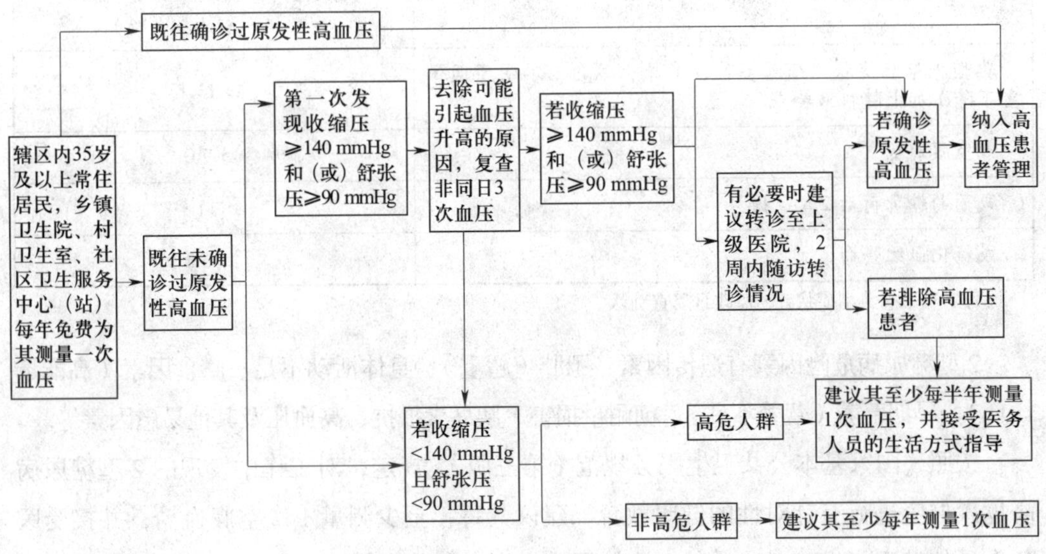

图 3-5-1　高血压筛查流程

3. 2 型糖尿病

2 型糖尿病是由多种病因引起的代谢紊乱，其特点是慢性高血糖，伴有胰岛素分泌不足和（或）作用障碍，导致碳水化合物、脂肪、蛋白质代谢紊乱，造成多种器官的慢性损伤、功能障碍甚至衰竭。糖尿病分为 4 种类型，即 1 型糖尿病、2 型糖尿病、特殊类型糖尿病、妊娠期间糖尿病。糖尿病诊断标准见表 3-5-2。

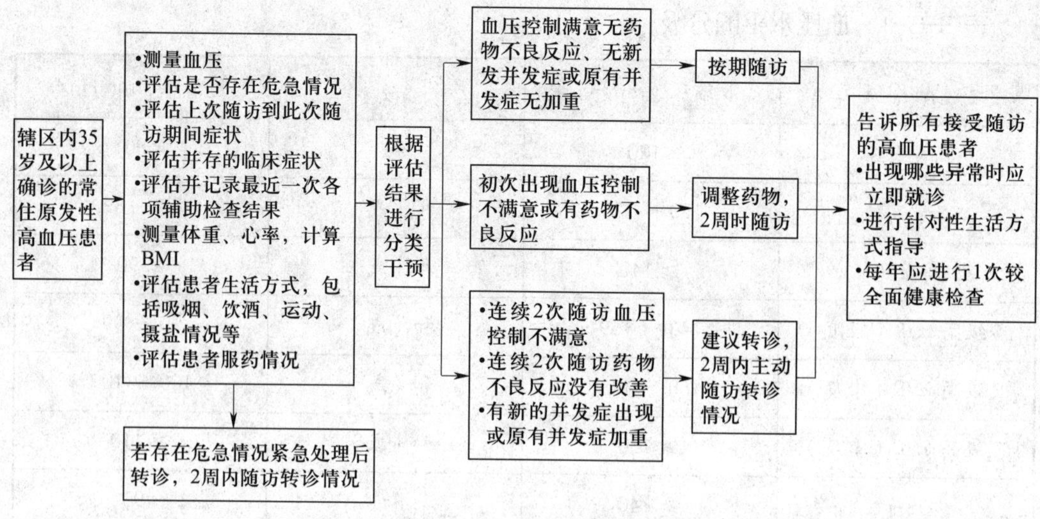

图 3–5–2　高血压患者随访流程

表 3–5–2　糖尿病的诊断标准

诊断标准	静脉血浆葡萄糖（mmol/L）/糖化血红蛋白（%）
典型糖尿病症状（烦渴多饮、多尿、多食、不明原因体重下降）加上随机血糖或	≥ 11.1
或空腹血糖	≥ 7.0
或葡萄糖负荷后 2 h 血糖	≥ 11.1
或糖化血红蛋白	≥ 6.5

注：糖尿病典型症状者，需改日复查确认。

2 型糖尿病危险因素有遗传因素、肥胖（超重）、身体活动不足、膳食因素（高能量饮食）、早期营养（营养不良）、糖耐量损害、胰岛素抵抗、高血压及其他易患因素等。

按照《国家基本公共卫生服务规范（第三版）》规定，对工作中发现的 2 型糖尿病高危人群应进行有针对性的健康教育，建议其每年至少测量 1 次空腹血糖，并接受医务人员的健康指导。对确诊的 2 型糖尿病患者，每年提供 4 次免费空腹血糖检测，至少进行 4 次面对面随访，流程如图 3–5–3 所示。

4. 冠心病

冠状动脉粥样硬化性心脏病又称缺血性心脏病，是由于冠状动脉发生严重粥样硬化性狭窄或阻塞，或在此基础上合并痉挛，以及形成血栓，引起冠状动脉供血不足、心肌缺血或梗死的一种心脏病。

我国心血管发病率存在着明显地域差异，北方省市普遍高于南方省市。世界卫生

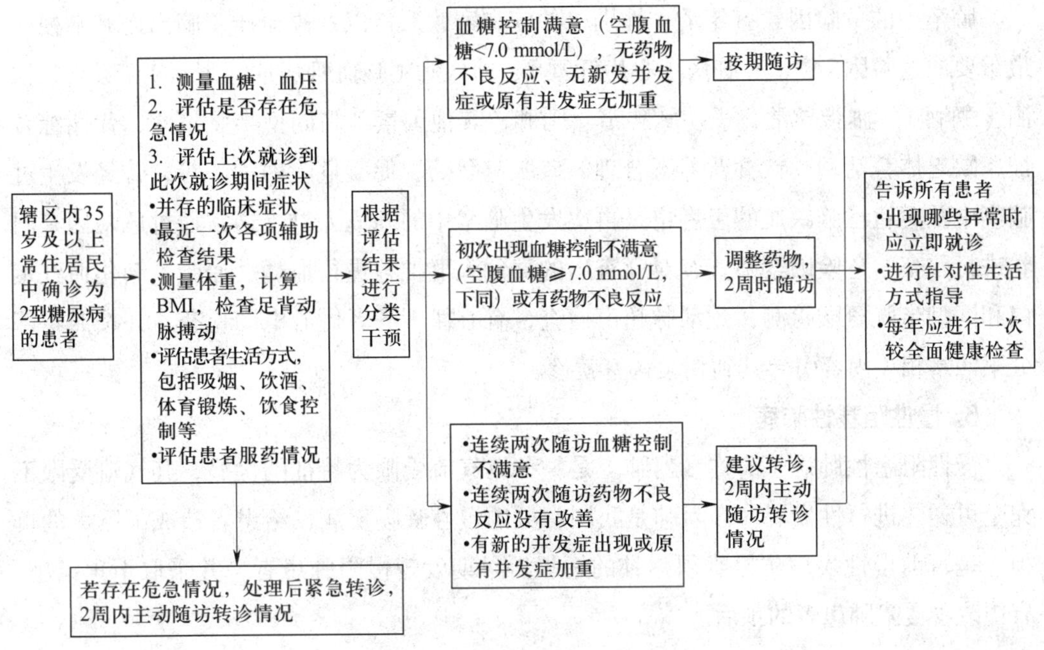

图 3-5-3　糖尿病患者随访流程

组织将冠心病分为无症状心肌缺血（隐匿性冠心病）、心绞痛、心肌梗死、缺血性心力衰竭（缺血性心脏病）和猝死 5 种临床类型。临床中常常分为稳定性冠心病（包括稳定型心绞痛、冠状动脉正常的心绞痛、无症状性心肌缺血和心力衰竭）和急性冠状动脉综合征（包括不稳定心绞痛、非 ST 段抬高性心肌梗死、ST 段抬高性心肌梗死和冠心病猝死）。

冠心病的危险因素有高血压、血脂异常和高胆固醇血症、超重和肥胖、糖尿病、不良生活方式（吸烟、高脂高热量饮食、体力活动少）、多种危险因素联合作用（血清胆固醇≥ 6.46 mmol、舒张压≥ 90 mmHg、有吸烟史）、其他（家族史）。

冠心病高危人群为下列人群：男性年龄 >55 岁、女性年龄 >65 岁、吸烟、高血压、糖尿病、血脂异常、腹型肥胖、早发心血管病家族史，宜尽早开始冠心病筛查，如确诊应尽快到相关科室（心内科、胸痛中心等）就诊。

5. 脑卒中

脑卒中俗称中风，包括缺血性脑卒中（又称脑梗死）和出血性脑卒中（包括脑实质出血、脑室及蛛网膜下腔出血）两种。其中急性缺血性脑卒中（急性脑梗死）是最常见的卒中类型，占全部卒中的 60% ~ 80%。缺血性脑卒中（脑梗死）是指因脑部血液循环障碍，缺血、缺氧，引起局限性脑组织的缺血性坏死或软化，出现相应的神经功能缺损。

脑卒中的危险因素有年龄、性别、种族和家族遗传以及高血压（脑出血和脑梗死最重要的危险因素）、心脏病（心房纤颤）、糖尿病（脑血管病危险因素）、吸烟、饮酒（酗酒）、血脂异常、颈动脉狭窄、肥胖、其他因素（高同型半胱氨酸、代谢综合征、缺乏体育活动、饮食营养不合理、口服避孕药、促凝危险因素）等，曾经发生过脑卒中及短暂性脑缺血的患者也是再次发生脑卒中的高危人群。通常通过危险因素问卷进行脑卒中危险因素筛查，对筛查出的高危人群推荐进行血糖、血脂、糖化血红蛋白和同型半胱氨酸检测，颈动脉超声检查，有心律不齐者做心电图检查，并按照本部分第四章相关内容引导其到相关科室就诊。

6. 慢性阻塞性肺病

慢性阻塞性肺病（简称慢阻肺）是一种以气流受限为特征的疾病，其气流受限不完全可逆、进行性发展。慢阻肺是我国常见的慢性呼吸疾病，给患者造成了巨大的负担，是目前慢性疾病防控亟须弥补的短板。早期发现慢阻肺患者，并采取干预措施，有望改善慢阻肺患者的预后。

慢阻肺的临床表现为：慢性咳嗽（首发症状）、咯痰、气短或呼吸困难（是慢阻肺标志性症状）、喘息和胸闷、全身症状。肺功能测定指标为其诊断的金标准。

慢阻肺的危险因素包括：个体因素（遗传、支气管哮喘和气道高反应性等）和环境因素（吸烟、职业性粉尘和化学物质、空气污染、感染等）。

一般使用COPD-SQ慢阻肺筛查问卷，对筛查出的高危人群进行舒张前肺功能检查，对肺功能异常者进一步进行支气管舒张试验，最终确定的患者应到医院相关科室如呼吸内科进一步诊治。

7. 其他常见慢性病

（1）超重或肥胖

1）肥胖的判定

①以体重指数（BMI）为判断指标。BMI的计算公式为：BMI=体重（kg）/身高（m）^{2}。中国18岁及以上成人的体重分类判断标准为：BMI<18.5是体重过低，18.5 ≤ BMI<24为体重正常，24.0 ≤ BMI<28为超重，BMI ≥ 28为肥胖。

②以腰围为中心性肥胖的判断指标。中国18岁及以上成人中心性肥胖的判断标准：男性腰围≥ 90 cm，女性腰围≥ 85 cm。

③儿童肥胖。儿童肥胖也成为我国日益突出的一个公共卫生问题，我国7 ~ 18岁儿童青少年超重肥胖的判断标准见表3-5-3。

2）超重和肥胖的危险因素及危害。危险因素包括遗传因素、饮食习惯、身体活动不足及社会因素。

表 3-5-3　中国儿童青少年超重、肥胖分类标准　kg/m²

年龄（岁）	男		女	
	超重	肥胖	超重	肥胖
7 ~	17.4	19.2	17.2	18.9
8 ~	18.1	20.3	18.1	19.9
9 ~	18.9	21.4	19.0	21.0
10 ~	19.6	22.5	20.0	22.1
11 ~	20.3	23.6	21.1	23.3
12 ~	21.0	24.7	21.9	24.5
13 ~	21.9	25.7	22.6	25.6
14 ~	22.6	26.4	23.0	26.3
15 ~	23.1	26.9	23.4	26.9
16 ~	23.5	27.4	23.7	27.4
17 ~	23.8	27.8	23.8	27.7
18 ~	24.0	28.0	24.0	28.0

肥胖与许多慢性病有关，控制肥胖是减少慢性病发病率和病死率的一个关键因素。根据世界卫生组织的报告，与肥胖相关疾病的相对危险度见表 3-5-4。相对危险度是指肥胖者发生上述与肥胖相关疾病的患病率，是正常体重者对该病患病率的倍数。

应引导社群服务对象定期测量身高体重，根据 BMI 判断是否属于超重或肥胖。如已属于超重和肥胖人群则应通过合理膳食、增加身体活动等方式进行减重。也可到减重门诊、内分泌科就诊，在医生指导下进行减重。

表 3-5-4　与肥胖相关疾病的相对危险度

相对危险度	危险性显著增高（相对危险度大于 3）	危险性中等增高（相对危险度 2 ~ 3）	危险性稍增高（相对危险度 1 ~ 2）
相关疾病	2 型糖尿病	冠心病	女性绝经后乳腺癌，子宫内膜癌
	胆囊疾病	高血压	男性前列腺癌，结肠直肠癌
	血脂异常	骨关节病	男性前列腺癌，结肠直肠癌
	胰岛素抵抗	高尿酸血症和痛风	多囊卵巢综合征
	气喘	脂肪肝	生育功能受损
	睡眠中阻塞性呼吸暂停	背下部疼痛	麻醉并发症

（2）骨质疏松

骨质疏松一般以骨量减少、骨密度下降和发生脆性骨折为依据，骨密度检测为早期诊断的重要指标。老年人群及绝经女性都是骨质疏松的高危人群。

骨质疏松的指导包括运动、药物和膳食指导。维持每日适量的运动是必不可少的，特别是户外运动，可以保持充分的阳光照射，在骨质疏松的预防中有重要作用。每日从食物中摄入足量的钙和维生素 D，可维持骨骼健康，延缓骨量流失。活性维生素 D 可以增进人体对钙的吸收利用，减缓骨质疏松的进程。要传递“预防骨质疏松，永远都不晚”的理念。

三、妇女儿童健康促进专项行动的指导

1. 妇女儿童健康权益

20 世纪 90 年代以来，我国政府陆续发布《中国妇女发展纲要（1995—2000 年）》《中国妇女发展纲要（2001—2010 年）》《中国妇女发展纲要（2011—2020 年）》和《九十年代中国儿童发展规划纲要》《中国儿童发展纲要（2001—2010 年）》《中国儿童发展纲要（2011—2020 年）》《健康中国行动（2019—2030 年）》，把妇女儿童健康纳入国民经济和社会发展规划，作为优先发展的领域之一。

在妇女儿童健康方面，我国开展了富有成效的工作。开展妇女生殖保健服务，积极推广婚前和孕前保健，普及优生优育、生殖健康科学知识，深入开展孕产期保健，形成包括产前检查、产前筛查与诊断、高危孕产妇筛查与管理、住院分娩、新生儿保健和产后访视在内的一整套孕产期保健服务。开展“降低孕产妇死亡率、消除新生儿破伤风”项目，大幅降低了孕产妇及新生儿破伤风风险。开展妇女病普查普治、青春期保健和更年期、老年期保健等，为广大妇女提供全生命周期服务。另外，我国从上世纪 70 年代就开始进行妇女癌症筛查工作，2009 年全国妇联、原卫生部联合发文开展了国家重大公共卫生服务项目、农村妇女“两癌”检查项目（宫颈癌、乳腺癌），2012 年原卫生部开展了国家重大公共卫生专项行动，城市癌症早诊早治项目（肺癌、上消化道癌、结直肠癌、乳腺癌、肝癌），这些项目都已持续至今，并从根本上改善了妇女的健康状况。

加强新生儿保健，规范新生儿访视服务。开展婴幼儿及学龄前儿童保健，实施 7 岁以下儿童保健管理和 3 岁以下儿童系统管理。儿童生长发育水平不断提高，儿童营养不良状况持续减少。努力控制出生缺陷，提高出生人口素质，开展新生儿疾病筛查、0 ~ 3 岁儿童早期综合发展、发育偏离儿童的康复训练、高危儿早期干预、食物过敏

的早期干预、睡眠问题干预、环境污染对儿童健康损害的早期干预以及青春期保健等。关注和重视留守儿童、流动儿童、伤残儿童等特殊儿童群体的身心健康。

2. 协助妇女儿童开展健康促进权益服务

《健康中国行动（2019—2030 年）》将妇幼健康促进和中小学健康促进纳入重要内容，并针对个人和家庭提出了健康倡议。社群健康助理员应协助政府、卫生部门和相关机构，做好相关促进工作，指导和促进妇女健康、科学育儿和儿童健康成长。

第二节　职业健康促进

一、协助促进“三健行动”

1.“三健行动”的内容

（1）健康生活方式行动

为积极应对慢性病的危险健康行为因素，2007 年 9 月 1 日，原卫生部疾控局、全国爱卫办和中国疾病预防控制中心共同发起了全民健康生活方式行动，并确定行动总目标之一为“创造长期可持续的支持性环境”。

根据对象和建设方式的不同，健康支持性环境目前主要有九类，分别是健康社区、健康单位、健康学校、健康食堂、健康餐厅 / 酒店、健康步道、健康小屋、健康一条街、健康主题公园。

（2）健康小屋

健康小屋是政府主导的，由公共卫生机构组织建设的，提供给公众使用的，包括自助健康检测服务、普及健康知识、促进慢性病的早期发现、引导大众养成自我管理健康意识等功能的场所。

作为网络医院服务的终端，健康小屋主要建立在社区、社区健康中心及大型企业内，通过健康监测、健康教育，对慢病人群进行筛查，提供就医指导、就医预约，做到早预防、早发现、早治疗。

（3）健康食堂

健康食堂是指具有相关许可资质，设有就餐场所，向企业、单位、学校等机构内部人员提供健康饮食服务，符合健康食堂建设标准的食堂或餐厅。

2. 开展“三健行动”的方法

（1）协助健康小屋建设

1）健康小屋选址。可以利用社区内各类健康服务机构与居民集中活动场所进行设置，如社区卫生服务中心、文化中心、活动中心等。应设置独立空间，面积在 20 ~ 50 m^2，并在醒目位置设置标识。

2）健康小屋的场所及布局。应符合国家和地方相关标准，可依据服务内容设置自助检测区、自我评估区和指导干预区，可独立分区或集约化使用。整体环境应整洁、温馨、干净、明亮，设备设施布置整齐、合理、有序，便于使用。

3）健康小屋应配有专 / 兼职人员进行服务与指导。

4）健康小屋设备设施。应符合国家相关标准，测量设备要在醒目位置标识使用方法、注意事项，用于自测的设备应方便大众自行使用，定期做好设备维护与检修。

5）健康小屋的内部设置。应在适当位置展示全民健康生活方式行动标识；摆放限盐勺、限油罐、腰围尺、膳食宝塔模型或挂图等健康支持性工具；配备身高、体重、血压、血糖等测量工具和设备；有条件的健康小屋可配备体脂、骨密度、心血管功能等检测设备，以及体质、运动能力测试设备等。

（2）协助打造健康食堂

1）健康食堂基本要求。公开承诺创建健康食堂，并主动接受公众监督；取得《餐饮服务许可证》，达到食品安全监督量化分级管理等级 B 级以上，有效执行《餐饮服务食品安全监督管理办法》相关规定；食堂工作人员须持有有效健康证明，并需配备专兼职营养师。

2）健康食堂环境要求。环境要整洁、明亮、卫生，无蚊蝇，室内外无污物；在醒目位置张贴禁烟标识并严禁在食堂区域内吸烟；张贴“三减三健（减盐、减油、减糖，健康口腔、健康体重、健康骨骼）”“全民健康生活方式行动”等宣传材料，利用宣传栏、多媒体、桌卡等多种形式开展健康生活方式知识宣传；配备体重计、体重指数（BMI）计算尺、膳食平衡宝塔等健康支持工具。

3）健康食堂供餐服务要求。在食堂显著位置公布食谱，标注分量和营养素含量，并简要描述营养成分；倡导平衡膳食的基本原则，坚持食物多样、谷类为主的膳食模式；在保证口味的前提下，控制膳食中盐的用量，逐步量化用盐用油用糖；开发针对不同人群的膳食菜谱，主动提供特殊人群的食谱（如低能量、低脂肪、低钠盐等膳食）。

4）宣传培训。定期对用餐人员开展营养、平衡膳食和食品安全相关的宣传活动和技能培训。

（3）协助推进健康行动

1）认真学习国家、省级健康保护行动相关文件精神，做好健康行动的宣传工作。

2）将针对居民和职工的健康知识普及作为一项重要工作，结合居民和职工的主要健康问题，组织健康讲座等健康传播活动。

3）协助推进全民健康生活方式行动，学习有关家庭和高危个体健康生活方式指导与干预措施并实施。

4）参与全民营养周、“三减三健”（减盐、减油、减糖，健康口腔、健康体重、健康骨骼）等宣教活动。

5）加强对食品营养标签知识的学习，指导消费者正确认读营养标签，协助提高居民营养标签知晓率。

6）积极参与各类全民健身赛事，协助发展中国特色健身项目，开展民族、民俗、民间体育活动。推广普及太极拳、健身气功等传统体育项目。

7）积极参与全民健身志愿服务，普及体育健身文化知识，增强健身意识。

8）积极利用世界无烟日、世界心脏日、国际肺癌日等卫生健康主题日开展控烟宣传，积极参与控烟志愿服务组织和活动，协助控烟政策得到落实。

9）经常性学习并对公众进行防灾减灾、突发事件应对知识与技能的传播，提高自救和互救能力。

10）进一步关注和关爱老年人，协助构建尊老、孝老的社区环境，强化面向老年人的心理健康知识宣传，组织开展有益身心的活动。

11）积极为失能、部分失能老年人提供照护和精神慰藉服务。

二、协助推动职工疗 / 休养服务

1. 职工疗 / 休养的概念

职工疗 / 休养是指用人单位为劳动者提供休息、休养和疗养的服务，可就地、就近适当安排参观学习，也可利用职工疗 / 休养院、单位内部培训中心、招待所等场地安排职工疗 / 休养。职工疗 / 休养是劳动者休养生息的福利事业，是我国社会保障体系的重要组成部分，也是国家医疗预防事业的一项重要内容。

2. 国家有关职工疗 / 休养的法律法规

《中华人民共和国宪法》第四十三条规定：“中华人民共和国劳动者有休息的权利。国家发展劳动者休息和休养的设施，规定职工的工作时间和休假制度。”

《中华人民共和国劳动法》第三条规定：“劳动者享有平等就业和选择职业的权利、取得劳动报酬的权利、休息休假的权利、获得劳动安全卫生保护的权利、接受职业技能培训的权利、享受社会保险和福利的权利、提请劳动争议处理的权利以及法律规定的其他劳动权利。”第三十八条规定：“用人单位应当保证劳动者每周至少休息一日。”第七十六条规定：“国家发展社会福利事业，兴建公共福利设施，为劳动者休息、休养和疗养提供条件。”

《中国工会章程》第一章第三条规定：“会员享有以下权利：……工会提供的文化、教育、体育、旅游、疗休养事业、生活救助、法律服务、就业服务等优惠待遇；工会给予的各种奖励。”

3. 制定职工疗 / 休养活动方案

职工疗 / 休养活动方案应包括活动目标（意义）、活动对象、疗 / 休养时间、地点（路线）、经费标准、注意事项、保障措施等。

（1）活动目标（意义）

明确本次疗 / 休养活动目标，如关心、关爱职工，促进职工身心健康；营造健康舒适的医疗环境，实现职工康复、保健、医疗目标；加强慢性病防控，提高职工健康水平；落实劳模政策、弘扬劳模精神等。

（2）活动对象

明确本次疗 / 休养活动面向的对象，如公司全体职工、离退休职工、市（区）先进模范人物、优秀职工 / 会员、参与疫情防控一线工作人员、因工负伤或即将退休职工等。应同时明确是否允许携家属共同疗 / 休养，以及家属费用支付方式。

为保证疗休养活动效果，也为了保障活动安全，同一疗 / 休养地点或路线同时参加人数不宜过多。如活动对象总人数较多，可分不同地点、路线或分组分步实施，但需注明各地点、路线或分组分步实施的原则和内容。

（3）活动时间

明确疗 / 休养时间，如 2021 年 6—10 月，每期疗 / 休养时间为 3 天 2 晚，或 2021 年 7 月 15—18 日。

（4）活动地点（路线）

如疗 / 休养安排在某固定场所，需在方案中明确地点，如 ××× 疗养院［地址：×× 省（市）×× 区 ×××× 号，联系人：×××，联系电话：×××-×××××］。

如疗 / 休养在多个地点，需在方案中明确活动路线。例如，活动安排线路，承办单位（或责任部门）为 ××× 公司（办公室）；联络人：×××，联系电话：×××××。

（5）经费标准

明确本次疗 / 休养活动人均经费标准，原则上不得超过所在地区相关规定。可注明未参加本次疗 / 休养的人员经费如何处置，如本次未参加人员经费可累积，累积时长不得超过 2 年。

（6）注意事项

需明确参加疗 / 休养活动的注意事项，如活动期间安全出行要求、活动报名规则、文明出行要求等。

（7）保障措施

主要从组织保障、管理保障、经费保障、安全保障等方面阐述。其中组织保障可明确本次疗 / 休养的组织机构及成员，如成立活动工作小组，指定组长、副组长、组员，以及责任部门和责任人等。

三、健康服务进企业、机关、学校、社区

1. 健康服务的概念

根据《国务院关于促进健康服务业发展的若干意见》，健康服务业以维护和促进人民群众身心健康为目标，主要包括医疗服务、健康管理与促进、健康保险以及相关服务，涉及药品、医疗器械、保健用品、保健食品、健身产品等支撑产业，覆盖面广，产业链长。因此，健康服务可以定义为：为各类机构、人群提供医疗服务、健康管理与促进、健康保险以及相关服务。

2. 健康服务进企业、机关、学校、社区工作

健康服务进企业、机关、学校、社区工作是指提供健康服务的机构，如医疗卫生机构、技术服务机构、保险公司等，为企业、机关、学校、社区提供医疗卫生、康复护理、医疗保健、健康养老、健康体检、咨询管理、健康教育、体质测定、医疗保健旅游、健康保险等健康服务，切实维护和促进人民群众身心健康。

由于健康服务进企业、机关、学校、社区工作范围广、内容多，下面仅结合健康中国行动、健康细胞建设要求，从为企业、机关、学校、社区提供健康咨询管理等工作的角度，重点学习健康企业、健康机关、健康学校、健康社区等建设工作要求。

四、协助开展健康企业建设

1. 确定健康企业建设标准

2019 年 10 月，七部委联合印发《关于推进健康企业建设的通知》（全爱卫办发〔2019〕3 号），在全国范围内正式启动健康企业建设工作。为做好健康企业建设，中国疾病预防控制中心（以下简称“中国疾控中心”）职业卫生与中毒控制所组织编写了

《健康企业建设评估技术指南》。随后，多个省（直辖市）爱卫办、卫健委印发了本省（直辖市）关于推进健康企业建设的通知，并根据中国疾控中心编制的指南，结合省（直辖市）实际，制定印发了省（直辖市）健康企业建设评估技术指南或规范，积极组织开展本省（直辖市）健康企业建设评估工作。

健康企业建设应收集、整理国家和所在地区有关健康企业建设的文件，因各地区的建设要求均是结合本地区实际制定，普遍与国家的指南存在一定差距，因此要深入研究所在地区行政部门印发的健康企业建设评估技术指南或规范，积极参加相关的培训，以准确定位健康企业建设标准。

2. 梳理用人单位建设实际

对照健康企业建设标准，对用人单位建设实际进行调研和梳理，查找存在的问题。有不清楚或疑问的地方应及时向行业专家或卫生行政部门进行咨询。

3. 对标建设

根据查找出的问题，对照健康企业建设标准开展建设工作，建设期间可积极向行业专家进行咨询，也可委托具有专业技术能力的第三方机构来协助开展工作，以确保健康企业建设的有效性。

4. 组织申报

健康企业建设一般会有用人单位自评估环节，如自评估结果符合标准要求，可按照行政部门要求，积极开展健康企业申报工作。

5. 保持和改进

如获批健康企业，应严格按照健康企业建设标准持续保持和改进相关工作，切实保护劳动者健康，确保建设工作取得实效。

健康企业一般有 3 ~ 5 年的复核周期。如到期不能满足行政部门复核标准，将会被摘掉健康企业牌子。

五、协助开展健康机关建设

健康机关建设的主要目标是全面提升机关干部职工的健康素养，提高健康水平。因目前国家尚没有健康机关建设标准相关文件，因此，参照健康企业建设标准要求，结合机关实际，建议健康机关建设应重点从建立健全管理制度、打造健康环境、提供健康管理与服务、营造健康文化四个方面开展。

1. 提供健康管理与服务

（1）为职工提供免费测量血压、体重、腰围等健康指标的场所和设施。

（2）建立职工健康管理服务体系，建立健康检查制度，制订年度健康检查计划，建立职工健康档案。

（3）实施人群分类健康管理和指导，降低肥胖、高血压、糖尿病、高脂血症等慢性病患病风险。

（4）制定防控传染病、食源性疾病等健康危害时间的应急预案，防止传染病等传播流行。

（5）提供心理评估、心理咨询、心理教育培训等服务。

（6）组织开展适合不同工作场所或工作方式特点的健身活动，完善职工健身场地及设施，开展健身操、眼保健操等劳逸结合的健康运动。

2. 营造健康文化

（1）通过多种传播方式，广泛开展健康知识普及，倡导职工主动践行合理膳食、适量运动、戒烟限酒等健康生活方式。

（2）积极传播健康先进理念和文化，鼓励职工率先树立健康形象。

（3）广泛开展职业健康、慢性病防治、传染病防控和心理健康等健康知识宣传教育活动，提高职工健康素养。

（4）关爱职工身心健康，构建和谐、平等、信任、宽容的人文环境。

（5）切实履行社会责任，积极参与无偿献血等社会公益活动。

六、协助开展健康学校建设

2017年国家卫生健康委发布《中华人民共和国卫生行业标准——健康促进学校规范》，给健康学校建设明确了建设内容和目标，包括建设范围、原则、基本框架内容、政策支持、组织保障、环境营造、社区联合、健康技能培养和卫生服务。

由于健康学校建设是一项长期而艰巨的系统工程，涉及学校、家庭、社会、专业人员、学生等多方面，因此在协助开展健康学校建设方面，应重点注意以下内容。

1. 倡导健康学校政策

在了解健康中国、健康城市、健康促进学校的标准和要求的前提下，熟悉国际、国内健康学校建设的先进理念和经验，协助创建有其自身特色的健康促进学校。

2. 扎实推进健康教育课程的落实

学生健康教育是学校教育的重要组成部分，实施主要有三个方面：体育和健康教育课程教学、健康活动、健康咨询和健康行为指导。其中健康咨询中应重点关注心理咨询。

3. 参与学校健康环境建设

主要从师生健康、专业督导的角度参与学校健康环境的建设，包括学校物理环境和社会环境。物理环境主要是指学校的基础环境，包括学校的选址、校舍的建设、草地面积和运动设施，教室采光、照明、通风、温湿度、噪声、课桌椅、给排水设备、厕所、浴室、食堂、垃圾处理等。社会环境是指学校内师生之间、员工之间、员工与学生之间、学校与家长之间的相互关系。

4. 动员社会、社区、家庭参与健康学校建设

从专业人员的角度动员社会、社区、家庭各方积极参与健康学校建设。

5. 做好学校基本卫生健康服务

主要包括计划免疫、传染病管理、生长发育监测、健康筛检以及常见病预防和身体缺陷的纠正、突发性疾病的紧急救治、意外伤害的应急措施、口腔卫生、心理咨询及为伤残学生提供特殊帮助等。

七、协助开展健康社区建设

根据《关于开展健康城市健康村镇建设的指导意见》中健康城市发展精神，健康促进社区应满足健康环境、健康社会、健康服务、健康人群、健康文化五个方面。

健康促进与健康教育工作是健康促进社区建设的基础性工作，因此，在协助健康社区建设时，须思路清晰，掌握一些基本的工作策略与方法。

1. 把握政策和标准，对接需求

关注并了解国家相关政策、标准，对接健康促进社区建设赋予的任务和要求，同时，还要关注社区成员的健康需求。

2. 创造健康环境

社区是群众生活工作的场所，其环境好坏将直接影响人的健康。其中自然环境包括空气、水、土壤、绿化等，社会环境包括家庭、工作及休闲地等，涉及政治、经济、文化、传媒等领域。具体建设工作包括完善社区健康设施、丰富健康文化、推动无烟社区、改善居住环境等。

3. 开展健康教育

根据健康中国行动有关健康社区建设要求，针对不同人群、不同健康问题全方位、全周期开展健康教育工作。可通过网站、App、公众号等，组织开展群众性健康知识竞赛、开设社区健康论坛等多种途径和方法开展教育工作。

4. 做好预防和干预工作

根据社区健康问题，优先做好预防工作，并对群众最关心、最重要的健康问题实施系统干预措施。

第三节　环境健康促进

一、改善水环境的方法

生活中会经常用到水，洗菜、做饭、洗衣、洗澡、冲厕、拖地板等，每完成一个生活步骤，可能就会产生不少污水。

根据《中国居民日常饮水分级指南》，饮用水分为四级，分别为：

一级：来自无污染水源的高海拔天然雪山冰川矿泉水或者优质稀有水源地，此类水源地矿物质含量丰富且均衡，从而满足人体健康饮水需求，提升生命质量。此类水为优质天然矿泉水，水质符合国家饮用天然矿泉水标准。

二级：普通天然矿泉水，含有矿物质，给消费者带来健康、便利。水资源相对较多，无污染或微污染，水质符合国家饮用天然矿泉水标准。

三级：水源较丰富，可能微污染或轻度污染，加工工艺较复杂，以满足日常饮水，方便需求。水质大部分属于饮用净水。

四级：经过人工处理的非包装水，水源丰富，轻度污染或污染。属于安全水的范畴，满足消费者基本生活需求。

一般自来水在出厂时均达到饮用水卫生标准，可选择在自来水出水口处加装家用饮水净化设备，降低运水管线中可能存在的饮用水二次污染风险。需要注意的是，不同饮水净化设备的净化方式不同，应根据说明书中的要求，定期对滤芯进行清洁或更换。

二、改善空气状况的方法

1. 室内空气污染来源

室内空气污染的主要来源有两大类：

一类是气体污染物。厨房油烟中可能含有丙烯醛、苯并［a］芘、二硝基苯酚

（DNP）、多环芳烃、挥发性亚硝胺等多种有害化学物质；室内装饰材料、化妆品、新家具等能散发出有毒有害物质，主要有甲醛、苯、醚酯类、三氯乙烯、丙烯腈等挥发性有机物等。

另一类是微生物污染物，如细菌、病毒、花粉和尘螨等。室内潮湿的地方，容易滋生真菌，造成微生物污染室内空气。真菌在大量繁殖的过程中，还会散发出令人讨厌的特殊臭气。这些生物污染可以引起房屋使用者的过敏性疾病及呼吸道疾病等健康损害。

2. 改善室内空气的方法

（1）开窗通风

选择室外空气质量良好时通风，否则会适得其反。每次开窗通风 20 ~ 30 min。

（2）使用空气净化器

根据室内环境大小选择不同功率的空气净化器，将净化器放在干燥通风的地方；开启空气净化器时应关闭门窗；定期检查净化器滤芯是否需要更换；停止使用后要拔下电源插头，避免发生事故。

（3）摆放吸附剂

装修房屋的时候，选择带有环保标志的绿色装饰材料，装修完成后，可摆放活性炭包等吸附剂，也可使用纳米吸附材料改善居室空气质量。纳米活矿石是一种矿石吸附剂，同时具有弱电性，甲醛、氨、苯、甲苯、二甲苯的分子直径都在 0.4 ~ 0.62 nm 之间，且都是极性分子，具有优先吸附甲醛、苯、TVOC 等有害气体的特点，可达到净化室内空气的效果。通常吸附剂的吸附范围有限，需要定期更换，否则会出现二次污染。

（4）打扫卫生

在打扫卫生时，有条件的最好使用吸尘器，或者用拖把和湿抹布。如用扫帚，动作要轻，不要把灰尘扬起，以免加重空气污染。尽量不使用鸡毛掸子。

（5）不要在室内吸烟

吸烟时产生的二手烟、三手烟会对室内空气环境产生污染。二手烟是指由吸烟者在吸烟过程中吐出的“主流”烟草烟雾及由点燃的卷烟或其他有烟的烟草制品排放到环境中的“侧流”烟草烟雾。三手烟是指烟草烟雾吸附在衣服、家具、地毯、墙壁甚至头发和皮肤等表面的残留物，这些残留物可存在几天、几周甚至数月，持续危害身体健康。二手烟暴露没有所谓安全水平，即使短时间暴露于二手烟之中也会对人体的健康造成危害。使用排风扇、空调等通风装置，都无法避免非吸烟者吸入二手烟。因此，要避免在居室内吸烟，保护敏感人群（孕妇、幼儿等）。

三、改良土壤环境的措施

1. 常见的土壤污染预防措施

（1）对粪便、垃圾和生活污水进行无害化处理。

（2）加强对工业废水、废气、废渣的治理和综合利用。

（3）合理使用农药和化肥，积极发展高效、低毒、低残留的农药，禁止使用残留时间长的农药，如六六六、滴滴涕等有机氯农药。

（4）积极慎重地推广污水灌溉，对灌溉农田的污水进行严格的监测和控制。

（5）加强对土地的管理，加强宣传教育，让广大群众认识土壤污染的严重危害，树立保护土壤的观念。

2. 土壤污染的治理措施

（1）采取生物措施改良污染土壤

积极推广使用农药污染的微生物降解菌剂，以减少农药残留量。严重污染的土壤可改种某些非食用的植物，如花卉、林木、纤维作物等。

（2）采取化学方法治理污染土壤

对于重金属轻度污染的土壤，使用化学改良剂可使重金属转为难溶性物质，减少植物对它们的吸收，但也要防止这种方法造成新的土壤污染。

（3）增施有机肥料

增施有机肥料可增加土壤的有机质和养分含量，既能改善土壤理化性质特别是土壤胶体性质，又能增大土壤容量，提高土壤净化能力。

（4）改变轮作制度

改变耕作制度会引起土壤条件的变化，可消除某些污染物的毒害。

（5）换土和翻土

对于轻度污染的土壤，可采取深翻土或换无污染的客土的方法。对于污染严重斑块状的土壤，可采取铲除表土或换客土的方法。

（6）使用土壤修复改良材料

以沸石为例，将其应用于土壤中，能够提高植物生长的钾、磷、硅、钙、镁等元素的活化度，提高土壤保持氮、钾和钙等养分的能力，而且沸石在空气湿度很小的情况下，也能极其有效地从空气中吸取水分。在持续少雨期内，这种吸取外来水分的能力对作物生长十分有利。另外，加入沸石之后，可以使肥料不挥发、不结块，去除氨味而不刺鼻，使用方便。

四、突发事件应对

突发事件是指突然发生，造成或者可能造成重大人员伤亡、财产损失、生态环境破坏和严重社会危害，危及公共安全的紧急事件。

1. 突发事件的分类

根据突发公共事件的发生过程、性质和机理，突发公共事件主要分为以下四类：

（1）自然灾害

自然灾害主要包括水旱灾害、气象灾害、地震灾害、地质灾害、海洋灾害、生物灾害和森林草原火灾等。

（2）事故灾难

事故灾难主要包括工矿商贸等企业的各类安全事故、交通运输事故、公共设施和设备事故、环境污染和生态破坏事件等。

（3）公共卫生事件

公共卫生事件主要包括传染病疫情、群体性不明原因疾病、食品安全和职业危害、动物疫情，以及其他严重影响公众健康和生命安全的事件。

（4）社会安全事件

社会安全事件主要包括恐怖袭击事件、经济安全事件和涉外突发事件等。

2. 突发事件的分级

各类突发公共事件按照其性质、严重程度、可控性和影响范围等因素，一般分为四级：Ⅰ级（特别重大）、Ⅱ级（重大）、Ⅲ级（较大）和Ⅳ级（一般）。

3. 突发事件处置原则

（1）以人为本，减少危害

切实履行政府的社会管理和公共服务职能，把保障公众健康和生命财产安全作为首要任务，最大程度地减少突发公共事件及其造成的人员伤亡和危害。

（2）居安思危，预防为主

高度重视公共安全工作，常抓不懈，防患于未然。增强忧患意识，坚持预防与应急相结合、常态与非常态相结合，做好应对突发公共事件的各项准备工作。

（3）统一领导，分级负责

在党中央、国务院的统一领导下，建立健全分类管理、分级负责，条块结合、属地管理为主的应急管理体制，在各级党委领导下，实行行政领导责任制，充分发挥专业应急指挥机构的作用。

（4）依法规范，加强管理

依据有关法律和行政法规，加强应急管理，维护公众的合法权益，使应对突发公共事件的工作规范化、制度化、法制化。

（5）快速反应，协同应对

加强以属地管理为主的应急处置队伍建设，建立联动协调制度，充分动员和发挥乡镇、社区、企事业单位、社会团体和志愿者队伍的作用，依靠公众力量，形成统一指挥、反应灵敏、功能齐全、协调有序和运转高效的应急管理机制。

（6）依靠科技，提高素质

加强公共安全科学研究和技术开发，采用先进的监测、预测、预警、预防和应急处置技术及设施，充分发挥专家队伍和专业人员的作用，提高应对突发公共事件的科技水平和指挥能力，避免发生次生、衍生事件；加强宣传和培训教育工作，提高公众自救、互救和应对各类突发公共事件的综合素质。

第六章

公共卫生事务协助

第一节　爱国卫生运动

一、爱国卫生运动概述

1. 爱国卫生运动的发展过程

（1）爱国卫生运动的起源

爱国卫生运动源自20世纪50年代，为改变当时中国落后的卫生状况，防止霍乱、鼠疫等疫病的流行及应对美国的细菌战，党中央将广大人民群众的爱国热情引导到卫生防疫运动中，诞生了以“反细菌战”为中心的爱国卫生运动。

（2）爱国卫生运动的发展

新中国成立后，爱国卫生运动围绕防治疾病、除“四害”、改善卫生条件展开。

改革开放后，爱国卫生运动不仅成为社会主义精神文明建设的组成部分，而且被纳入经济社会发展的目标规划。该时期注重改变观念，引导、培养人民的文明自觉性；组织改善卫生设施硬件，完善各级医疗体系和公共卫生基础设施，优化人居环境。

21世纪初，针对严重急性呼吸综合征（severe acute respiratory syndromes，SARS）等突发重大传染性疾病，全国各地相继开展了多样化的爱国卫生运动，包括“三讲一树（讲文明、讲卫生、讲科学、树新风）”和以农村为重点推进“三清三改（清污泥、清垃圾、清路障和改水、改厕、改路）”的环境整治活动。

党的十八大以来，爱国卫生运动进一步强化党和政府领导，组织发动群众开展了一系列活动，有效改善了城乡环境卫生状况，群众健康素养显著提升，疾病防控取得显著成效。

党的十九大报告提出实施健康中国战略，坚持预防为主，深入开展爱国卫生运动，倡导健康文明生活方式，预防控制重大疾病。2020 年以来，习近平总书记多次就爱国卫生工作作出重要讲话和指示，“爱国卫生运动是我们党把群众路线运用于卫生防病工作的成功实践。要总结新冠疫情防控斗争经验，丰富爱国卫生工作内涵，创新方式方法，推动从环境卫生治理向全面社会健康管理转变。要推动将健康融入所有政策，把全生命周期健康管理理念贯穿城市规划、建设、管理全过程各环节。”

2. 爱国卫生运动的主要内容

爱国卫生运动是政府牵头，多部门合作，全民参与的群众性的卫生活动，也是具有中国特色的全民健康促进行动。需要通过广泛的社会发动，引导全民承担起应尽的社会责任，参与社会健康治理，形成群防群控、全民参与的良好局面。主要包括以下几方面内容：

（1）推进爱国卫生组织建设，加强爱国卫生组织管理。

（2）完善公共卫生设施，改善城乡人居环境。结合各阶段疫情防控工作要求，开展城乡环境卫生和重点场所环境卫生综合整治，垃圾污水治理，环境保护，厕所革命，保障食品、饮用水安全和病媒生物防制等工作。

（3）开展健康知识科普，推进全民健身活动，倡导文明健康、绿色环保的生活方式，促进群众心理健康。

（4）加强社会健康管理，协同推进健康中国建设。大力推进国家卫生城镇创建，全面开展健康城市建设，加快健康细胞建设。

二、公共场所卫生基础设施建设

1. 环境卫生与健康的关系

环境卫生与人类健康息息相关。呼吸新鲜的空气，喝上干净的水，吃上放心的食物，在卫生健康的环境中生产、生活是每个人基本的生存需要，也是群众最关心、最直接、最现实的利益问题。加强公共卫生环境设施的管护，提高城乡环境卫生水平，有助于改善城乡人居环境、消除疾病、提高人群健康水平。

2. 公共基础设施建设意义

（1）明确建设目的

明确制定和实施公共设施防护和处置的目的，是为了最大程度地预防和减少因社群所处环境的公共设施问题给社群造成的健康相关方面的影响。

（2）确定建设范围

掌握社群所处环境的公共设施情况，包括设施所在的具体位置、名称、作用、数量等详细情况，可结合实际建立公共设施底账，做到底数清、情况明。

（3）评估建设风险

根据公共设施的情况，评估可能造成的危害、严重程度及影响范围；研判公共设施出现问题可能的预兆、引起的次生或者衍生问题等。

（4）建立组织体系

根据现场处置组织形式和人员构成，建立专门的组织机构，明确主要牵头负责人员，根据实际情况，明确岗位职责分工，层层落实责任。

（5）防护和处置

加强对公共设施的日常巡查和维护，早发现、早报告、早处置。当出现问题时，及时上报并且按照组织体系的职责分工，启动相关的处置程序，及时、有效地进行处置。

（6）应急保障

结合公共设施问题造成的影响，根据职责分工和相关的预案，在防护和处置的过程中，做好人、财、物等保障工作，保证社群正常的生产生活及健康。

（7）监督管理

日常有计划、有重点地加强防护和处置演练、宣传与培训工作，提高相关人员的防护和处置技能水平。

3. 实施公共设施管护和处置方案

根据制定的方案进行管护和处置，实施过程中重点关注以下内容。

（1）指导和开展社群所在场所的环境卫生清洁行动

社群所在的环境卫生情况，与社群的健康息息相关。如社群所在场所为社区（村），则应重点关注社区（村），特别是老旧小区、平房区、城中村、城乡接合部等地区有无垃圾积存、宠物粪便等现象，有无私搭乱建、堆物堆料、车辆乱停乱放、非法小广告等乱贴乱画、生活污水和垃圾等乱扔乱倒的现象，是否存在垃圾桶未密闭、垃圾桶身不洁、垃圾满冒、有渗沥液等现象。可结合周末卫生日、党员社区报到、动员社群成员广泛参与等方式，开展环境卫生清洁行动。如社群所在的场所为写字楼等办公场所，则应重点关注办公场所的卫生情况，动员社群人员共同参与环境清洁，保证环境卫生干净、整洁、有序。

（2）协调和加强公共卫生设施的管护

社群所在场所的公共设施正常运转，对于维持环境卫生干净、整洁、有序，避免因设施问题引起环境脏乱，进而产生影响社群健康问题起到重要的作用。应重点关注社群所在场所的环卫设施是否完善（如垃圾日产日清、及时收运；垃圾桶站设置合理、分类垃圾桶配置齐全、无地搓式垃圾站）；公共厕所（卫生间）设置是否合理（如有照明和上下水设施、合理设置防蚊蝇防鼠设施、有卫生管理制度和消毒记录、卫生干净整洁、无旱厕）；体育健身设施是否完善，定期检查及维护；社群所在场所道路是否平坦、完好，无坑凹、碎裂、隆起、溢水等情况，便于通行；污水排放设施是否完善，无污水直排等。

（3）协调和组织开展健康教育和健康促进活动

除对公共设施管护和处置外，在日常工作、生活中应该加强对社群人员健康相关知识的宣传和普及，提高社群人员的健康素养。对社群所在场所如社区（村）、机关、企业、学校、家庭等场所宣传公共卫生安全、重大疾病防控及不同季节重点流行疾病防控等卫生健康知识，引导社群人员践行健康强国理念，推广不随地吐痰、正确规范洗手、室内经常通风、科学佩戴口罩、保持社交距离、注重咳嗽礼仪、分餐公筷等良好习惯，筑牢传染病防控第一道防线；充分利用“爱国卫生月”等各类活动，加大健康生活方式科普力度，引导社群人员主动学习掌握健康技能，养成戒烟限酒、适量运动、合理膳食、心理平衡的健康生活方式，有效预防高血压、糖尿病等慢性病；开展心理健康促进和心理疏导、危机干预，充分发挥“互联网＋”作用，为社群人员提供方便可及的心理健康服务。

三、公共场所的环境卫生管理

1. 公共场所的概念、分类和卫生学特点

（1）公共场所的概念

公共场所是人类生活环境的组成部分之一，是公众从事各种社会活动的场所，是在自然环境或人工环境的基础上，根据公众生活活动和社会活动的需要，由人工建成的具有多种服务功能的封闭式（如宾馆、展览馆、电影院等）和开放式（如公园、体育场等）的公共建筑设施，供公众进行学习、工作、旅游、度假、娱乐、交流、交际、购物、美容等活动的临时性生活环境。

（2）公共场所的分类

根据《公共场所卫生管理条例》（2019 修订版）规定，公共场所共有七大类 28 种，分别为：

1）宾馆、饭馆、旅店、招待所、车马店、咖啡馆、酒吧、茶座。

2）公共浴室、理发店、美容店。

3）影剧院、录像厅（室）、游艺厅（室）、舞厅、音乐厅。

4）体育场（馆）、游泳场（馆）、公园。

5）展览馆、博物馆、美术馆、图书馆。

6）商场（店）、书店。

7）候诊室、候车（机、船）室、公共交通工具。

（3）公共场所的卫生学特点

1）人群密集，流动性大，易混杂各种污染源。

2）设备及物品供人群重复使用，易造成污染。

3）健康与非健康个体混杂，易造成疾病特别是传染病的传播。

2. 公共场所环境卫生监督

（1）监督公共场所落实行业规范要求

指导公共场所经营者贯彻落实《公共场所卫生管理条例》，开展公共场所卫生监督量化分级工作；做到卫生许可手续齐全有效，从业人员取得有效健康合格证明；在醒目位置公示证照、卫生制度等；配备相应的卫生设施设备，落实清洗、消毒、保洁、通风、病媒生物防制等措施，从业人员操作规范，卫生指标达到国家有关标准要求。

（2）监督公共场所经营者设立卫生管理部门或者配备专（兼）职卫生管理人员，建立健全卫生管理制度和卫生管理档案

卫生管理档案如卫生管理部门、人员设置情况及卫生管理制度；空气、微小气候（湿度、温度、风速）、水质、采光、照明、噪声的检测情况；顾客用品用具的清洗、消毒、更换及检测情况；卫生设施的使用、维护、检查情况；集中式空调通风系统的清洗、消毒情况；安排从业人员健康检查情况和培训考核情况；公共卫生用品进货索证管理情况；公共场所危害健康事故应急预案或者方案。

（3）监督公共场所落实重点疫情防控要求，加强卫生清洁

根据不同阶段的疫情防控要求，公共场所经营者要全面落实通风消毒、人员防控等措施，如配备专职或兼职环境卫生消毒专员。建立健全内部疫情防控责任体系，落实食品安全追溯制度；加强餐具炊具、冰箱、周转箱、各类容器等设施及阴冷潮湿点

位消毒；推行公筷公勺，有条件的餐厅推广分餐制；农贸市场、商超、餐饮等场所和经营单位加强冷藏、冷冻食品源头管理，建立定期检测制度；加强进口冷链食品监管，经营冰冻海产品、肉类的食品加工企业要与检测机构建立送检制度；农贸市场、商超推进标准化建设，主动开展环境监测评估等。公共场所内外环境应干净整洁，无卫生死角。环卫设施齐全，及时做好垃圾清运；加强公共厕所卫生清洁、消毒工作；对顾客的公共用品做好洗涤、消毒工作，定期对空调、通风系统进行清洗、消毒；做好病媒生物防制工作。

（4）监督公共场所落实控烟相关工作

落实控烟管理规定，制定控烟管理制度；室内公共场所、工作场所及主要入口处和公共交通工具内禁烟标识张贴醒目、规范；各类公共场所禁烟区域无吸烟现象；应有劝阻吸烟措施，设置控烟劝导员；无烟草广告和烟具；开展控烟相关宣传工作等。

（5）监督公共场所开展有针对性的健康宣教工作

开展多种形式的健康教育，不同场所根据人群和季节的特点有针对性地开展公共卫生知识、健康科普知识或健康文明法规条约等健康教育宣传，提高不同场所人员的健康知识水平，倡导健康文明的生活方式，提高健康素养水平。

四、协助评估病媒生物危险程度

1. 病媒生物的概念和危害

（1）病媒生物的概念

病媒生物包括蚊、蝇、蟑螂、蜱、螨、蚤、臭虫等节肢动物和鼠等啮齿目动物，能够将病原体从人或者其他动物传播给人。病媒生物预防控制管理规定中的病媒生物主要是指蚊、蝇、蟑螂、鼠和省级以上爱国卫生运动委员会（以下简称爱卫会）规定的其他病媒生物。在爱国卫生运动中，经常提到的“除四害”中的四害，主要是指蚊虫、蝇类、蟑螂、鼠。

（2）病媒生物对人类健康的影响

病媒生物可以通过叮咬人类、污染食物等不同的途径，对人类造成侵害，造成病媒生物性疾病的发生和流行，影响或危害人类的正常生活。在我国法定报告的传染病中有许多病媒生物作为传播媒介的传染病，如鼠疫、流行性出血热、钩端螺旋体病、疟疾、登革热、地方性斑疹伤寒等；一些消化道传染病通过病媒生物的机械性传播在人群中扩散，如痢疾、伤寒等。因此，在社群所在的单位、社区（村）、重点场所应该开展病媒生物预防控制工作，将病媒生物密度水平控制在国家要求的范围内，降低病媒生物对人类的侵害，预防和控制病媒生物性传染病的发生和传播。

2. 评估病媒生物危险程度

（1）蚊虫

1）蚊虫密度监测。可依据《病媒生物密度监测方法 蚊虫》（GB/T 23797）开展，主要包括诱蚊灯法、二氧化碳诱蚊灯法、人诱停落法、帐诱法、幼虫勺捕法、路径法、诱卵器法等。

2）蚊虫密度控制水平效果评价。可依据《病媒生物控制水平 蚊虫》（GB/T 27771）开展。阳性积水是指评价人员所观察到的有蚊虫幼虫、蛹滋生的各类容器积水、各类坑洼积水和各类排水系统的井口积水等。对一个单独的单位，如社群所在的单位进行蚊虫密度控制水平评价时，要求不得有阳性的各类积水容器和各类坑洼积水。

（2）蝇类

1）蝇类密度监测。可依据《病媒生物密度监测方法 蝇类》（GB/T 23796）开展，主要包括笼诱法、粘捕法、目测法、格栅法。

2）蝇类密度控制水平效果评价。可依据《病媒生物控制水平 蝇类》（GB/T 27772）开展。

有蝇房间阳性率是指检查中发现室内有蝇类活动的标准间数占整个检查标准间数的百分比；阳性房间蝇密度是指检查时室内有蝇活动标准间中平均每间所占有的蝇数；滋生地是指存在适宜蝇类滋生的腐败动物、腐败植物、人粪、禽畜粪和生活垃圾的容器或地点。

对一个单独的单位，如社群所在的单位进行蝇类密度控制水平评价时，要求如下。

①生产销售直接入口食品的场所不得有蝇。

②室内成蝇密度控制水平分为以下等级（15 m^2 为 1 间）：

A 级：房间数 60 间以下的单位有蝇房间数为 0，61 ~ 100 间的单位有蝇房间数不超过 1 间，阳性房间蝇密度小于或等于 3 只 / 间。

B 级：房间数 30 间以下的单位有蝇房间数为 0，31 ~ 60 间的单位有蝇房间数不超过 1 间，61 ~ 100 间的单位有蝇房间数不超过 3 间，阳性房间蝇密度指数小于或等于 3 只 / 间。

C 级：房间数 10 间以下的单位有蝇房间数为 0，11 ~ 30 间的单位有蝇房间数不超过 1 间，31 ~ 60 间的单位有蝇房间数不超过 3 间，61 ~ 100 间单位有蝇房间数不超过 6 间，阳性房间蝇密度小于或等于 3 只 / 间。

③室内外不得有蝇类滋生地。

④防蝇设施全部合格。

蝇类密度控制水平定为 A、B、C 三级，其中 C 级为蝇类密度控制的容许水平，只有所有指标同时符合某一级别水平的要求时，方可视为达到了相应的级别水平。

（3）蜚蠊

1）蜚蠊密度监测。可依据《病媒生物密度监测方法 蜚蠊》（GB/T 23795）开展，主要包括粘捕法、药激法及目测法。

2）蜚蠊密度控制水平效果评价。可依据《病媒生物控制水平 蜚蠊》（GB/T 27773）开展。

成若虫侵害率是指在 100 间房间（以 15 m^2/ 间折算）或 100 处空间内发现蜚蠊成虫或若虫的阳性间（处）数，以百分率表示；卵鞘查获率是指在 100 间房间（以 15 m^2/ 间折算）或 100 处空间内发现蜚蠊卵鞘的阳性间（处）数，以百分率表示；蟑迹是指蜚蠊的尸体、残尸、空卵鞘壳、粪便等；蟑迹查获率是指在 100 间房间（以 15 m^2/ 间折算）或 100 处空间内发现蟑迹的阳性间（处）数，以百分率表示。

对一个单独的单位，如社群所在的单位进行蜚蠊密度控制水平评价时，要求如下。

①成若虫侵害率分为以下等级：

A 级：房间数 60 间以下的单位侵害房间为 0，60 间以上的单位侵害房间不超过 1 间。

B 级：房间数 60 间以下的单位侵害房间不超过 1 间，60 间以上的单位侵害房间不超过 2 间。

C 级：房间数 60 间以下的单位侵害房间不超过 2 间，60 间以上的单位侵害房间不超过 3 间。

②卵鞘查获率分为以下等级：

A 级：房间数 60 间以下的单位卵鞘查获房间为 0，60 间以上的单位卵鞘查获房间不超过 1 间。

B 级：房间数 60 间以下的单位卵鞘查获房间不超过 1 间，60 间以上的单位卵鞘查获房间不超过 2 间。

C 级：房间数 60 间以下的单位卵鞘查获房间不超过 2 间，60 间以上的单位卵鞘查获房间不超过 3 间。

③蟑迹查获率分为以下等级：

A 级：房间数 60 间以下的单位蟑迹查获房间为 0，60 间以上的单位蟑迹查获房间不超过 2 间。

B 级：房间数 60 间以下的单位蟑迹查获房间不超过 2 间，60 间以上的单位蟑迹查获房间不超过 3 间。

C 级：房间数 60 间以下的单位蟑迹查获房间不超过 3 间，60 间以上的单位蟑迹查获房间不超过 5 间。

蜚蠊密度控制水平定为 A、B、C 三级，其中 C 级为蜚蠊密度控制的容许水平，只有成若虫侵害率、卵鞘查获率及蟑迹查获率同时符合某一级别控制水平的要求时，方可视为达到了相应的级别水平。

（4）鼠类

1）鼠类密度监测。可依据《病媒生物密度监测方法 鼠类》（GB/T 23798）开展，主要包括粘鼠板法、夹夜法、粉迹法、盗食法、鼠迹法、堵洞查盗法、目测法。

2）鼠类密度控制水平效果评价。可依据《病媒生物控制水平 鼠类》（GB/T 27770）开展。防鼠设施是指预防外环境或下水道的鼠类进入人群居住或活动的环境而建设的建筑物或防护装置。

对一个单独的单位，如社群所在的单位进行鼠类密度控制水平评价时，要求如下。

①防鼠设施分为以下等级：

A 级：房间数 30 间以下的单位防鼠设施完全合格，30 间以上的单位防鼠设施不合格房间数不超过 1 间。

B 级：房间数 20 间以下的单位防鼠设施完全合格，20 间以上的单位防鼠设施不合格房间数不超过 1 间。

C 级：房间数 10 间以下的单位防鼠设施完全合格，10 间以上的单位防鼠设施不合格房间数不超过 1 间。

②室内鼠密度控制水平分为以下等级：

A 级：房间数 60 间以下的单位阳性房间数为 0，60 间以上的单位阳性房间数不超过 1 间。

B 级：房间数 30 间以下的单位阳性房间数为 0，30 间以上的单位阳性房间数不超过 1 间。

C 级：房间数 20 间以下的单位阳性房间数为 0，20 间以上的单位阳性房间数不超过 1 间。

③外环境鼠密度不得有鼠洞、死鼠、活鼠等鼠迹。

鼠密度控制水平定为 A、B、C 三级，其中 C 级为鼠类密度控制的容许水平，只有采用同一方法所有指标同时符合某一级别水平的要求时，方可视为达到了相应的级别水平。

第二节　公共卫生安全预警

一、公共卫生舆情、职业安全的监控

1. 相关定义

（1）舆情

舆情是由个人及社会群体构成的公众，在一定历史阶段和社会空间内，对自己关心或与自身利益密切相关的各种公共事务所持有的多种情绪、意愿、态度和意见交错的总和。网络舆情实质是现实舆情在互联网上的表达和传播。

（2）舆情监测

舆情监测是通过对互联网传播的公众对现实生活中某些热点、焦点问题所持的有较强影响力、倾向性的言论和观点的一种监视和预测行为。

（3）公共卫生舆情监测

公共卫生舆情监测是通过收集互联网、报纸等传播的有关公共卫生方面的热点、焦点问题，及公众对这些事件所持的有较强影响力、倾向性的言论和观点进行整理分析，对舆论进行引导或根据舆情发展的规律开展预测。

2. 开展舆情监测的目的和方法

（1）舆情监测目的

通过对舆情的监测和分析，帮助政府或者相关单位及时发现突出问题与事件，制定相应方案，开展舆论引导，精准施策，更有效地应对公共卫生事件和职业安全事件，有的放矢地解决问题。

（2）舆情监测的方法

1）确定相关关键词。根据监测的重点，确定相关的关键词或者目标数据。

2）获取舆情信息。可分为人工搜索和专业软件搜索。

人工搜索可利用百度、搜狗等搜索引擎，输入相关的关键词，查找舆情信息；可在相关目标网站中利用站内检索功能进行定向搜索，如国家卫生健康委或者疾病预防控制中心等主流卫生类网站，人民网、新华网等主要官方新闻媒体网站；也可在微博这种具有碎片式的文字表达、多样化的发布渠道特点的社交软件上进行搜索，如新浪微博；也可在网民参与程度高、发帖数量大、影响力强的论坛，如百度贴吧等综合类论坛上进行搜索。

专业软件搜索，是利用基于互联网信息采集技术和数据挖掘技术的公共卫生舆情监测系统，初步实现对新闻门户、论坛、博客、微博、贴吧等相关互联网站点的实时动态监测。通过不同技术手段，不断完善对海量信息的全方位实时扫描和监测，掌握网络上的舆情热点，开展对热点信息持续跟踪，有助于及时发现网络公共卫生、职业安全相关突发事件和敏感舆情，并进行早期预警。借助专业软件搜索，可弥补人工搜索信息覆盖面小、获取时间滞后等短板，但需要搭建专业的舆情监控平台。一般需要由专业人员借助专业的舆情监测平台开展监测工作。

3）整理信息。将搜索到的内容进行选摘、分析、判断，删除重复以及明显伪舆情的条目，进行初步的汇总，可整理成舆情日报或周报。

4）上报信息。日常的网络舆情监测，应该定点定时收集，定时上报；对于突发公共卫生事件等特殊时期，应加大搜索频次，发现重大舆情及时上报。

二、利用互联网工具监测群体或个人健康状态

1. 群体和个人健康状态监测

（1）健康状态监测的目的

通过对社群个人及群体的健康相关危险因素、健康体检数据、身体症状等相关健康情况进行监测，了解掌握社群人员的健康主要危险因素，以采取正确有效的健康干预措施，提高社群人员的健康水平。

（2）制作社群健康状态表格

可以利用 Excel 表格、Word 或其他办公软件制作社群健康状态表格。社群健康状态表格应该条目设置简明扼要，填写简便，操作性强，重点突出社群的现患疾病情况及主要的健康危险因素。社区卫生服务中心（乡镇卫生院）的居民健康档案信息非常详细，包括个人基本信息和主要卫生服务记录等内容，社群健康状态表格制作相对于居民健康档案来说相对简单。

1）日常社群健康状态表格。表格内容应该包括个人基本情况、既往及现患病史以及健康危险因素等内容。个人基本情况可包括姓名、年龄、性别、文化、职业等信息；既往及现患病史可包括个人之前的患病情况、是否做过手术、目前恢复情况、现在个人的身体是否健康、现在患病情况等；健康危险因素包括一些不健康的生活方式，如吸烟、酗酒、缺乏运动、不健康饮食、高生活压力等。

通过对社群成员个人的健康状态表格进行汇总分析，掌握社群成员的基本情况，如男性、女性的人数，主要年龄段的分布情况，文化程度的分布情况，涉及哪些职业；汇总分析社群的主要健康问题，如高血压、糖尿病等慢性病的患病情况；汇总分析社群主要的不健康生活方式，如吸烟、酗酒人数，熬夜人数等。通过掌握以上情况制定符合社群特点的健康干预措施。

2）应急事件期间社群健康状态表格。当社群发生急性传染病疫情，如急性胃肠炎、流感、手足口病、新型冠状病毒感染等疫情或者食物中毒等事件的时候，需要紧急启动疫情防控期间社群的健康监测工作。一般对社群人员开展每日上下午两次的健康监测工作，具体监测频率结合实际情况确定。

应急事件期间的社群健康状态表格，除设置上述个人基本情况条目外，还应该重点设置身体症状的条目，开展社群成员的健康状态监测。如急性胃肠炎疫情发生时，主要监测每日社群成员是否出现腹泻、呕吐的症状；如流感疫情发生时，主要监测每日社群成员是否出现发热、咳嗽、咽痛等呼吸道相关症状。除此之外还应监测社群成员出现症状后的就医情况，如是否就医、就诊医院、医院诊断等。当监测到异常情况应及时向上级部门报告。

2. 开展社群健康状态监控的主要社交工作软件

目前工作中常用制作健康状态表格的软件在前面已经介绍，收集健康状态信息手段除电话等传统的方式外，互联网软件主要为微信、QQ 或者邮箱等。信息收集过程中应该注意个人信息的保密。

三、公共卫生事件预警

1. 利用互联网资源和平台对公共卫生事件可能的影响进行判断

（1）突发公共卫生事件的特征和影响

1）突发公共卫生事件具有突发性，其起因、实际规模、发展态势及影响程度是难以预测的，突发性使它迅速成为社会的焦点，并给社会的正常秩序和人们的正常生活带来巨大的影响。

2）突发公共卫生事件具有公共性，如今交通便利、人员流动性加大，这给疾病的大范围快速传播带来了便利，使疾病能跨越民族、种族、地域和社会制度而肆意扩散。

3）突发公共卫生事件具有复杂性，其表现形式复杂多样，包括重大传染病疫情、重大群体性不明原因疾病、重大食物中毒和职业危害以及因自然灾害、事故灾难或社会安全等事件引起的严重影响公众身心健康的突发公共卫生事件等。

4）突发公共卫生事件具有破坏性，威胁到公众的健康乃至生命。公共卫生事件带来的最大危害在于社会正常秩序遭到破坏，从而造成社会心理脆弱，并由此导致公众行为失控，以致做出过激的举动，扰乱正常的社会生活秩序，同时也会造成严重的经济损失和政治影响。

（2）通过互联网工具和平台了解突发公共卫生事件的影响

在掌握公共卫生事件的主要特征和影响后，可以针对目前发生的某种特定的突发公共卫生事件，有目的地借助互联网技术进行搜索，判定目前事件可能带来的影响。例如，对于某种传染病疫情，可以通过在国家、省、市级疾控中心网站以及官方微信公众号上，在百度、搜狗等搜索引擎上，在今日头条、腾讯新闻等新闻 App 上，在官方微博及抖音、快手等互联网资源中搜索关键词，了解传染病疫情的传染源、传播途径、易感人群等基本疾病知识，了解目前疫情传播的范围、进展以及对公众心理造成的影响及经济和社会损失等。通过多种途径了解，梳理判断重点影响，着手制定下一步的防控措施。

2. 协助制定相应的防控措施

当公共卫生事件发生时，社群健康助理员应结合上级部门及专业机构的要求，协助制定相关的防控措施，具体涉及以下几个方面。

（1）协助建立防控工作小组

协助建立社群公共卫生事件工作小组，明确小组成员职责分工，主动对接上级部门和专业机构，制定社群应对公共卫生事件工作方案。

（2）做好健康监测及报告工作

严格落实属地、部门、单位和个人四方责任，按照上级要求，协助配合卫生健康部门开展流行病学调查，并开展健康监测工作。按规定落实“早发现，早报告”要求，如发现异常情况及时上报，不得瞒报、漏报、迟报。

（3）做好消毒工作

按照上级和专业部门的指导，做好重点场所的环境卫生消毒工作，同时指导社群人员做好个人及家庭的消毒工作，尽最大可能降低风险。

（4）做好社群单位及人员管理

根据防控实际，采取对进出人员登记、体温检测等管理措施。

（5）做好必要的物资和生活保障

提高社群防控能力，加强预防药物、消杀药械等防护物资的储备，完善安全防护设施，保障必要的防控物资。如需要对社群人员进行封闭管理时，制定采买清单，做好配送安排，保证封闭管理人员的日常生活保障。

（6）做好与其他部门的联防联控工作

与公安干警、基层医务人员、社会工作者、志愿者等组成社群防控力量，发动业主委员会、小区物业、村（社区）群众参与防控工作，筑牢防控网底。

（7）做好健康教育和心理疏导工作

通过发放致社群人员的一封信、张贴海报宣传画、制作宣传视频等形式多样的宣传方式，对社群人员进行宣传教育，落实个人防护措施，倡导健康的生活方式，同时针对社群恐慌心理做好心理疏导工作。

此外，社群健康助理员还要协助落实上级和专业机构的其他防控措施。

第三节　食品安全防护

一、食品安全事件的基本处置

在群体性食品安全事件处置中，不仅需要通过现场流行病学和食品卫生学调查以及生物样品的采样、检测，确定导致事故发生的原因，同时还必须采取有针对性的控制措施，及时救治病人、防止事态发展，最大限度地减少事故造成的危害。

1. 处置原则

（1）统一领导

发生群体性食品安全事故时，首先应当及时组建食品安全事件处置指挥机构，实行对整个事件调查处置工作的统一、同步领导。根据预案启动响应，明确各部门在事件调查处理中的工作职责、要求和流程，同时建立部门间通畅的交流机制。做好信息发布工作，及时对食品安全事件及其处理情况进行发布，并对可能产生的危害加以解释和说明。

（2）同步控制

事件发生后，为防止事态的持续和扩大，应在开展事件调查的同时，及时、果断采取相应的控制措施，并随调查工作的逐步深入，不断调整控制策略和具体控制措施。

（3）优先救治

群体性食品安全事件涉及人群发病，特别是发病人数多、病情严重的，应迅速组织医疗机构对患者进行救治，防止和减少重症、死亡病例发生。

（4）注重效果

在实施群体性食品安全事件控制措施过程中，应考虑控制措施的有效性、及时性、经济性和所需资源的可及性，同时要考虑可能产生的社会影响等。

2. 处置对策

在事故调查处理的不同阶段，应根据实际情况，采取针对性和非针对性控制措施。

（1）病原较为明确，传播方式、污染食品或污染场所不明确时，可选择针对性控制措施，重点在于对疾病再次传播的预防。

（2）受污染场所明确后，也可选择非针对性控制措施，如建立和实施食品安全良好作业的规范，包括保留剩余食品备检，禁止裸手制作食品，强调洗手的重要性，调离有胃肠道症状的员工，改进食品生产加工工艺等。

根据控制措施的作用对象和环节，现场处置可分为控制污染源与控制传播扩散两种类型。

1）针对污染源的控制措施：去除可疑食品，包括食品封存、食品召回和销毁等；纠正食品生产加工和储存过程中的不当操作行为：食品生产加工企业停业、停产等。

2）控制传播扩散的措施：对病人的管理（包括食品从业人员和非食品从业人员），对危险人群的保护，健康教育，停工、停课等。

二、食品安全事件中污染来源的处置

1. 污染食品的处置

（1）可疑食品封存

如果怀疑事件与某个食品经营场所制售的食品密切相关，应责令生产经营单位弃置或封存并停止供应所有在生物学上可能与事件有关的食品，同时保留样品用于实验室检测。

（2）可疑食品召回或销毁

食品企业应积极采取措施停止销售尚未出售的污染食品，并作废弃处理或在环境、卫生等专业机构的指导下进行销毁。

2. 食品生产加工现场的处置

根据现场流行病学和卫生学调查中发现的食品生产加工过程中的不当操作行为，食品生产加工企业应设法纠正和改进此次食品安全事件中发现的影响食品安全的生产制作工艺问题或不当加工操作行为，以降低再次发生食品安全事件的风险。

3. 相关人员的处置

对食品加工人员开展集中培训，对员工开展食品安全知识和岗位操作规范的培训；对于某起特定的食品安全事件，要针对引起事故的原因，对关键控制点及时进行专门培训。

三、食品安全事件中阻断传播的基本措施

1. 病人管理

（1）对感染或带菌的食品从业人员的管理

感染或带菌的食品加工人员在食品安全事件中具有特殊的公共卫生学意义。有恶心、呕吐、腹痛或腹泻等胃肠道症状的食品加工人员，在患病期间和症状消失后的一段时间内仍持续排出病原体，如未及时发现并采取调离工作岗位等管理措施，可造成食品安全事件或引发新的二次传播。

（2）对病例的管理

对群体性食品安全事件中的病例，特别是伤寒沙门氏菌、志贺菌、诺如病毒等易引起粪—口传播感染的病例，如果疏于管理，则会导致二代或多代新病例的不断出现，导致事件持续发展，甚至会造成新的暴发或流行。因而，对这些易于引起继发传播的感染性疾病病例，要严格隔离治疗，并定期访视管理，直至症状消失并不再排出病原体。对被污染的衣物、物品表面和床上用品以及病例的粪便、呕吐物等要及时进行清理和消毒。

2. 保护危险人群

某些人群，如年老体弱者、妇女儿童、罹患基础疾病的病人、免疫功能低下人群等暴露于食源性疾病环境后，容易发生严重的疾病和后果。对这些高危人群应特别重视，必要时应采取特殊措施予以防护。例如，劝告孕妇不食用未消毒的牛奶、奶酪和其他可能污染李斯特菌的食品；对于免疫功能缺陷者，如艾滋病感染者，应避免食用未消毒的奶制品、生鱼等。

3. 开展健康教育

如果污染食品在源头上不能得到有效控制，则需采取消除或减少社会公众或暴露人群进一步传播病原体的机会。可通过媒体对公众开展科普性质的健康教育，具体包括以下内容：

（1）劝导公众喝白开水，避免饮用被污染的水。

（2）劝导公众正确制作食品和处理不符合安全要求的食品，保持手和加工用具、

场所的清洁卫生。

1）生熟食品分开，防止交叉污染。生食品，尤其是生鲜肉类、海产品以及这些食品的汁液可能含有病原体，在食品制备和储存期间可污染其他食品。因而，处理生、熟食品的设备和器具，如刀和砧板，应严格分开使用。

2）食品应充分加热烧熟。合理的烹调通常可杀死几乎所有致病的微生物，特别是肉、家禽、蛋和海产品，以及带骨的大块肉和整只家禽，应确保充分烧熟煮透。

3）正确保存食品。室温下，特别是处在易于微生物生长繁殖的危险温度带的温度范围，食品中的微生物可迅速繁殖，而将温度保持在 5 ℃以下或 60 ℃以上，微生物的生长会减慢或停止。

4）劝导公众养成良好的个人卫生习惯，患有腹泻或呕吐症状的病人在症状消失前，不为其他人员制备食品；饭前便后或制作食品前后，应充分洗手，提倡使用正确的洗手方法。

四、食品安全风险预案

编制食品安全风险预案的主要目的是建立健全应对食品安全事故运行机制，有效预防、积极应对食品安全事故，高效组织应急处置工作，最大限度地减少食品安全风险造成的危害，保障公众健康与生命安全，维护正常的社会经济秩序。

安全风险预案的基本内容应包括：总则、组织机构及职责、应急保障措施、监测预警与报告、应急响应、后期处置和附则等。

1. 总则

总则主要体现本食品安全风险预案的编制目的、编制依据、事故分级和事故处置原则等。

（1）编制目的

食品安全风险预案的编制目的应围绕建立健全应对食品安全事故运行机制，有效预防、积极应对食品安全事故，高效组织应急处置工作，最大限度地减少食品安全事故的危害等基础技术内容，简明扼要地阐述。

（2）编制依据

一般食品安全风险预案的编制依据以国家卫生健康部门出台的法律法规、行业标准等现行文件为依据，如《中华人民共和国突发事件应对法》《中华人民共和国食品安全法》《中华人民共和国农产品质量安全法》《中华人民共和国食品安全法实施条例》《突发公共卫生事件应急条例》和《国家突发公共事件总体应急预案》以及其他相关法律法规。

（3）事故分级

食品安全风险造成的食品安全事故，是指食物中毒、食源性疾病、食品污染等源于食品，对人体健康有危害或者可能有危害的事故。食品安全事故共分四级，即特别重大食品安全事故、重大食品安全事故、较大食品安全事故和一般食品安全事故。事故等级的评估核定，需由卫生行政部门会同有关部门依照有关规定进行。

（4）事故处置原则

1）以人为本，减少危害。把保障公众健康和生命安全作为应急处置的首要任务，最大限度减少食品安全事故造成的人员伤亡和健康损害。

2）统一领导，分级负责。按照“统一领导、综合协调、分类管理、分级负责、属地管理为主”的应急管理体制，建立快速反应、协同应对的食品安全事故应急机制。

3）科学评估，依法处置。有效使用食品安全风险监测、评估和预警等科学手段，充分发挥专业队伍的作用，提高应对食品安全事故的水平和能力。

4）居安思危，预防为主。坚持预防与应急相结合，常态与非常态相结合，做好应急准备，落实各项防范措施，防患于未然。建立健全日常管理制度，加强食品安全风险监测、评估和预警。加强宣教培训，提高公众自我防范和应对食品安全事故的意识和能力。

2. 组织机构及职责

（1）应急机制启动

食品安全风险预案中应包括应急启动机制，在食品安全事故发生后，卫生健康行政部门依法组织对事故进行分析评估，核定事故级别。

（2）指挥部设置

食品安全风险预案需明确设置相关组织机构及责任。

1）指挥部负责统一领导事故应急处置工作，研究重大应急决策和部署，组织发布事故的重要信息，审议批准指挥部办公室提交的应急处置工作报告，以及应急处置的其他工作。

2）根据食品安全事故处置需要，指挥部可下设若干工作组，分别开展相关工作。各工作组在指挥部的统一指挥下开展工作，并随时向指挥部办公室报告工作开展情况。

①事故调查组。主要负责调查事故发生原因，评估事故影响，尽快查明致病原因，作出调查结论，提出事故防范意见。根据实际需要，事故调查组可以设置在事故发生地，或派出部分人员赴现场开展事故调查（简称前方工作组）。

②危害控制组。由事故发生环节的具体监管职能部门牵头，会同相关监管部门监督、指导食品安全事故发生地各职能部门召回、下架、封存有关食品、原料、食品添

加剂及食品相关产品，严格控制流通渠道，防止危害蔓延扩大。

③医疗救治组。结合事故调查组的调查情况，制定最佳救治方案，指导事故发生地卫生健康部门对健康受到危害的人员进行医疗救治。

④检测评估组。提出检测方案和要求，组织实施相关检测，综合分析各方检测数据，查找事故原因和评估事故发展趋势，预测事故后果，为制定现场抢救方案和采取控制措施提供参考。检测评估结果要及时报告指挥部办公室。

⑤新闻宣传组。会同相关宣传部门组织事故处置宣传报道和舆论引导，并配合相关部门做好信息发布工作。

⑥专家组。指挥部成立由有关方面专家组成的专家组，负责对事故进行分析评估，为应急响应的调整和解除以及应急处置工作提供决策建议，必要时参与应急处置。

3. 应急保障措施

（1）信息保障

信息保障应包含食品安全监测、事故报告与通报、食品安全事故隐患预警等内容，建立健全医疗救治信息网络，实现信息共享。

（2）医疗保障

建立功能完善、反应灵敏、运转协调、持续发展的医疗救治流程，在食品安全事故造成人员伤害时迅速开展医疗救治。

（3）人员及技术保障

应急处置专业技术机构要结合本机构职责，开展专业技术人员食品安全事故应急处置能力培训，加强应急处置力量建设，提高快速应对能力和技术水平。健全专家队伍，为事故核实、级别核定、事故隐患预警及应急响应等相关技术工作提供人才保障。

（4）物资与经费保障

食品安全事故应急处置所需设施、设备和物资的储备与调用应当得到保障，使用储备物资后须及时补充，另外需保障应急资金。

（5）宣教培训

对食品安全专业人员、食品生产经营者及广大消费者开展食品安全知识宣传、教育与培训，促进专业人员掌握食品安全相关工作技能，增强食品生产经营者的责任意识，提高消费者的风险意识和防范能力。

4. 监测预警与报告

（1）监测预警

根据工作需要，在综合利用现有监测机构能力的基础上，制定和实施加强食品安全风险判定能力建设规划，建立覆盖本区域的食源性疾病、食品污染和食品中有害因素监测体系。有关部门发现食品安全隐患或问题，应及时通报卫生行政部门和有关方面，依法及时采取有效控制措施。

（2）事故报告

食品生产经营者发现其生产经营的食品造成或者可能造成公众健康损害的情况和信息，应当在 2 h 内向所在地县级卫生行政部门和负责本单位食品安全监管工作的有关部门报告。

食品生产经营者、医疗机构、技术机构和社会团体、个人向卫生行政部门和有关监管部门报告疑似食品安全事故信息时，应当包括事故发生时间、地点和人数等基本情况。

5. 应急响应

根据食品安全事故分级情况，食品安全事故应急响应分为Ⅰ级、Ⅱ级、Ⅲ级和Ⅳ级响应。启动食品安全事故响应期间，相关单位在指挥部门的统一指挥与调度下，按相应职责做好事故应急处置相关工作。按照指挥部的统一部署，组织协调各相关部门全力开展应急处置，并及时报告相关工作进展情况。事故发生单位按照相应的处置方案开展先期处置，并配合卫生行政部门及有关部门做好食品安全事故的应急处置。

6. 后期处置

事发单位及有关部门要积极稳妥、深入细致地做好善后处置工作，消除事故影响，恢复正常秩序。完善相关政策，促进行业健康发展。对在食品安全事故应急管理和处置工作中作出突出贡献的先进集体和个人，应当给予表彰和奖励。对迟报、谎报、瞒报和漏报食品安全事故重要情况或者应急管理工作中有其他失职、渎职行为的，要依法追究有关责任单位或责任人的责任。

7. 附则

（1）预案管理与更新

与食品安全事故处置有关的法律法规被修订，部门职责或应急资源发生变化，应急预案在实施过程中出现新情况或新问题时，要结合实际及时修订与完善食品安全风险预案。

（2）演习演练

有关部门要开展食品安全事故应急演练，以检验和强化应急准备和应急响应能力，并通过对演习演练的总结评估，进一步完善食品安全风险预案。

第四节 意外伤害预防救助

一、老年人意外伤害及预防措施

因老年人的生理及病理上的退化，如视力下降、皮肤感觉减退、记忆力下降、动作迟缓等，在老年人的日常生活中，跌倒、走失、坠床、烫伤、窒息等意外伤害事件时有发生，其中尤以跌倒最为常见。这些意外伤害的发生不仅给老年人带来了心理和生理上的痛苦，也给其家庭造成困扰。因此，做好意外伤害的预防工作，把意外伤害的发生率降到最低，成为每个家庭的一项刻不容缓的重点工作。这项工作不是一天、一个月、一年就能结束的，而需要长期持续坚持下去，每一位家庭成员都负有不可推卸的责任。

1. 预防老年人跌倒的措施

（1）对老人、陪护人员及其家属进行预防跌倒安全教育，告知跌倒后的危险性及不良后果，提高他们的警惕性。

（2）老人外出时评估外面天气情况，是否适合户外活动，若出现雨雪路滑、大风等天气则不宜外出。

（3）指导老人早上起床时应先侧身，再双手支撑缓慢起身，切忌过急过快起身，否则容易导致晕倒。

（4）老人行走宜缓慢，不要过急过快，行动不便者需使用拄拐等助行设备，对于关节退化严重者可根据家庭情况使用外骨骼系统协助。

（5）视力有障碍的老人需佩戴眼镜，听力有障碍的老人需佩戴助听器。

（6）夜间睡觉时房间应安装夜光灯装置，灯的开关应设置在老人触手可及的地方。

（7）卫生间地面要使用防滑垫，上厕所尽量使用坐便，不宜用蹲便，坐便器旁安装扶手等。

2. 预防老年人烫伤的措施

（1）可向老人、看护人员及其家属宣传烫伤的预防知识，告知其发生烫伤的危险因素和后果。

（2）指导老人正确使用热水袋和取暖设备，并注意观察皮肤情况。

（3）对皮肤痛温感觉减退、意识障碍或肢体麻痹的老人，避免热水袋、电暖器之类的保暖设备直接接触皮肤。

（4）家里尽量不使用蚊香，必须使用时需用蚊香专用器具且放在安全的地方。

（5）进食食物时温度要适宜，若汤菜温度较高需向老人详细说明，引起老人的注意。

（6）指导老人在使用电器设备时，首先需详细检查设备的完整性、维护状态，反复详细告知使用注意事项，并定期检查电器设备。

（7）指导老人在洗澡时应先放凉水，后放热水，水温不要调得过高，时间也不宜过长。

3. 预防老年人窒息的措施

（1）向老人、陪护人员及其家属反复进行预防窒息的安全宣传，告知他们老人发生窒息的危险性和不良后果，以引起他们的重视。

（2）老人的饮食种类应选择柔软、容易咀嚼和吞咽的食物，为吞咽有障碍的老人烹饪食物时要切细、煮软，最好提供糊状或流质饮食。

（3）戴有假牙的老人不要食用黏性的食物。

（4）告诉老人进食时不要说话玩笑，进食宜少食多餐。

（5）对于严重吞咽障碍或昏迷的老人，则需使用鼻饲管进食。

4. 预防老年人走失的措施

（1）对老人及相关陪护人员进行预防走失的宣传教育，以引起他们的重视和警惕。

（2）家属及陪护人员要及时发现老人的心理变化，经常征求老人的意见，了解老人的需求，满足老人的合理要求，避免使用过激的行为及语言。

（3）在老人身上显眼位置佩戴记有紧急联系方式和家庭住址的标牌。

（4）老人使用的手机尽量不要采用密码锁。

（5）详细了解老人的情况，对重点老人要给予重点观察。

二、儿童意外伤害及预防措施

我国与欧美等国流行病学报告显示，意外伤害已成为 0 ~ 14 岁儿童死亡的首位原因，是当前世界各国所面临的重大公共卫生问题，因此，针对儿童意外伤害，实施针对性干预措施已越来越成为焦点问题。

由于儿童好奇心强、识别危险能力差、自我保护能力弱，儿童尤其是 0 ~ 6 岁儿童成为意外伤害的高危人群。儿童常见意外伤害有跌落（跌倒、绊倒、坠落、滑倒等）、碰撞挤压伤、窒息、扭伤、锐器割伤、烧烫伤、溺水、交通事故等。儿童主要的生长环境是学校、家庭、社区，要预防儿童意外伤害，就应在儿童成长过程和环境中，针对儿童意外伤害的影响因素实施干预。

1. 预防儿童烧烫伤的措施

烧伤是日常生活中常见的儿童意外伤害之一，有文献报道，儿童烧伤发生率占烧伤住院病人的一半左右。因儿童的皮肤嫩薄，在同等致伤因子作用下，其烧伤程度较成人重，由于烧伤康复的长期性和许多医疗保险不能覆盖高额康复费用，致使患儿家庭经济困难，加之烧伤后瘢痕影响功能和外观，对患儿以后的生活、就业、工作带来困难，造成其生理和心理双重伤害。如何降低儿童烧伤的发生率，是家庭和社会普遍关注的问题。

（1）热液烧烫伤的预防措施

1）加强对监护及看护人员预防儿童烧烫伤安全教育，告知儿童烧烫伤的危害，加强儿童监护，防止各种可能造成的疏忽，尽量避免生活中的各种“危险操作”。同时对婴幼儿加强早期安全教育，从小树立自我保护意识和安全意识，培养识别潜在危险和躲避危险的应变能力。

2）由于儿童绝大多数烫伤都发生在家中，故家庭中易于引起烫伤的物品，如热水瓶、电暖壶、汤盆等应放置在其抓不着和接触不到的地方，以防他们无意碰倒或有意拉翻。洗澡时要先放冷水，然后再缓慢加入热水混合调温。取暖时尽量不要使用热水袋。

（2）火焰烧伤的预防措施

首先，教育儿童不要玩火柴、打火机，不要让儿童单独留在厨房或放有火炉、煤炉等设备的房间。其次，对煤油、汽油、火柴、打火机等易燃易爆物品应严加管理；睡觉时不要在床头放置油灯、点蜡烛等，以免发生火灾；不要让儿童独自燃放烟花爆竹，一定要有成人在现场看护，小心保管。

（3）电烧伤的预防措施

家中或学校等儿童生活活动的场所要正确安装电器，电器开关最好选择防漏电类型，插座最好放在儿童够不着的地方。看护人应加强用电知识宣教，加强电器设备的管理，教育儿童不要触摸电源插座，以防发生电烧伤。

2. 儿童跌倒的预防措施

跌倒在儿童成长过程中是非常普通的事件，在儿童学习走、爬、跑、跳以及探索周围环境时，都有可能跌倒。所幸大部分跌倒不会产生严重后果，而且大部分儿童在成长过程中跌倒多次也不会造成很大的损害，仅仅是擦伤和挫伤。然而，如果跌倒/坠落超过了人体的恢复能力，或超出了接触表面吸收跌落冲击能量的能力时，就会造成儿童伤害，如永久性伤残或死亡。儿童跌落伤害对家庭社会造成的疾病负担很大，是一个重要的公共卫生问题。大部分跌落伤害是可以预防的。

（1）对儿童、父母、监护人及相关工作人员进行儿童跌倒安全宣传教育，嘱咐儿童不要攀爬高处，引起家庭成员及学校等场所工作人员的警惕和重视，学会识别每个家庭、学校中存在的潜在危险，采取相关预防措施。

（2）公共机构、私人机构和社区组织加入传播预防信息的行列中，通过广播、电视、公共场所告示栏、新闻报道等媒体途径提高公众预防意识。

（3）家庭、学校等儿童频繁生活活动的场所，要在一楼以上或高于 3.5 m 的一楼非消防通道的窗户安装护栏和屋顶栏杆等。

（4）锁上未启封的门和窗，打开上下推拉窗时应从上面开窗，将床和儿童可以爬上的家具移到远离窗户的地方。

（5）建议尽量不要使用学步车。

（6）家长及教师等工作人员需要确保家庭环境整洁，为咖啡桌、厨房工作台面及其他有锋利边缘的家具配置保护性衬垫，若打翻液体到地面必须及时清理，卫生间应使用防滑地面或防滑垫，楼梯不可杂乱无章。

（7）儿童不要在床上打闹，6 岁以下儿童不可睡在双层床的上铺。儿童不要坐在超市手推车的篮子里，也不要骑在手推车侧面或前面。如果坐在手推车座椅上应佩戴好安全带。

（8）在儿童进行滑冰、滑板、骑踏板车和自行车运动时要佩戴安全帽，同时需成人陪同。

3. 儿童窒息的预防措施

（1）对家庭看护人员进行预防儿童窒息宣传教育，对公众人员针对儿童窒息后的抢救方式进行全覆盖形式的培训，加强全社会成员的急救水平。

（2）教育儿童在进食时不要嬉戏打闹，更不要大喊大叫。

（3）当儿童哭闹时尽量不要让其进食。

（4）5 岁以下的儿童尽量不要给花生、果冻、豆类食物，因为这阶段的孩子声门较小，咳嗽反射能力差，一旦异物掉入气管更不易咯出，并易嵌顿声门处而引起呼吸道窒息。

（5）教育儿童不要将钢珠、笔套等物件放入口中，以防不慎吸入气管内。

总之，只要人们对此意外伤害高度重视和警惕，儿童气管异物是可以预防的。

4. 儿童溺水的预防措施

溺水是儿童常见的意外伤害，对家庭和社会产生严重的影响。相比抢救或治疗溺水患儿，加强溺水的预防能够挽救更多的生命。

（1）向儿童、教师、儿童父母及相关监护人员进行多种形式的防溺水知识的科普宣传，增强他们的监护、防范意识，特别是节假日，家校合作提前做好儿童的安全教育工作，嘱咐其远离危险水域，如水库、河流、溪边、水坑等。

（2）在学校、社区等公共场所普及溺水急救相关知识、技能，提高全社会自救互救水平。

（3）建议学龄儿童参加正规游泳技能课程培训。

（4）对水塘、水库、洼地和河道等危险水域进行安全隐患排查，限期整治，跟踪管理。在溺水事故发生的水域设置安全警示牌、划分安全隔离带、安装防护栏。对存在溺水风险的公共场所要配备充足的救援设备，如救生圈、救生衣以及绳索等。

（5）教育儿童选择正规、安全的游泳场所，且须在成人的陪护下游泳，游泳前要做好准备活动，如热身，不要贸然跳水或潜泳。

5. 儿童交通事故的预防措施

（1）学校及家庭要对儿童进行交通安全课程普及，熟悉各种交通信号和标志。

（2）教育儿童不要在马路上踢球、嬉戏打闹等。

（3）教育儿童不要在汽车、拖拉机下面玩耍或睡觉。

（4）教育儿童注意乘车安全：坐车时应该坐稳且握紧扶手，不要在车里跑跳，不要将头、手臂伸出窗外。

（5）教育儿童骑自行车应遵守交通规则。

（6）家长可以给儿童穿着醒目的衣服或戴醒目的帽子，以此来提醒司机注意，从而减少意外事故的发生。

第七章

培训、指导与研究

第一节　社群健康指导

一、社群健康状况综合评估

1. 综合评估的内容

（1）健康史评估：依据一般人口学特征资料、社群成员主诉健康问题、现病史、既往史、用药史、生长发育史、家族史等进行评估。

（2）心理状况评估：综合运用谈话、观察、测验的方法，对社群和社群成员的心理状况进行全面、系统、深入的分析。

（3）社会状况评估：依据社群成员的社会关系（家人、亲属、朋友、同事、邻居等）、社会经济状况（职业、工作性质、有无工作担忧、经济收入等）、生活方式（工作和学习状况、休闲活动方式、居住环境等）进行评估。

（4）身体状况评估：包括一般状况评估、皮肤黏膜及浅表淋巴结评估、头面部及颈部评估、胸部评估、腹部评估、脊柱和四肢评估、神经反射评估等。

（5）常用实验室检查：包括常规项目、生化、病毒性肝炎血清标志物、临床血液项目、常规免疫项目、发光免疫项目、体液项目检查等。

（6）心电图评估。

（7）影像检查评估。

2. 综合评估方法

（1）观察

通过直接或间接的观察收集社群成员目前健康状况资料。

（2）查阅文献

了解社群成员所在区域的人口特征、健康问题，了解经济状况、就业情况、人员流动等。

（3）问卷调查

对社群成员进行调查，了解社群所在地的地理、人文、社会、环境、经济发展等情况。

（4）访谈

通过对社群成员的访谈，调查其对社群的看法，个体的健康观、自我保健意识和健康需求。

3. 综合评估步骤

（1）主观询问

通过与社群成员交谈，了解社群成员需要帮助解决的主要健康问题，然后根据这些问题，询问社群成员的疾病史、药物过敏史、饮食习惯、生活方式、生活环境等内容。

（2）客观检查

主要包括全身检查、体格检查、实验室检查、影像学检查等，如对社群成员体温、脉搏、呼吸及血压的检查和血液常规化验，测量身高、体重、腰臀比等。有必要、有条件的可进行临床生化检查、肝功能检查和心电图、超声波等器械检查。

（3）科学评估

根据主观询问和客观检查所了解掌握的结果，对社群成员和社群的健康程度和疾病风险等进行综合评估。

二、社群健康专题指导

1. 社群健康专题指导的特点

（1）主题唯一性。

（2）细节真实性。

（3）受众局限性。

（4）效果明显性。

2. 社群健康专题指导的原则

（1）科学性

传播医学知识，内容要正确无误，引用数据可靠，举例实事求是。

（2）群众性

要适应不同人群的需要，收集整理相关资料。采取群众喜闻乐见、易于接受的各种形式，进行专题指导。

（3）针对性

针对不同社群、同一社群不同人口学特征等特点，进行有针对性的健康指导，因人施教。

（4）适宜性

选择与社群成员需求相符合的内容、时间和地点等，提高社群成员参与的主动性和积极性。

（5）综合性

综合运用各种方法，开展专题健康指导，注意大众传播与人际传播并重。

（6）广泛性

鼓励社群成员积极参与，扩大专题健康指导的覆盖面。

三、针对三级社群健康助理员进行指导

1. 指导原则

主要包括科学性、规范性、实用性、针对性、及时性等原则。

2. 指导方法

可以通过电话、互联网、面对面等形式，以培训、工作督导与检查等方式进行技术指导。

3. 指导内容

主要包括健康档案管理、健康科普教育、健康咨询、诊疗协助、健康促进、卫生安全防护等社群健康基本知识以及相关技能。

4. 工作步骤

对三级社群健康助理员进行技术指导，大概分为以下五个步骤。

步骤 1　与三级社群健康助理员沟通，确定开展技术指导的时间、地点、内容与方式。

步骤 2　制订一份简单的技术指导工作计划书。

步骤 3　按照工作计划书，对三级社群健康助理员进行技术指导。

步骤 4　根据技术指导情况，撰写技术指导报告。

步骤 5　将技术指导报告反馈给三级社群健康助理员，并关注报告中强调需要进一步加强的工作内容进展情况。

第二节　社群健康培训

一、社群健康培训方案制定

1. 培训活动类型与内容

针对社群健康需求组织开展社群健康课堂或专题培训，根据培训内容不同可分为以下几种类型。

（1）以疾病或问题为中心的培训

如针对高血压、高血脂、糖尿病、冠心病、哮喘、癌症、艾滋病、传染性非典型性肺炎、精神问题等开展的疾病相关知识及基本治疗技能培训。

（2）以人为中心的培训

如针对青少年、青春期少年、更年期妇女、老年人、育龄妇女等特殊人群开展相关的培训。

（3）以不同场所的卫生问题为中心的培训

如针对环境卫生、食品卫生、饮用水安全、职业卫生、家庭健康等问题开展一系列知识、技能培训。

（4）以健康促进为目的的健康教育和行为干预的培训

如针对合理营养、控制体重、加强锻炼、改善睡眠、控制药物依赖、预防意外伤害、精神卫生等开展相应的培训。

2. 培训活动开展的流程

（1）确定培训主题

了解社群成员对健康课堂或专题培训的需要和需求，根据需求评估结果确定主题。在选题时注意贴近现实生活、贴近群众，结合需要和需求的排序情况，列出需要优先开展健康教育的疾病及其相应的可干预的危险因素。培训主题必须符合以下条件：

1）普遍性。这些疾病在社群中有较高的发生率（发病率、患病率和就诊率），涉及较多的人，如高血压病发病率位居社群慢性病之首，糖尿病位居第二，这类疾病就具有普遍性，因此也就是开展健康教育的重点。

2）严重性。这些疾病严重影响社群成员的健康、生活和生存质量，给他们造成严重的痛苦和威胁，使他们承受严重的精神压力和沉重的经济负担。例如，由于脑血管疾病具有高致残率和高死亡率的严重性倾向，因此必须要重点做好防治脑血管疾病的健康教育。

3）迫切性。与这些疾病有关的大多数社群成员都迫切要求了解相关的知识、采取有效的措施、参加社群慢性病管理，同时，愿意做相关检查和适当诊治。

4）可干预性。这些疾病与社群成员的主观因素和行为因素（生活方式）有关，可以通过健康教育和行为干预降低这些问题的发生率或危险性，或减少患病的可能性。如经常开展以低盐低脂膳食、愉快心情、减肥、适量运动为内容的健康教育可以减少高血压、糖尿病的发病率。

5）有效性。能够找到有效的教育和干预手段，通过教育和干预能让社群成员转变观念、了解必需的知识、掌握必要的技能、改变不良的生活方式，能够对效果进行客观评价，通过效果评价坚定社群成员参与健康教育的信心。如果通过开展健康教育，使社群成员了解和掌握高血压、糖尿病防治常识，知道选择药物和调控剂量等，其控制率肯定明显提高。社群成员从中看到疗效，得到实惠，他们就能积极主动参与慢性病管理，逐步形成良性互动。

6）可接受性。健康教育的内容、方法、方式、形式都是社群成员乐于接受的，社群成员也有能力和资源采取有关的措施，包括时间、精力、体力、经费、感情和家庭支持等各方面的资源。例如，对已参与慢性病管理的社群成员，采取查血糖、体检免费、其他检查优惠等措施，在运动群体中宣讲运动的保护措施，运动中易发生的意外，这样就容易调动他们参与的积极性。

（2）确定培训师资、场地

落实开展社群健康课堂或专题培训的场地、设备、培训资料等。

1）场地规模：根据参加的人数选择场地。

2）环境：室内密闭环境、舒适、光线明亮。

3）培训资料：健康教育资料和实物（如限盐勺、控油壶）等。

4）传播材料：海报、宣传单、展板、宣传手册等。

5）活动资料：签到表、评价问卷等。

6）教具：血压计、人体模型等。

7）其他设备：话筒、音响、计算机、投影仪等。

（3）宣传动员

发布通知，做好活动宣传，组织动员社群成员积极参与。

1）通知发布时间。活动前一周发布、活动前一天提示，培训时间以 60 ~ 90 min 为宜。

2）通知发布途径。告示栏张贴、通过工作网络下发、在人群集中的场所张贴活动通知，电话通知、广播通知、就诊预约时通知，新媒体平台发布等。

（4）开展健康课堂或专题培训

利用 PPT、教具、模型进行展示，现场必要时安排操作练习；采用参与式教学，安排互动环节；现场的把握主要取决于授课教师的课堂发挥。

（5）填写活动记录表

开展社群健康课堂或专题培训时，需填写“活动记录表”，及时收集、整理表格、活动照片等材料，进行总结，归档并保存，一般在 2 天内完成。

3. 社群健康培训的策略

（1）做好宣传和动员

从理论上讲，要让社群成员充分认识到：健康是人生最宝贵的财富，每个人都应该掌握自我保健的知识和方法。

（2）认真准备培训内容

1）结合实际确定社群迫切所需或最为关注的焦点或疾病。

2）必须做到科普化，使用社群成员能理解的语言，尽量不用术语，多用比喻，尽可能形象化。例如，要让社群成员明白高血压的危害，可以这样表述：长期血压高得不到有效控制，容易导致脑动脉硬化和破裂，这就是脑溢血。

3）多教口诀，总结精华，朗朗上口，记得住，用得上，越想越有道理。例如，健康四大基石：合理膳食，适量运动，戒烟限酒，心理平衡。

4）多用数据、证据和依据，多用形象直观的图片和图形，以事实打动人，用效果和效益吸引人。

5）多发放健康教育处方和有奖问卷。

6）结合各种节日，如重阳节、戒烟日、三八国际妇女节等，开展专题健康教育。

（3）采用生动活泼的方式方法

1）演讲声情并茂，好的演讲最能直接打动人。

2）建立生动活泼的宣传栏。要认真设计宣传栏的内容，以漫画、示意图和照片为主，辅以简要文字说明。

3）把宣传资料做成精品，让社群成员爱不释手，内容适用、简练、易记。例如，将制定的健康处方最后“建议”部分用20个字作简要概括。

4）现身说法。组织比较典型的个案，除了让社群成员谈体会和感想外，还可以进行讨论，相互交流经验，最后由社群健康助理员加以点评。

5）采取丰富多彩的健康教育和健康促进活动，如在社群中开展评选健康积极分子活动，对积极参与的社群成员进行一定的奖励和宣传。

（4）群体健康教育与个别健康辅导相结合

虽然社群健康课堂或专题培训主要是针对群体的，但社群成员个人有自己的特殊情况，因此，在开展社群健康课堂或培训时，一定要分别了解每个社群成员的具体情况，最好对每个人进行一次全面的健康评价，并完善个人健康档案，以便进行个别辅导。

二、社群健康培训方案评价

1. 培训方案的评价原则

培训方案的好坏直接决定培训能否取得良好的效果，因此，对健康培训方案进行评价是一项十分重要的工作。社群健康培训方案及效果评价的原则主要有以下几个方面。

（1）客观性

在进行培训方案及效果评价时，一定要坚持实事求是的态度，杜绝主观臆断，真实地反映出培训的客观效果。

（2）实用性

评价不能走极端，不能为了获取资料与信息，把评价变成了科学研究，把问题复杂化。评价也应考虑成本问题，费用和时间要合理，评价方法要操作简便，评价要有利于降低成本，切实可行。

（3）连续性

连续性原则是指评价应该是长期的、连续的，只有这样，评价才能真正发挥作用，给予社群健康助理员、社群成员以持续的动力和压力。

（4）方向性

方向性原则是决定并保证评价活动正确取向的原则，而要保证评价活动的正确取向，首先要求参与评价的社群成员就社群共同需求达成共识，这就要求社群健康助理员要时刻不忘评价的目的和评价的基本要求。如果方向错误，评价则失去了应有的意义。

（5）相符性

相符性原则是指评价活动要与社群目标相符、与培训主题相符、与培训目的相符、与社群成员的文化水平相符。

（6）可靠性

可靠性原则是指评价结果要可靠，不应具有太大的随机性、特殊性。

2. 培训方案的评价内容

（1）可行性

首先看这个方案是否具有可实施性，有没有制订一套务实的工作计划和实施方案，能不能解决社群健康实际问题。如果方案不具备可实施性，即使方案写得天花乱坠，也不能达到良好的培训效果。

（2）完整性

一个完整的培训方案应包括编制说明、培训目标与任务、培训原则与要求，以及培训内容、培训方式与时间、地点安排、培训师资、培训对象、组织保障措施等。缺少任何一项内容的培训方案都是不完整的，都会影响到培训方案的实施。

（3）适宜性

培训方案的适宜性包含三个方面：一是培训内容对培训对象来说是否适合、需要；二是培训方式和方法对培训对象来说是否喜欢、可接受；三是培训时间和地点对培训对象来说是否适合、能参与。

（4）科学性

一个培训方案必须确保培训内容，即传达或传授给培训对象的健康知识信息是科学的、正确的、准确的，不能含糊其词、模棱两可，尽量选用权威出版社的教材，或国家级、省级的指南类或规范类资料信息。

（5）针对性

培训方案的目标必须明确，培训对象必须界定，任何一次培训活动均必须要有针对性，才能确保培训的效果。

（6）培训效果

结合培训后效果评价，有利于综合、全面评价培训方案，便于培训方案的及时调整或优化，促进健康助理员开展社群健康指导工作。

三、社群健康培训效果评价

1. 评价内容

社群健康培训的效果评价，包括社群内每次参加健康培训活动人数是否增加（社群成员认为有益处则主动参加），通知参会是否一呼百应（社群成员信赖则积极响应），测血压、血糖是否积极主动（社群成员健康意识提高、重视自身健康则主动），慢病控制率是否真正提高（反映健康教育有无实效）等。

2. 评价层次

社群健康培训效果评价可分为四个层次：

（1）反应层面

主要考核培训对象对授课教师的看法，培训内容是否合适等。这是一种浅层评估，通常是通过问卷调查表的形式进行。

（2）学习层面

主要检查培训对象通过培训，掌握了多少知识和技能。可以通过书面考试或撰写学习心得报告的形式进行检查。

（3）行为层面

主要考核培训对象通过培训是否将掌握的知识和技能应用到实际生活中，调整健康行为，改善健康状况。此类评估可以通过绩效考核方式进行。

（4）结果层面

这类评价的核心问题是通过培训，是否对社群的健康素养、健康水平产生影响。结果层面的评估是社群组织培训的最终目的，也是培训评估最大的难点。

表 3-7-1 为柯克帕特里克的四层次评估标准框架。

表 3-7-1　柯克帕特里克的四层次评估标准框架

层次	标准	重点
4	结果	受训者获得的经营业绩
3	行为	工作中行为的改进
2	学习	知识、技能、态度、行为方式的收获
1	反应	受训者的满意程度

3. 评价指标

（1）数量指标

1）参加人数。实际参加社群健康培训活动的人数。

2）发放宣传材料的种类和数量。每次社群健康培训活动实际发放的宣传材料的种类和数量。不同内容的健康教育资料，按实际种类计算；同一类健康教育资料（如均为平面宣传材料），主题、内容相似，只按 1 种计算；主题、内容相似，但材料种类不同者，按实际种类计算。1 年内每场健康知识讲座发放的健康教育材料的种类和数量相加，计为年度总的种类和数量。重复印刷的资料，种类按 1 种计算，数量可累计。

（2）质量指标

1）授课教师评价指标。使用培训评分表（见表 3–7–2）进行评价，计算公式：得分率 = 实际得分 /75 × 100%。评价标准：得分率 ≥ 90% 为优秀；70% ≤得分率 <90% 为合格；得分率 <70% 为不合格。

表 3-7-2 培训评分表

评价指标	符合	比较符合	一般	不太符合	不符合	得分
	5分	4分	3分	2分	1分	
1. 形象评价						
（1）衣着得体，干净整洁						
（2）自信，有亲和力						
2. 培训内容						
（3）信息科学准确						
（4）主题明确，板块清晰						
（5）内容实用性强						
3. 表达能力						
（6）语言清晰，语速适中						
（7）重点突出，条理清晰						
（8）讲解通俗，易于接受						
（9）讲解生动，有吸引力						
4. 培训设计						
（10）有示教、演示（通过工具、模型等）						
（11）有参与、互动设计 / 问答，技能学习等						
5. 多媒体制作						
（12）版式设计简洁、清新明快						
（13）文字与背景对比清晰						
（14）有插图，插图与内容相关						
6. 总体满意度						
（15）满意						

2）培训对象评价指标。使用满意度评分表（见表 3-7-3、表 3-7-4）进行评价，计算公式：得分率 = 调查对象评分之和 /（调查人数 ×20）×100%。评价标准：得分率≥ 90% 为优秀；70% ≤得分率 <90% 为合格；得分率 <70% 为不合格。

表 3-7-3　满意度评分表（个人）

评价内容	好	比较好	一般	不太好	不好
	5 分	4 分	3 分	2 分	1 分
1. 总体情况评价					
2. 对组织工作的评价					
3. 对培训内容的评价					
4. 对授课教师的评价					
合计					

表 3-7-4　满意度评分表（汇总）

评价内容	访谈对象 1	访谈对象 2	……	访谈对象 10
1. 总体情况评价				
2. 对组织工作的评价				
3. 对培训内容的评价				
4. 对授课教师的评价				
合计				

3）即时效果评价指标。计算公式：单条信息的知识知晓率 = 正确回答该信息的人数 / 被调查人数 ×100%；总知晓率 = 被调查者正确回答总题数 /（被调查人数 × 问题数）×100%；正确态度持有率 = 对某个观点持正确态度的人数 / 被调查人数 ×100%。

4）短期效果评价指标。计算公式：行为形成率 = 培训后新形成某种行为的人数 / 参加培训的人群中培训前没有该行为的人数 ×100%。

4. 评价方法与步骤

根据确定的评价目的和内容，选择评价的方法。通常情况下，在制订培训计划的时候就明确了培训效果评价的方法。当培训活动结束后，按照培训计划的要求进行培训效果的评价。培训评价的方法主要有以下几种：

（1）培训对象对培训的反应、对培训的学习过程进行评价的方法

1）现场评估法。培训结束后，针对培训的内容、授课教师讲授的技巧、培训过程中的气氛、组织工作等进行现场答卷。这类方法适用于检查培训目标与工作任务相匹配的程度，评价培训对象在工作中对培训内容的应用；了解培训对象偏爱的学习方法以及对授课教师所使用教学方法的态度。操作步骤如下：

①明确需要通过问卷调查了解什么信息。

②设计问卷。

③进行预调查，并对问卷进行修改与完善，必要时重新设计问卷。

④正式实施问卷调查，调查对象应该是全部的培训对象或其中一部分人员。

⑤对回收的有效问卷进行分析。

⑥报告调查结果。

2）测试比较法。应用知识技能的测验评定培训成效，即在培训开始和结束时分别用难度相同的测试题对培训对象进行测验，把两次测验结果进行比较。如果培训对象在培训结束后的测验成绩比培训之前提高很多，则表明经过培训后培训对象确实提高了知识、技能。对于应用类的岗位技能培训，比较适合这种方法。

3）测验评估法。包括书面测验与操作测验，书面测验用于了解培训对象已掌握的知识，操作测验用于让培训对象了解他们的学习成果。

（2）培训对象行为改变的评估方法

1）考察比较法。实地观察培训对象，评估培训的成效。这种定性的评估方法需要社群健康助理员以书面调查或面谈的形式向培训对象所在家庭或组织了解其行为表现和健康水平。

2）访谈法。访谈法的应用范围很广，可以了解培训对象对某培训方案或学习方式的反应，了解培训对象对培训目标、内容与个人健康相关性的看法，检查培训对象将培训内容在生活中应用的程度，了解影响学习成果转化的环境因素，了解培训对象的感觉和态度，帮助培训对象设立个人发展目标。操作步骤如下：

步骤 1　决定需要何种信息。

步骤 2　设计访谈方案。

步骤 3　测试方案效果，必要时重新设计。

步骤 4　全面实施。

步骤 5　对访谈资料进行分析。

步骤 6　报告调查结果。

3）绩效评估法。培训结束后，每隔一段时间，如 3 ~ 6 个月，以书面调查或实地考察的形式，了解培训对象在健康行为、健康水平上取得的成绩，如吸烟量是否减少或已戒烟，体重是否降低，运动强度是否提高，血压控制水平如何等，从中可确认培训有无成效。

第三节　社群健康研究

一、社群健康的分析方法

1. 常用的四种数据分析方法

（1）描述型分析：发生了什么

这是最常见的分析方法，这种方法提供了重要指标和干预措施的衡量方法。

（2）诊断型分析：为什么会发生

通过诊断分析工具深入地分析数据，获得数据的核心。

（3）预测型分析：可能发生什么

预测型分析主要用于对未来可能发生的健康问题进行预测。

（4）指令型分析：需要做什么

指令模型基于对“发生了什么”“为什么会发生”和“可能发生什么”的分析，来决定应该采取什么措施。通常情况下，指令型分析不是单独使用的方法，而是在前面的所有方法都完成之后，最后需要完成的分析方法。

2. 社群健康状况常用的分析方法

对疾病或某种健康状态按已明确的标准进行归类、核实，然后按不同空间、时间以及人群中的分布进行描述。分类是一种基本的数据分析方式，根据数据的特点，可将数据对象划分为不同的部分和类型，再进行分析，能够进一步挖掘事物的本质。社群健康状况分析常用的方法有以下五种：

比率分析法：根据不同数据做对比，得出比率。

趋势分析法：根据一定阶段某一指标的变动情况绘制趋势分析图。

结构分析法：根据某一指标占总体的百分比来观察。

相互对比法：选取某两个指标作为一组进行对比。

数学模型法：创建适合某一指标的数学模型来观察指标的变化。

以上五种定量分析方法，比率分析法是基础，趋势分析、结构分析和对比分析等方法是延伸，数学模型法代表了定量分析的发展方向。

3. 社群健康状况分析的具体步骤

（1）资料收集

资料主要包括电子病历、健康档案等。

（2）资料整理

重点检查资料的完整性和准确性，填补缺项、漏项，对重复项予以删除，对原始资料进行检查与核对，并进行逻辑检错。

（3）资料分析

根据分析的目的和内容，选择适当的分析方法。

（4）撰写报告

根据资料分析结果，撰写社群健康状况分析报告。

4. 利用互联网技术对社群健康状况进行分析

在社群健康研究中，大部分健康类 App 或小程序等健康管理应用软件中都设有评估工具或评估助手类的模块，主要采用简单的“描述统计”显示健康状况的客观数据、绘制趋势分析图等。如需做健康状况的深度研究，还可利用云端计算模型分析相关数据。

二、社群健康促进规划

1. 社群健康促进规划的概念

社群健康促进规划是指为开展社群健康促进工作而制订的比较全面、长远的发展计划。健康促进规划包括设计、实施、评价三大部分。三者之间相互制约，形成密不可分的统一整体。规划设计是基于研究目标人群有关健康问题及其特征，并形成该问题的理论假设，提出解决该问题的目标以及为实现这些目标所采取的一系列具体方法、步骤和策略，为规划的实施奠定基础，同时又为科学的评价提供量化指标。实施是按照规划设计所规定的方法和步骤来组织具体活动，并在实施过程中修正和完善规划。评价是评估规划所设定的目标是否达到以及达到的程度。社群健康促进规划的制定就是健康促进规划的设计部分。

2. 社群健康促进规划的制定

社群健康促进规划制定的程序一般可分为以下四个步骤。

（1）社群健康促进需求状况的评估

在制定健康促进规划时，关注的不是主观上要解决什么问题，而是某个社群需要解决什么问题，哪些问题能通过健康促进干预得到解决，目前应优先解决的健康问题是什么，这就需要从分析社群的健康状况入手。

（2）确定优先项目（健康问题或行为问题）

社群健康促进需求的项目往往是多方面、多层次的，确定优先项目在于真实地反映社群成员最关心的健康问题，决定那些最重要、最有效的、所用的人力和资金最少而能达到最高效益的社群健康促进项目优先进行。

（3）确定规划目标

一个规划必须要有明确的目标，并且是可以测量的。总目标（goal）是指在执行某项健康促进规划后预期应达到的理想影响和效果，总目标通常是指远期的、较为笼统的和不要求达到可测量的效果。具体目标（objectives）是为实现总目标所要达到的具体结果，要求是明确的、具体的、可测量的指标。规划的具体目标必须回答3W2H，即 Who（对谁）、What（实现什么变化）、When（在多长限期内实现这种变化）、How much（变化程度多大）、How to measure it［如何测量这种变化（指标或标准）］。

（4）健康促进策略的制定

健康促进策略主要是通过教育与组织的手段以确定影响行为与环境的因素，即确定要促使行为与环境的改变需要使哪些因素发生改变。在制定健康促进策略时必须仔细围绕影响健康行为的三类因素来考虑，即倾向因素、促成因素和强化因素。

1）倾向因素（predisposing factor）。倾向因素通常先于行为，是产生某种行为的动机或愿望，或是诱发产生某行为的因素，其中包括知识、态度、信念及价值观。一般可把倾向因素看作“个人”的偏爱，可能出现在某个社群成员个人或整个社群，这种偏爱不是趋向于有利的健康行为就是趋向于不利的健康行为。

2）促成因素（enabling factor）。促成因素是指促使行为动机或愿望得以实现的因素，即实现或达到某行为所必需的技术和资源等。

3）强化因素（reinforcing factor）。强化因素是存在于干预行为后加强（或减弱）某种行为的因素，如奖励或惩罚以使某种行为得以巩固或增强、淡化或消除。强化因素多指与个体行为有直接影响的人，如有关的健康管理相关专业人员、教师、同伴、长辈、配偶、领导等，如高血压患者的强化因素为配偶、亲属和医生，他们经常督促患者及时服药，巩固患者依从性行为。

三、社群健康状况研究

1. 社群健康调查方法

（1）现况调查

作为社群健康研究最基本、常用的调查分析方法，现况调查是在短期内对特定范围人群中的疾病或健康、事件和特征（如知识、态度、信念、行为、生理与心理指标等）进行调查。例如，对社群成员进行卫生知识水平调查、不良生活行为习惯调查、健康教育需求调查，以及社群健康培训工作现况调查等。

（2）社会调查

作为一种快速的调查分析方法，常用于社群健康培训需求的评估和信息反馈。最常用的方法有问卷调查、开调查会、访谈（目标人群代表访谈、选择性人群访谈及个别访谈等）以及观察等。

（3）分析性调查

分析性调查分为前瞻性调查和回顾性调查。

1）前瞻性调查是一种由原因到结果的调查。常用于观察某种因素对被调查的对象有何影响或产生何种作用的调查。通常将同一范围的人群或调查对象，按自然存在的状况分为暴露于某因素组和非暴露于某因素组，在观察一定时期后，比较两组出现的、与暴露因素相关的结果，进而作出判断。

2）回顾性调查是一种从结果到原因的调查。在已知其结果，为追溯、探讨导致这种结果的某种可能的原因而进行的调查。即在规定时间内、规定的人口中有某种（阳性组）或无某种（非阳性组即对照组）行为或现象的人或人群，回顾他们过去是否曾经暴露于某种或某些因素，若阳性组暴露于某因素的比例显著高于对照组，可以认为该因素与所研究的结果有关。

2. 社群健康研究报告的组成

（1）标题

一般通过提炼以确切、鲜明的文字概括全篇内容，点明研究范围。

（2）前言

简明扼要地说明研究的背景、目的和意义，交代研究方法。

（3）正文

即研究报告的主体部分。这部分内容要把研究获得的大量材料，经过分析整理，归纳出若干项目，条理清晰地进行叙述，做到数据确凿、材料可靠、观点明确。

（4）结尾

通过逻辑推理，归纳出结论。即简单交代研究了什么问题，获得了什么结果，说明了什么问题。

（5）指导建议

根据研究结果，提出合理化建议。

3. 社群健康研究报告的内容及撰写方法

（1）社群基本情况

包括社群成员人数、姓名、性别、年龄、工作单位、家庭住址、教育程度、健康状况、经济水平等。

（2）社群健康问题

1）社群成员慢性病患病率，如高血压、恶性肿瘤、脑卒中、糖尿病、冠心病等的患病率。

2）社群成员死因，如循环系统疾病、肿瘤、呼吸系统疾病、内分泌和营养代谢疾病、某些传染病和寄生虫病、消化系统疾病和其他疾病。

（3）社群成员不健康生活方式及影响因素

1）社群成员不健康生活方式。与主要慢性病有关的行为危险因素有吸烟、过量饮酒、口味偏重、喜食腌制品、缺少体育锻炼、超重等。

2）社群成员健康知识知晓率。如共调查有效调查问卷几份，应答对几题，实答对几题。

3）社群成员不健康生活方式的影响因素。

（4）社群健康教育资源

如基本公共卫生服务项目对社群免费提供情况；社群成员健康档案管理、健康教育、预防接种、孕产妇健康管理、老年人健康管理、重性精神病患者健康管理情况；传染病及突发公共卫生事件报告和处理、卫生监督协管服务、中医药服务情况等。

（5）社群健康状况评估

对社群成员健康状况进行评估并绘制信息表。

（6）制订计划

根据社群成员的健康状况，分析并制订改善健康状况的计划，包括治疗计划、健康管理计划等。

（7）总结及建议

对社群健康研究进行总结，对不足之处提出改进措施。

四、社群健康运营与运行机制、制度、流程等研究

1. 常见的几种研究方法

（1）文献研究法

通过查找并阅读大量国内外有关社群健康运营与运行机制、制度、流程的文献，包括运营模式、现有制度、行业发展方向和动态，以及社群管理流程、社群服务流程等，可对社群健康运营与运行机制、制度、流程的优化提供基本条件。

（2）专家座谈会

通过与行业专家和咨询专家座谈，聆听专家建议，判断社群成员的需求和社群健康体系的发展方向。

（3）问卷调查法

通过对社区卫生服务人员、社群服务对象进行有关社群健康运营与运行机制、制度、流程等相关方面的问卷调查，可以直接深入了解社区卫生服务人员、社群服务对象的需求，能更直接地找出问题所在，明确研究方向。

（4）归纳推理法

根据实践经验，对典型问题进行个性归纳，并总结出其中的共性，实现从个性到共性的过程。然后针对共性问题对其优化，提高社群健康服务的能力。

2. 开展社群健康运营与运行机制、制度、流程等研究的意义

通过研究分析找出社群健康运营与运行机制、制度、流程存在的问题和弊端，找出解决问题的对策和措施，从而对其进行改善和优化，达到更好的社群健康服务效果。